目次

※本文中の年齢、肩書き等は、掲載時点です

真実の「ことば」探し続けます

編集局長
平田浩二

西山美香さんが逮捕されたのは、二〇〇四年七月。次第に人々の記憶から薄れていきました。それから十三年後。「殺《こ》ろしていません」。大津支局の記者が獄中から家族にあてた西山さんの手紙を目にしました。

「借り物の言葉ではない」―。ベテラン編集委員と若い支局員たちによる取材班を立ち上げました。一審判決から七度の裁判で有罪と認定された事件です。

しかし、三百五十通を超える手紙を読み込み、弁護団と協力して独自に獄中での精神鑑定を行い、捜査関係者らへの再取材を重ねました。取材班は「無実」の確信を強めていきます。記者たちは弁護団も気付いていなかった「障害」に着目。軽度知的障害を明らかにしました。

日本の刑事裁判では有罪率が99%。検察は日本の刑事司法において絶対的に正しい判断を行う存在であると自任し、裁判所は検察の判断をなぞるように有罪を告げてきました。

身に覚えのないことをやっただろうと自白を迫られ、犯罪者に仕立て上げられる。こんな人権侵害があるでしょうか。

事件現場に遺《のこ》された凶器や指紋、血痕といった物証が犯人を特定する決め手になることがありますが、事件の全容を解明することはできません。容疑者や関係者の供述という「ことば」が不可欠なのです。

今回の取材で「供述弱者」の存在を浮き彫りにしました。真実を、自身の内面を「ことば」でうまく伝えられない人がいます。虚偽の自白を、司法の世界で十分に理解されているのか。冤罪《えんざい》の悲劇を防ぐため心理学、精神医学の視点からも追究しなければなりません。

これまで事件や裁判の取材をしてきましたが、記事にする時には必ず「当局」の見解、つまり担保を得ようとしました。「メディアは警察・検察の応援団」と揶揄されることもありますが、捜査権限を持たない記者が真実に迫るには情報源に食い込むしかないからです。

しかし、西山さんと会って本人の「ことば」に接し、当局に作られた逮捕時の「ことば」が真実と懸け離れていたことを知りました。報道が本人と家族を深く傷つけてしまったことを痛感し、謝罪しました。

人権の尊重とは、他人の命と気持ちを大切にすることです。あらためて自戒するとともに、権力や組織を前に声を上げられずにいる人たち、制度のはざまで苦しんでいる人たちの「ことば」を探し続けていきます。

2020年４月1日　1面

石橋湛山記念　早稲田ジャーナリズム大賞　受賞

本紙の「呼吸器事件報道」に 早稲田ジャーナリズム大賞

司法を追及「粘り強い」

早稲田大は11日、「石橋湛山記念早稲田ジャーナリズム大賞」の草の根民主主義部門に、本紙の「調査報道『呼吸器事件』―司法の実態を告発し続ける連載『西山美香さんの手紙』」を選んだと発表した。本紙の同賞受賞は初めて。＝関連㉚面

選考委員会は「素朴な疑問と粘り強い取材を重ねた記者たちの信念が（検察の有罪立証断念の）結果を導いた」と高く評価した。

取材は大津支局の記者たちが、西山美香さん（39）が獄中から無実を訴え、両親に宛てた350通余の手紙を読み、本社の編集委員と連携。供述弱者が自白を誘導された冤罪《えんざい》の可能性があるとみて取材を進めた。

2017年４月、一宮むすび心療内科（愛知県一宮市）の小出将則院長と臨床心理士による刑務所での精神鑑定を実施し、発達障害と軽度知的障害が判明。同年５月「ニュースを問う」の欄で「無実の訴え12年　私は殺ろしていません」と報じ、その後も捜査の実態や裁判で自然死の可能性が見過ごされた経緯を連載で詳報した。西山さんは再審公判での無罪が確実視されている。

同賞は、早稲田大ＯＢで戦前、反戦反軍、全植民地の放棄を唱えた言論人石橋湛山（元首相、1884～1973年）を記念し、2001年に創設、優れたジャーナリズムを顕彰してきた。

中日Ｗｅｂにこれまでの関連記事を掲載

2019年11月12日　１面掲載記事

呼吸器事件 ジャーナリズム大賞

❶面参照

手紙の迫真性 直感

始まりは、西山美香さん(三九)＝殺人罪で服役、今年三月に再審開始が確定＝の一通の手紙だった。大津支局に赴任した二〇一五年五月に滋賀県彦根市の実家を訪れ、西山さんの両親から手紙を見せてもらった。

小さな文字で埋まった便せんには「私は殺ろしていません」の言葉。送り仮名の「ろ」が一文字余る西山さんの訴えは、逮捕から出所まで三百五十通余りに上った両親宛ての手紙で繰り返されていた。

西山さんは当時、服役中。手紙を通してしか訴えに触れることはできなかったが、借り物の言葉とは思えない真実味、迫真性を感じた。

娘の無実を信じながらも、当初は孤立無援で弁護士探しから始めた父輝男さん(七七)と母令子さん(六九)の長年の苦労にも触れた。なんとか報道に結び付けたい気持ちが強まった。

だが、冤罪（えんざい）を強く疑っても、報道するには「確定判決」という高いハードルがある。大津地裁から最高裁までが有罪判決を下し、第一次再審請求も退けられていた事件。司法が有罪を維持する中で、中日新聞が「無実」を訴えるには、相応の根拠が必要となる。

一宮むすび心療内科（愛知県一宮市）の小出将則院長らの協力で精神鑑定が実現したことは、取材の大きな前進になった。西山さんの軽度知的障害と発達障害が判明したことから「供述弱者が自白を誘導された」可能性が強まり、紙面で再審開始を訴える説得力となった。後に西山さんの支援を決定した日弁連も、精神鑑定を理由の一つに挙げるに至った。

二〇一七年十二月に大阪高裁で再審開始決定が出て、自分が最初に感じた疑問が間違っていなかったと確信したと同時に、ほっとした気持ちもあった。連載「西山美香さんの手紙」は現在までに三十二回を数えたが、取材は継続している。この問題に関心を持っていただけたらうれしい。（角雄記）

2019年11月12日　30面掲載記事

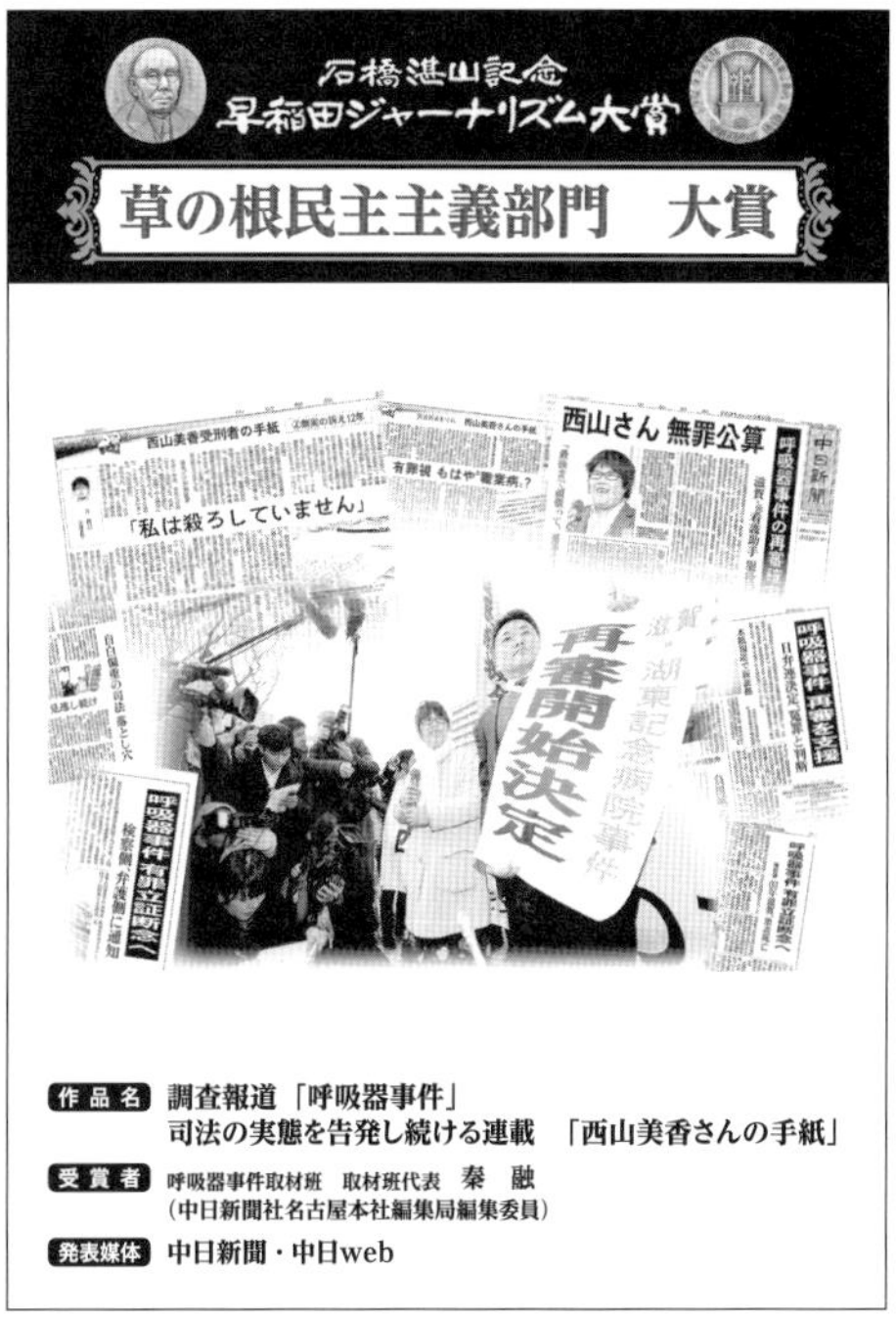
石橋湛山記念
早稲田ジャーナリズム大賞
草の根民主主義部門　大賞
西山さん 無罪公算
「私は殺ろしていません」
再審開始決定
作品名　調査報道「呼吸器事件」
司法の実態を告発し続ける連載　「西山美香さんの手紙」
受賞者　呼吸器事件取材班　取材班代表　秦　融
（中日新聞社名古屋本社編集局編集委員）
発表媒体　中日新聞・中日web

授賞理由

連載のきっかけは、当時大津支局にいた一記者が感じた疑問だったという。呼吸器事件で有罪判決を受け服役していた12年間、西山美香さんが両親に宛てて書いた350通あまりの手紙。

切々と無実を訴える内容に「借り物の言葉」ではないと冤罪を直感。供述調書の自白の言葉を有罪の根拠にしながら、これだけの手紙には一顧だにせず出された判決は「おかしくないか」と。素朴な疑問からスタートしながら、嘘の自白をした西山さんの心理を精神医学的な見地から分析したり、粘り強い取材を重ね、共感できる普遍性に至っている。大阪高裁で再審開始を決定するまでの裁判長の心の動きを、足利事件で冤罪に関わった体験と結びつけてひもとく辿り、読者をひきこむ力もある。連載に関わった記者たちの憤り、息づかいが感じられる記事だ。

10月24日、西山さんの弁護団団長は「（検察は）事実上、有罪立証を断念したと理解した」と発表した。記者たちの信念がこの結果を導いたといえるだろう。　（山根基世・選考委員）

刑事司法の〝病理〟あぶり出す

湖東記念病院事件主任弁護人　井戸　謙一

　湖東記念病院事件と呼ばれる身に覚えのない殺人の容疑で懲役12年の刑が確定し、服役を終えた西山美香さんに対し、２０２０年3月31日大津地裁は、再審公判で無罪判決を言い渡し、検察の上訴権放棄によってこの判決は確定しました。逮捕から約16年を経て、美香さんは雪冤を果たしました。

　捜査段階で殺人の自白をした美香さんは、公判開始以降、一貫して否認を続けました。懲役12年の刑が確定した後、２０１０年9月に第一次再審請求を申立て、これが退けられると、２０１２年9月に第二次再審請求を申し立てました。しかし、支援の輪は広がらず、ご両親だけが細々と署名活動を続けておられました。２０１３年、中学校時代の恩師の方々が「支える会」を結成し、２０１４年には、国民救援会が正式支援を決定し、ようやく、美香さんの支援の輪は、全国に広がりました。とはいえ、大きく報道されることもなく、この事件のことが社会に広く知られることはありませんでした。

　その状況を打ち破ってくれたのが中日新聞でした。第二次再審請求が２０１５年9月に大津地裁で退けられ、舞台が大阪高裁に移っていた２０１７年5月、この事件に強い関心を抱いた中日新聞の記者の方々が、紙面で大々的にこの事件を取り上げてくれたのです。その記事はシリーズ化され、都合40回にわたりました。その内容は、捜査の在り方、裁判官や検察官の病理の指摘、供述弱者に対する取調べの在り方等多岐にわたり、現在の日本の刑事司法の問題点をあぶりだすものでした。

　これによって、湖東記念病院事件は社会に広く知られるところとなり、多くの人々がこの事件の帰趨に関心を持ち、美香さんに心を寄せていただくようになりました。２０１７年8月24日、美香さんは服役を終え、和歌山刑務所を満期出所しました。満期前に美香さんを救い出すことは叶いませんでしたが、その4か月後の同年12月20日、大阪高裁は、再審開始を決定し、美香さんの雪冤に道を開きました。

　この事件は、２００３年5月22日午前4時30分ころ、湖東記念病院に半年前から入院していた植物状態の入院患者（Tさん）が心肺停止状態で発見され、間もなく死亡したことから始まりました。第一発見者である当直看護師のAさんは、発見時にTさんの人工呼吸器のチューブが外れていたと咄嗟に嘘をつきました。人工呼吸器のチューブが外れればアラーム音がなります。遺族の訴えを受けた警察は、看護師に、アラーム音を聞きながら適切な処置を怠った業務上過失致死の容疑があると考え、捜査が始まりました。Aさんも、当直看護助手だった美香さんも、アラーム音を聞いていないと供述しました。しかし、警察は納得せず、厳しい取り調べを続けた結果、とうとう美香さんがアラーム音を聞いたことを認めてしまいました。警察はこれを梃にAさんに対する取調べを強め、Aさんはノイローゼになりました。美香さんは、アラーム音を聞いたという供述は嘘であるとして撤回を申し入れますが、警察は受け入れません。他方で、美香さんは、取調べのY刑事に恋心を抱いていました。美香さんのお兄さんは優秀な成績でしたが、美香さんには軽度の知的障害と発達障害があり、勉強ができず、劣等感に苛まれて育ちました。その美香さんの話を親身に聞いたY刑事は美香さんを励ましました。生まれて初めて自分の理解者ができたと思った美香さんは、Y刑事に会いたいという思いが募り、呼び出されてもいないのに警察署に出向いたりしました。アラーム音を聞いたという供述を撤回させてもらえず、他方、撤回を申し出たことによってY刑事の態度が冷たくなったと感じた美香さんは、混乱し、自分が故意にチューブを抜いたと言ってしまいます。業務上過失致死事件が殺人事件になった瞬間でした。美香さんは殺人罪で逮捕されましたが、具体的な犯行態様は想像するしかありません。警察が把握した事実に整合するように、美香さんの自白内容は変転しました。

　この事件には、日本の刑事司法が学ぶべき教訓が溢れています。

　第一は、美香さんのような供述弱者の権利を守る取調べの在り方です。恋心を抱いた取調べ刑事の期待に沿うように供述しようとした美香さんの虚偽の自白を防ぐためには弁護士の立会しか方法はなかったと思われます。

　第二は、法医学鑑定の在り方です。解剖医は、発見時に人工呼吸器のチューブが外れていたという警察情報を前提に、死因を「酸素供給途絶による窒息死」と鑑定しました。しかし、当初、チューブが外れていたと述べたA看護師は、その後、供述を翻しました。美香さんの自白も、3分間チューブを抜いたら、Tさんが死亡したので、チューブを繋ぎなおしたというものになり、確定判決が認定した事実も同じでした。すなわち、A看護師が発見したとき、チューブは外れていなかったのです。すると、鑑定書は虚偽の事実を前提に死因を判断したことになります。

　第三は、被疑者と取調官の特殊な関係を利用した取調べの問題です。Y刑事だけではなく、当時の滋賀県警は、美香さんがY刑事に恋心を抱いていることを知っていました。そのような特殊な関係は、虚偽自白の温床です。ところが、滋賀県警は、Y刑事を取調べ担当から外すのではなく、その特殊な関係を利用して美香さんの自白内容を思うように操ろうとしたのです。

　中日新聞の記事は、マスコミの力を証明しました。この記事がこの度ブックレットになりました。二度と美香さんのような冤罪被害を生まないために、日本の刑事司法を改革する必要があります。このブックレットがその力になることを信じます。

（２０２０年4月）

事実経過

2003.5.22	本件事件発生
2004.7.2	美香さん、故意にチューブを抜いたと自白
2004.7.6	逮捕
2004.7.27	殺人罪で起訴
2005.11.29	大津地裁判決（懲役12年）
2006.10.5	大阪高裁判決（控訴棄却）
2007.5.21	最高裁判決（上告棄却）確定
2010.9.21	第一次再審請求
2011.3.30	大津地裁決定（棄却）
2011.5.23	大阪高裁決定（棄却）
2011.8.24	最高裁決定（棄却）
2012.9.28	第二次再審請求
2015.9.30	大津地裁決定（棄却）
2017.8.24	美香さん、満期出所
2017.12.20	大阪高裁決定（再審開始）
2019.3.18	最高裁決定（特別抗告棄却 再審確定）

無実の訴え12年「私は殺ろしていません」

発達や知的障害に対する司法の無理解が問題視されている。苦手な受け答えでの誤解がもとで、実際に冤罪《えんざい》事件も起きている。西山さんの捜査・裁判でも障害の可能性は一切検討されなかった。事件を再検証する。

◇

自白を唯一の証拠に、有罪とされる事件は数多い。逮捕後二十日余の取り調べでの自白を裁判で否認しても、無罪になる例はむしろ少ない。

では、ここにある無実の訴えを獄中から十二年間書き続けてきた三百五十余通の手紙を、どうとらえるべきか。もはや一顧だに値しないのか。そんなはずはない。

「再審しんどくて…。でも殺人なんかしてへんし…でも刑務所から出れへんし…くやしくてたまらん」(二〇一六年六月)

元看護助手西山美香さん(37)=滋賀県彦根市出身、殺人罪で和歌山刑務所に服役、再審請求中=が両親につづった無実の訴えは、刑の満了を八月に迎える今も続く。

事件は〇三年、植物状態の男性(72)が病院で死亡。警察は、異常を知らせる人工呼吸器のアラーム音を聞き逃した看護師らの業務上過失致死事件とみたが、当夜の院内で「アラームを聞いた」との証言は得られなかった。

彼女だけが別証言

だが一年後、彼女だけが「アラームは鳴った」と言い出した。県警本部から加わった三十代(当時)のA刑事による取り調べだった。

「鳴っていたはずやと言われ、うそをついてしまいました」(〇六年四月)

怒鳴られ、怖くなったから、という。実際、A刑事は別の事件の取り調べで無実の男性の胸ぐらをつかんで蹴り、懲戒処分を受けたこわもてだったが、優しい顔も巧みに使い分ける取調官だった。

「そしたら急に優しくなって、A刑事のプライベートなこととかいろいろ聞いて私のことを信用していろんな話も聞いてくれてすごくうれしかった」(同)

低学力だった彼女には、難関大学卒の兄二人に対し「自分はだめな人間」という劣等感と、人間関係が苦手で「友だちができない」という深い孤独感があった。

「A刑事に好意をもち　きにいってもらおうと必死でした」(〇七年五月)

だが、うそのせいで、日ごろ親身になってくれた看護師の取り調べが厳しくなると、彼女は気が動転した。署に通って取り消しを求めたが相手にされず、とうとう「私が人工呼吸器の管を抜いた」と警察すら予想しなかったことを口走った。

獄中手記にはこう書く。

「〇〇看護師のことを母子家庭ということ、責任が重大だからといって夜おそくまで調べられていると聞かされ、かわいそうになってしまい／私の責任にすれば〇〇さんはたすかると思い…」

〝自発的〟な供述を信じた警察は〇四年、彼女を殺人容疑で逮捕、資格が不要な看護助手の待遇への不満から病院を困らせようとした犯行、と発表した。

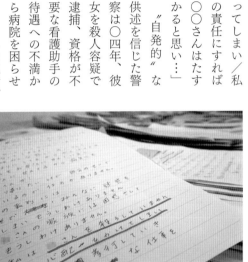

手紙には無実の訴えが繰り返される(一部画像処理、アンダーラインは家族による)＝横田信哉撮影

「病院に対する不満もきかれたので言ったら／Aにかってにストーリーを作られ／ころそうなどとは思ってないのにと思ったが、いつも以上にAが私に対してやさしかったので、ついほろほろとなり」(獄中手記)

刑事に特別な感情

裁判では、警察も否定できない事実が次々に明らかにされた。彼女が取り調べ中にA刑事の手に手を重ねた。刑務所に移送される直前に抱きつき「離れたくない。もっと一緒にいたい」と訴えた。A刑事も拒まず、「頑張れよ」と肩をたたいた。A刑事の求めで、検察官あてに「もし罪状認否で否認してもそれは本当の私の気持ちではありません」という上申書を書いた。

二転三転を繰り返す供述調書は三十八通、「書かされた」上申書、自供書、手記は五十六通。だが、一審で有罪、控訴、上告とも棄却され懲役十二年の実刑が確定した。自ら「殺しました」とうそをつくはずがない、という常識からだ。だが、それは本当に彼女に当てはまる〝常識〟だったのか。中学時代の恩師から気になることを聞いた。

当時教頭だった吉原英樹さん(73)は「思っていることをうまく言えない。今なら発達障害の傾向を疑うかもしれない。知的な面での不安も感じていた」。生徒指導だった伊藤正一さん(69)は「人と接するのが苦手で、いつも一人でいた。やっていないのに認めてしまうことはあると思った」と話した。

「私は〇〇さんを殺ろしていません」

手紙に繰り返し出てくる、送り仮名の「ろ」が余る彼女特有の訴えが、目をくぎ付けにする。

(2017年5月14日　角雄記)

強要されたうそ　自白の「自発性」疑問

「呼吸器のチューブを外して殺した」(供述調書)

殺人の手口になるこの供述を、当時二十四歳の看護助手(資格不要)だった西山美香さん(37)は逮捕される前、取調室で自ら語りだした。強要も、脅しもなかった。裁判での否認を受け入れなかった理由を二〇〇五年十一月、一審大津地裁の判決はこう書く。

「身柄拘束を受けない状態で/自ら殺人の事実を供述し/自白には極めて高い自発性を認めることができる」

しかし、彼女はその後もずっと「殺ろしていません」(原文のまま)と刑務所から両親に書き続けている。なぜ「自白」したのか。

窮地の同僚かばう

「(呼吸器の)アラームは鳴っていたとうそをついてしまい/つじつまがあわなくなって/(看護師の)〇〇さんにメールしたら『私はもうだれとも話が出来る状態ではない』と届いて〇〇さんを追いつめてしまったと思いもう私が殺ろしたことにしようと思った」(〇六年四月の両親への手紙)

重要なのは、殺人という致命的な「うそ」の自白をする出発点は、人工呼吸器のアラームが「鳴っていた」と言ったうそだったことにある。その理由を、弁護士あての手紙で「なっていいひん(=いない)もん(を)なったとは言えんと抵抗してましたが/(A刑事が)机をバンとしたりイスをけるマネをしたり」と書き、大阪高裁にあてた再審の上申書では「(死亡した患者の)写真をならべて/机に顔を近づけるような形に頭を押し付けてきました。こわくてたまらなかった」と訴える。

死亡の背景に、看護師が居眠りしてアラームを聞き逃した「過失」があったとみる警察は、死亡から一年たっても「鳴っていた」という証言が取れず、捜査が立ち往生。のどから手が出るほど欲しかった「鳴っていた」との供述を得たA刑事が一転して優しくなる場面を、彼女は同じ上申書にこう書く。

「私は幼いころから兄が優秀で比べられ/他の人は兄と比べて私はだめ人間みたいに言ってきたのに、A刑事は、西山さんはむしろかしこい子だ、普通と同じでかわった子ではない/心を許していこうと思ったじんぶつでした」

Aの好意を受け続けようとして一カ月近く「鳴った」と言い続けた彼女は、当夜の当直責任者の看護師に「聞き逃した」という追及が日ごと激しさを増していると知って責任を感じ、供述を撤回しようと「実は鳴っていません」と書いた手紙を携え、何度も警察署を訪ねている。

「自白」の一週間前には午前二時十分という尋常ではない時間に手紙を届けた。だが、警察はがんとして「撤回」を受け入れず、「居眠り看護師による過失致死」事件に向かって突き進んだ。袋小路に陥った彼女は「鳴っていた」ことにして、同僚を救うしかなくなった。それが「自分のせいにする」ことだった。

殺害の自白をする二日前に書いた自供書にはこうある。

「やけくそで布団をかけたら、なんかジャバラ(呼吸器の管)がはずれたような気がした」

自白した日の自供書ではこう変わる。

「呼吸器のジャバラの部分をひっぱってはずしました」

同じ〇四年七月二日、A刑事が書き上げた供述調書は最終的にこうなった。

「呼吸器のチューブを外して殺した。私がやったことは人殺しです」

自滅して出た言葉

これを判決は「極めて高い自発性がある」と決め付けるが、そうだろうか。「アラームが鳴った」という誤ったことを半ば暴力的に言わされ、強要され続けた「うそ」を前提にした自白は「自発性」を論じるに値するのか。夜も眠れないほど悩み、取調室で自滅していくように出た言葉を「自ら供述した」と額面通りには受け取れない。

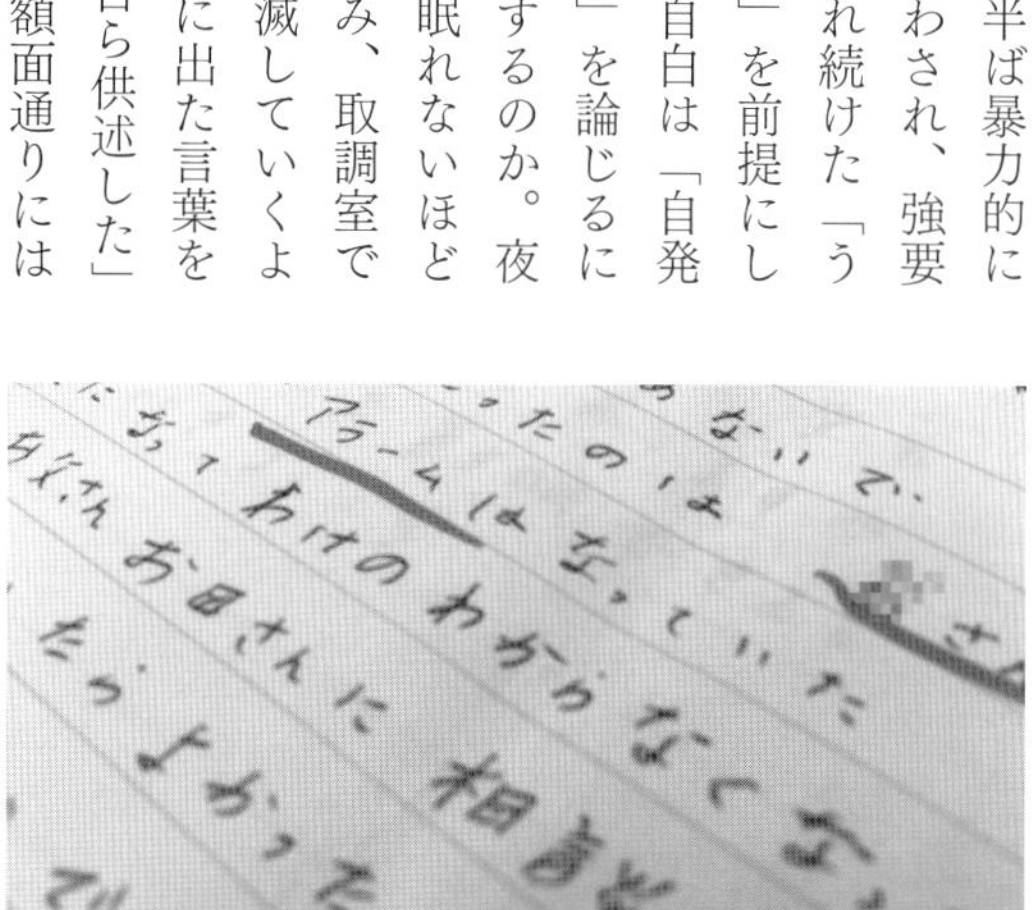

両親にあてて「わけがわからなくなって」とパニックに陥った自白の場面を振り返る手紙（一部画像処理）

「アラームはなっていたと、うそをついたらどんどんうそになってわけのわからなくなってしまいました」(〇五年八月の両親への手紙)

自白する日の午前中、彼女は病院の精神科を訪れた。「不安神経症」と診断した医師との問診で、驚くべき言葉がカルテに残されている。

「実はアラームが鳴っているのを聞いた。看護師さんが鳴っていないと言うのであわせていた」

警察に強要され続けたうその呪縛から逃れられず、医師にさえ、うその供述をおうむ返しに言うことしかできなくなっていたのか。

最後の言葉は「うそを続けられなかった。自分は弱いのか?」。うそと本当が倒錯した問いをカルテの最後に見た専門家は言う。

「うつ状態。いつ自暴自棄になってもおかしくない」

自白の供述は、診察の数時間後だった。

(2017年5月21日　角雄記)

「発達」「知能」検査 「無防備な少女」に再審を

刑務所の面会室。アクリル板越しに発達障害の傾向を見る検査の設問で、精神科医と臨床心理士は、その回答に目を奪われた。

「学校の前だというのに、時速60キロも出したりして一体どこへ行くつもりですか?」。白バイ警官に運転者が答える場面で、彼女は「すみません。いつもこれくらいスピード出していてもなにも言われなくて…」と書き込んだ。

「家族が病気で、とか何か弁解するのが普通。何とも無防備な答え」「不用意なひと言で、さらに窮地になることが想像できていない」。ともに数百人以上にこの検査をした経験から「自分を守ろうとする意識がまるでない答え」と口をそろえた。

自白に障害影響か

「殺ろしていません」(原文のまま)。三百五十余通の手紙で両親に訴えてきた元看護助手(資格不要)西山美香さん(37)の発達・知能検査を、私たちは弁護団と協力し四月中旬、行った。恩師や家族の取材から、不自然な「自白」に何らかの障害が関係しているのではないか、と考えたからだ。

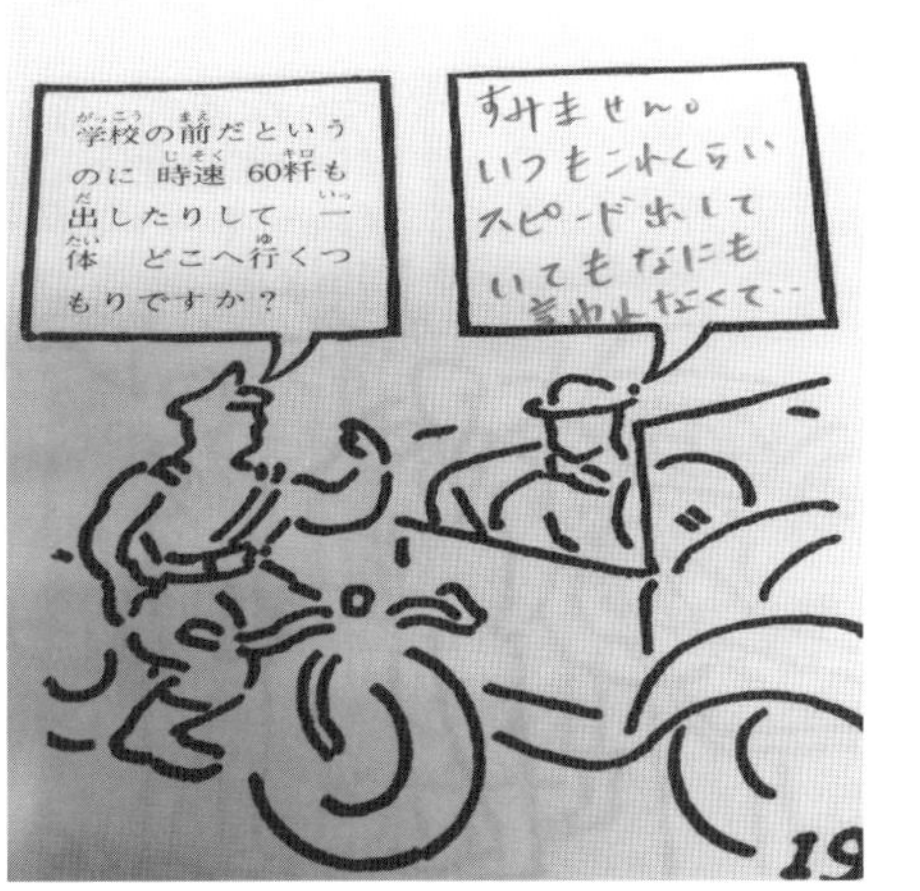

「いつもこれくらいのスピード出していても…」。白バイ警官との応答を見る検査で、西山さんの「無防備」な性格が表れた

「男性の気を引きたいというだけの理由で虚偽の殺人を告白することは通常考えられない」

二〇〇五年、大津地裁は判決でそう断じた。もしも、障害を伴う未熟な被告であれば「通常」の前提はまるで変わるはずだ。逮捕から二カ月、ことの重大さにそぐわない手紙が両親に届いている。

「こっち(拘置所)はご飯もおいしいし、おやつがでるし、夏やったらアイスがでるんやで~/早くさいばんすんで家に帰りたいわ」(〇四年九月)

次第に大きくなる後悔の言葉もどこか幼い。「やってもいないことをやったといい、こんな結果になってごめんなさい」(〇六年十月)

臨床の現場で多くの発達・知的障害の人に接してきた小出将則医師(55)=愛知県一宮市、一宮むすび心療内科院長=は、両親との面接、すべての手紙、小中学校の通知表、作文を調べた上で臨床心理士の女性(50)と西山さんの発達・知能検査に臨んだ。

結果は知能が「九~十二歳程度」で軽度知的障害と判明。不注意や衝動性がある注意欠如多動症(ADHD)が明確になり、こだわりが強い自閉スペクトラム症(ASD)も「強い傾向」が示された。

小出医師は「ある程度の知的レベルがあるがゆえに、周りが気づかず、〝通常〟の扱いを受けてしまうゾーン。同じような人は多い」。検査に立ち会った第二次再審の主任弁護人、井戸謙一弁護士は彼女と何度も面会し、手紙のやりとりを続けるが、結果は「意外だった」と言う。一審、第一次再審の弁護人の誰ひとり「障害」に言及していないことが、見た目や普段の会話から判断する難しさを裏付ける。

検査中、話のつじつまがあわなくなると途端に口ごもり、黙りこくる様子を見た臨床心理士は「十歳前後の子どもは、困ったときにつじつまの合わないうそを後先考えずに言ってしまうことがある。彼女がそうだったとしても不思議ではない」と話した。

植物状態だった患者=当時(72)=の人工呼吸器のアラームは鳴らなかった。しかし、彼女は刑事に威圧されて「鳴った」と言った。優しくなった刑事を好きになり「鳴った」と言い続け、同僚の看護師が「居眠りして聞き逃した」疑いで厳しく追及された。助けようと、供述の撤回を何度も警察に求めたが拒絶されて追い詰められ、うつ状態になり「私が殺ろしたことにしようと思った」(〇六年四月、両親への手紙、原文のまま)と打ち明ける。

筋書きに乗って?

大人でさえ判断を誤りかねない状況に、もし「パニックになりやすい傾向のある子ども」が置かれたら…。知的障害を伴う発達障害は「パニック状態で判断力を失い、自暴自棄になりやすい」と小出医師は言う。だとすれば、うその「自白」が何をもたらすかの想像力を欠く「無防備な少女」が捜査機関の筋書きに乗せられ、その「うそ」を根拠に裁かれた可能性がありはしないか。

発達障害者支援法が施行されたのは一審大津地裁判決と同じ〇五年。その十年後、第二次再審請求を棄却した大津地裁の決定は「自白の信用性は、裁判官の自由な判断に委ねられるべき」だと説く。自白偏重の古い体質を改め、支援法への深い理解を踏まえていなければ、その自由は独善にすぎない。

彼女の障害は決して「まれ」ではない。同じ困難に苦しむ人は誰の隣人にもいる。一刻も早い再審を求めたい。

(2017年5月28日 角雄記)

初動捜査「筋書き」優先で取り調べ

「私は殺ろしていません」（原文のまま）。両親に無実を訴え続ける元看護助手の西山美香さん(37)＝滋賀県彦根市出身、殺人罪で懲役十二年、来月二十三日に刑期満了、再審請求中＝が自ら「うその自白」をした背景に軽度知的障害と発達障害があったことを、私たちは突き止め、五月当欄で伝えた。見過ごされた彼女の特性と同時に、患者の「自然死」の可能性を無視した「事件ありき」の捜査も見逃せない。2部では〝筋書き〟優先の捜査を検証する。

◇

裁判記録によると、二〇〇三年五月二十二日未明、滋賀県湖東町（現東近江市）の湖東記念病院で、巡回中のS看護師が人工呼吸器を付けた患者の容体が急変しているのに気づいて「あっ」と声をあげた。別の患者のおむつを替えていた看護助手の西山さんがすぐに行くと、S看護師から「（呼吸器の）アラーム、鳴ってなかったよね」と聞かれ「鳴ってなかった」と答えた。この場面がすべての始まりだった。

呼吸器は、痰《たん》詰まりや不具合による空気の漏れがあると気圧差を感知し「ピーッ」と鳴る。だが、目覚まし時計並みの音を「聞いた」という証言は得られなかった。確定判決も「鳴らなかった」とされた。しかし、警察は当初から「鳴った」と決めつけ、供述を得ようと躍起になった。その時点で、「居眠りしてアラームを聞き逃した」S看護師が処置を怠ったために死亡した、と決めつけていたからだ。強引な取り調べの様子が病院の資料に残る。

威嚇し供述求める

「Sに対し『アラームは鳴っていた』との供述をするよう、また西山に対しても『Sから鳴っていなかったことにするよう働き掛けをうけた』との供述をするよう、不当な威嚇と執拗《しつよう》な強要がなされた」。尋問の厳しさに耐えかねたS看護師は、いったんは「鳴った」と供述してしまう。調書の署名だけは拒んだが、「心的外傷後ストレス症候群（PTSD）によって今なお精神科医師によるカウンセリングを受けている」（病院資料）とある。

西山さんも聴取後、「不可解な身体反応を示して歩行不能になるとともに、ベッド上で『Sさんが危ない』『警察に私がいかなくては』などのうわ言をくり返す」（同）。S看護師の立件にまい進する県警の捜査員たち。指揮する警部が病院幹部に伝えた〝事件〟の見立てが同じ資料に残る。

「この事件は勤務中にもかかわらず仮眠をとり、アラームが鳴っていることに気付かなかったSが、自らの責任を回避するため西山、（同僚看護師の）Mに圧力をかけて仕組んだ創作劇である」「（捜査の基本方針は）『眠っていたS』の犯罪性を明らかにすることにある」

最初から「過失があった」という前提を譲らず、確定判決で無実と認定されたS看護師を心の病に追い込んだ捜査は、批判されても仕方がない。病院側は「看護師や看護助手に自白を強いてつじつまをあわせる類いの前時代的な捜査方法」（同）と怒りもあらわに反論。抗議文が警察に提出された。

見込み捜査は暴走を続け、捜査本部に加わった三十代（当時）のA刑事が患者死亡の約一年後、ついに西山さんに「アラームは鳴った」と言わせた。こわもてと優しい顔を使い分ける巧みな尋問に、彼女は「この人なら信用できると思い／気にいるようなことを言ったりしてしまいました」（獄中手記）。だが、うそがS看護師を追い詰めることになり、彼女は苦しんだ。

「呼吸器のアラームは実は鳴ってはいませんでした」（供述の約一カ月後、A刑事に書いた手紙から）

「殺した」と口走る

警察署に手紙を届けても聞き入れられず、つじつまを合わせるため「呼吸器の管を外した」と言い、うつ状態になり、パニックに陥り「殺した」と口走った。

S看護師の逮捕を目指した捜査方針が変われば、アラーム音も必要ではなくなり、西山さんの証言も「鳴っていなかった」に戻された。これに合わせるように、入院患者の付き添い家族らの「鳴っていません」「聞いていません」という供述調書が、〝事件〟発生から一年以上たって作られた。新たなストーリーは、資格のない看護助手が看護師との待遇格差に不満を抱き、病院を困らせるために行った計画殺人。軽度知的障害を伴う発達障害で「パニックになりやすい」西山さんが、冷静沈着に実行できるとは、とても思えない。緻密で複雑な計画だった。

「鳴らなかった」ことと「殺人」を両立させるには、そのシナリオしかなかったからではないのか。筋書き優先の前時代的な捜査手法が冤罪《えんざい》を生んだ――。私たちはそう疑っている。

（2017年7月9日　井本拓志）

西山さんをめぐる年表

2003年	5月22日	患者が病室で死亡
	9月4日	病院が原因や見解をまとめた資料を作成
2004年	5月11日	「アラーム聞いた」と供述
	6月19日	供述撤回求める手紙
	7月2日	「殺害」を自白
	7月6日	逮捕
	10月19日	公判で否認
2005年	11月29日	大津地裁で懲役12年判決
2007年	6月6日	最高裁で確定（その後、再審請求）
2017年	8月23日	刑期満了

計画殺人　障害あるのに完全犯罪？

人工呼吸器を付けた患者を、アラーム音を鳴らさずにチューブを外し、窒息死させる―。そんな手口があるとは、恐らく医師や看護師でもすぐには思い付かないだろう。なのに、捜査当局は、資格もない雑務が中心の二十三歳看護助手が、自供なくしてわかり得なかった「完全犯罪」を単独でやってのけた、と主張し、裁判所も追認した。

西山美香さん(37)＝滋賀県彦根市出身、殺人罪で懲役十二年、来月二十三日に刑期満了、再審請求中＝に軽度知的障害と発達障害があることを誰も知らなかった当時でさえ、弁護側は誘導で言わされた作り話と反論した。ましてや、彼女の障害が判明した今、緻密で冷静さが要求される「完全犯罪」を自作自演した、と主張され、信じろと言われても、無理な話というものだ。

1人だけ機能知る？

冒頭の手口のヒントがある。消音ボタンを押すとアラームが「一分間やむ」機能を利用するのだ。病院内で「一分間」を知る看護師はいなかった。だが、彼女が心を寄せたA刑事作成の供述調書によると、看護助手の彼女だけが、知っていたことになっている。

手口の答えはこうだ。呼吸器の管を外した後、音が鳴る前に素早く消音ボタンを押し、再び鳴りだす一分が経過する前にまたボタンを押す。それを西山さんは二回繰り返し、再び管を元通りにはめたことになっている。

だが、この機能を警察が把握していなかった逮捕直後、彼女の供述は「衝動的な犯行」になっていた。

【逮捕2日目】「以前から、今回のような事故を起こそうと思っていたわけではなく／夜勤で一緒だった(看護師の)Sさんが勤務時間中も寝ているように思えたので／人工呼吸器の蛇腹(管)を外せば／アラームが鳴ればSさんも起きて飛んでくると思ったのです」(供述調書)

衝動的に管を外せば「ピーッ」という高音のアラームが鳴る。だが、聞いた人はいない。一年にわたって「鳴ったはず」で進めた強引な捜査は、ここで方針を大転換し、供述も急転していった。

【同5日目】「本当はアラームなんて鳴っていません。Sさんや他の患者さんに気付かれないように、消音ボタンを押し続けていた」(同)

同じ日、警察は人工呼吸器の実況見分で、消音ボタンの機能を正確に把握。だが、機器の特性を利用した複雑な手順の手口を「衝動的な犯行」とするのはあまりにも不自然だった。供述は次第に「計画的な犯行」へとかじを切り始め、その上で「一分間」が盛り込まれていった。

【同6日目】「病院に対する不満から、かねてTさん(死亡した患者)の人工呼吸器のチューブを外して事故に見せかけて殺そうと思っていた／チューブを引っ張り上げて外し、消音ボタンを押し続けてTさんが死亡するのを待った」「消音ボタンを一回押せば、一分間アラームが消え、そのたびに消音ボタンを押した」(同)

衝撃的〝告白〟加わる

「計画性」を決定づける衝撃的な〝告白〟が供述に加わった。

【同9日目】「(犯行の二日前に)患者のXのベッド柵を外して事故に見せかけて(殺そう)としたが、考え直して止《や》め、(犯行の前日に)患者のYを殺そうと考えて首に手を掛けたが、思い止《とど》まり」(自供書)

【同10日目】「Zさんの時も掛《かけ》布団で口をおさえつけたら、せきこまれたので／だめだと思い／もうするならTさんしかいないと」(同)

この段階で、彼女は四人の殺害を企てたことになる。しかし、A刑事に誘導されたとみられる作り話だからか、殺人未遂が立件されることはなかった。供述までの経緯を、彼女は両親宛ての手紙にこう書いた。

「何回も(A刑事に)前の日にTさんを殺ろ(原文のまま)すまでに何かあるのではと聞かれて／初めは何もありませんと言っていたけど、しつこく聞いてきて／Aさんのこと信用してたから(気に入られるような)うそをついて『前の日に殺ろそう』と思ったと言ってしまいました」

実は、アラームの消音機能を悪用した手口でも完全に音を消すことは不可能だった。「最初のピッという音くらいは鳴る」と呼吸器に詳しい同じ病院の技師が証言したからだ。「ピッ」も最終的には、供述に付け加えられた。

【同15日目】「アラームが『ピッ』と鳴ったので左手で消音ボタンを押し…」

矛盾をなくして、完全犯罪はこうして成立した。警察が当初にもくろんだ架空の業務上過失致死事件に比べれば、緻密なストーリーという見方もできるだろう。だが、その〝主役〟に障害のある彼女を据えたのは、稚拙なミスキャストというほかない。

(2017年7月16日　井本拓志)

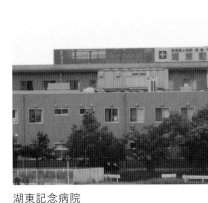

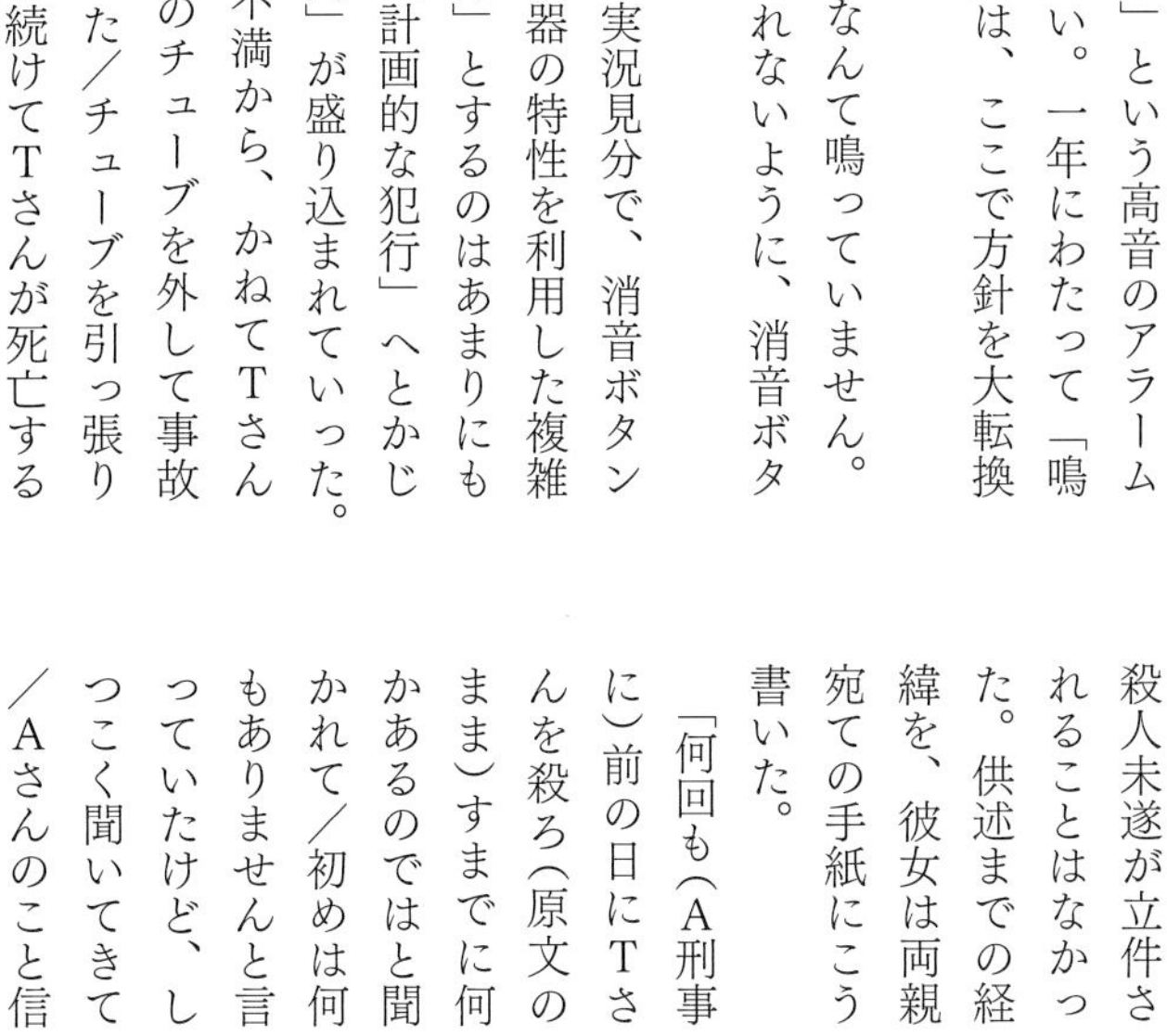

湖東記念病院

迎合性 「信頼できる人」の言うがまま

既に報じたとおり、この事件は軽度知的障害のある看護助手(資格不要)が、本人の〝自白〟がなければ誰も知ることができなかった「完全犯罪」を単独でやってのけた、という〝ありそうにない〟話である。

それが成り立つためには、捜査側が供述を意のままにできる、という条件が必須だった。

今年三月、西山美香さん(37)＝滋賀県彦根市出身、殺人罪で懲役十二年、来月二十三日に刑期満了、再審請求中＝から大津支局の取材班に届いた手紙の一文に、私たちは目を奪われた。

「今となったらA刑事はなんのためにこんなことをしたのか分からないので直接聞きたいことです」

面会で刑事が誘導

西山さんはA刑事に好意を寄せ、それが盲目的な信頼に変わっていった。「こんなこと」とは、A刑事に書かされたという「検事さんへ」という上申書(二〇〇四年九月)。逮捕後の勾留中、上申書を書かされた経緯を、両親に宛てた手紙でこう説明している。

「面会にAさんが来てくれて　今まで通り認めていたら大丈夫やから心配しないでいいと言われて　弁護士さんには殺ろ(原文のまま)していないと言っていると言うと検事さんあてに『私が否認をしても　それは　私の本当の気持ちじゃなく弁護士さんに言われました』と紙に書けと言われ書いてしまいました」(〇六年二月)

事件が急転するきっかけになった「アラームは鳴っていた」の供述。その後、供述が変わるたびに、ほぼ同じ趣旨の自供書も書かされた。調書と自供書を合わせ、九十四通にも及ぶ異常な状態だった。

西山さんの「誘導のされやすさ」は裁判でも争われた。弁護側は「彼女の迎合しやすさを分かっていて誘導した」と指摘したが、検察側は「A刑事は他人から影響を受けやすい被告の性格を踏まえ、慎重に取り調べをした」と主張。有罪判決は「A刑事による強制や誘導は存在しない」と結論づけた。

普通の大人なら、検事宛ての手紙が有罪を確固たるものにしたい捜査側の誘導だということぐらい、すぐに分かる。当たり前に察知できるであろうA刑事の意図を、彼女はいまだに理解できていないことを示しているのが、冒頭の手紙だった。

意図は分からなくても、それが信用する相手の勧めなら従う―。そんな彼女の特性を示す事例は他にもあった。〇六年五月の両親宛ての手紙から見つけた記述には私たち取材班はとても驚かされた。

「私は病院で辛《つら》い思いばかりしてきてどうする事も出来ずにいてTさんを事故で、殺ろしてしまいました。病院への不満がありました。弁護士さんにも、正直な気持ちを手紙に書きました」

一転して犯行を認める内容。さらに現在の再審弁護団が保管する、当時の弁護士宛ての手紙も確認できた。

「前文お許しください。／病院に不満があり、事故に見せかけてTさんを利用して殺ろしてしまいました／かしこ」

同房者にも盲従か

関係者によると、この手紙を受け取って驚いた弁護士が数日後に彼女と面会すると、「同房者から、事実を認めて刑に服した方がいいと勧められて書いた」と話したとされる。

ちょうどその頃、彼女からの両親宛ての手紙に、その同房者と思われる「お世話をしてくれた人」が登場する。同房者が部屋を変わるタイミングで「せっかく部屋の人と仲よくなれたのに別れるのはすごく辛いです／涙がボロボロ出てきます／悩みを相談したりできたのは、この人だけでした」。この同房者も西山さんにとって、A刑事のように「信頼できる人」で、勧めに従ったのではないかと思われる。

アクリル板越しに行った知能・発達検査で、小出将則医師の「こだわりは」との質問に、彼女は迷わず「井戸先生」と、今誰よりも信頼する主任弁護士の井戸謙一弁護士の名前を挙げた。信頼する人との関係を最優先にする彼女の特性が表れた回答だった。

井戸弁護士も、彼女の特徴として「目の前の人にものすごく依存する傾向がある。相手が期待するようなことをしたい、そんな人間でありたいというような発想があるんじゃないかと感じる」と話す。井戸弁護士が原発差し止め訴訟にかかわっていることを知り、「原発の勉強をしたいから本を差し入れてほしい」と話したこともあったという。

人間関係がうまく築けず、深い孤独感の中で育ち、人の気持ちや意図を推し量ることが苦手で、大人の判断ができない彼女にとって、その瞬間に信頼する人に寄り掛かってしまうのは、当たり前のことなのかもしれない。

「心を許していこうと思ったじんぶつでした」(再審での上申書)。その人が刑事だったことが、悲劇の始まりだった。

(2017年7月23日　井本拓志)

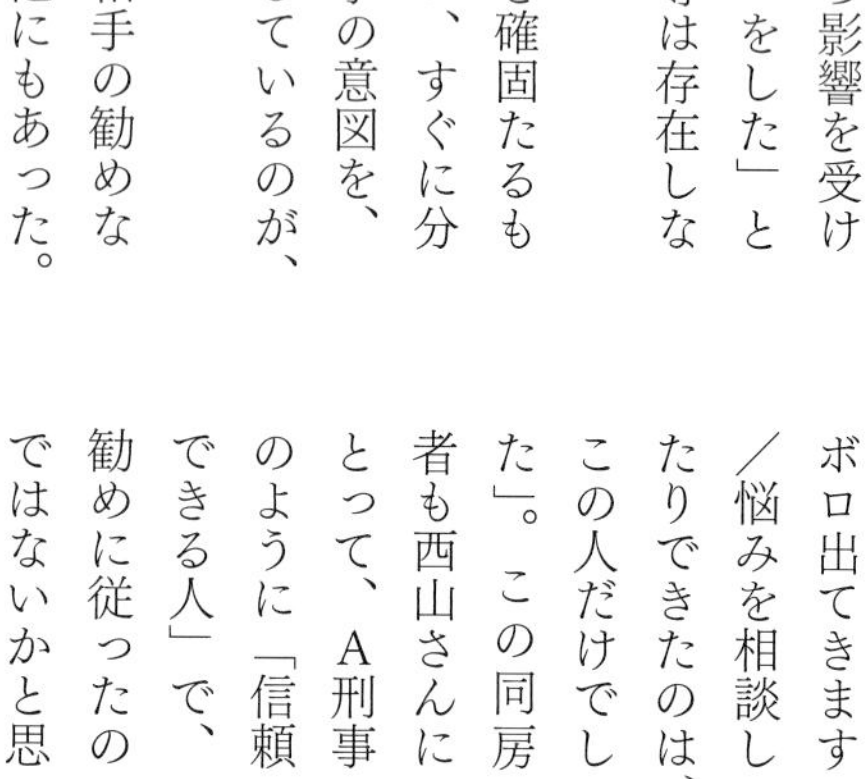

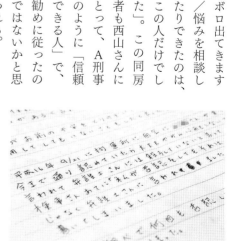

拘置所に面会に来た刑事の誘導で「否認は弁護士さんに言われ」と、検事宛てに書いたことを後悔する両親への手紙（2006年2月28日、一部画像処理）

再現ビデオ　刑事が指導　完璧に演技

ナースステーション（NS）。腰高のカウンターに囲まれ、オープンに見渡せる病棟中央の看護師たちの詰め所のことだ。確定判決によると、犯行現場はNSのすぐ前の病室だった。

枕の上の蛍光灯でベッド周りは明るかった。入り口のドア、室内のカーテンはすべて全開で、人工呼吸器の管を抜いて消音ボタンを押し、患者の窒息死を待つ犯人の様子は廊下から丸見えの状況だ。病室には、死亡した患者以外に二人の同室者がいた。病棟には当夜、看護助手（資格不要）の西山美香さん（37）＝滋賀県彦根市出身、殺人罪で懲役十二年、来月二十三日に刑期満了、再審請求中＝と二人の看護師が当直していた。

事件現場の見取り図

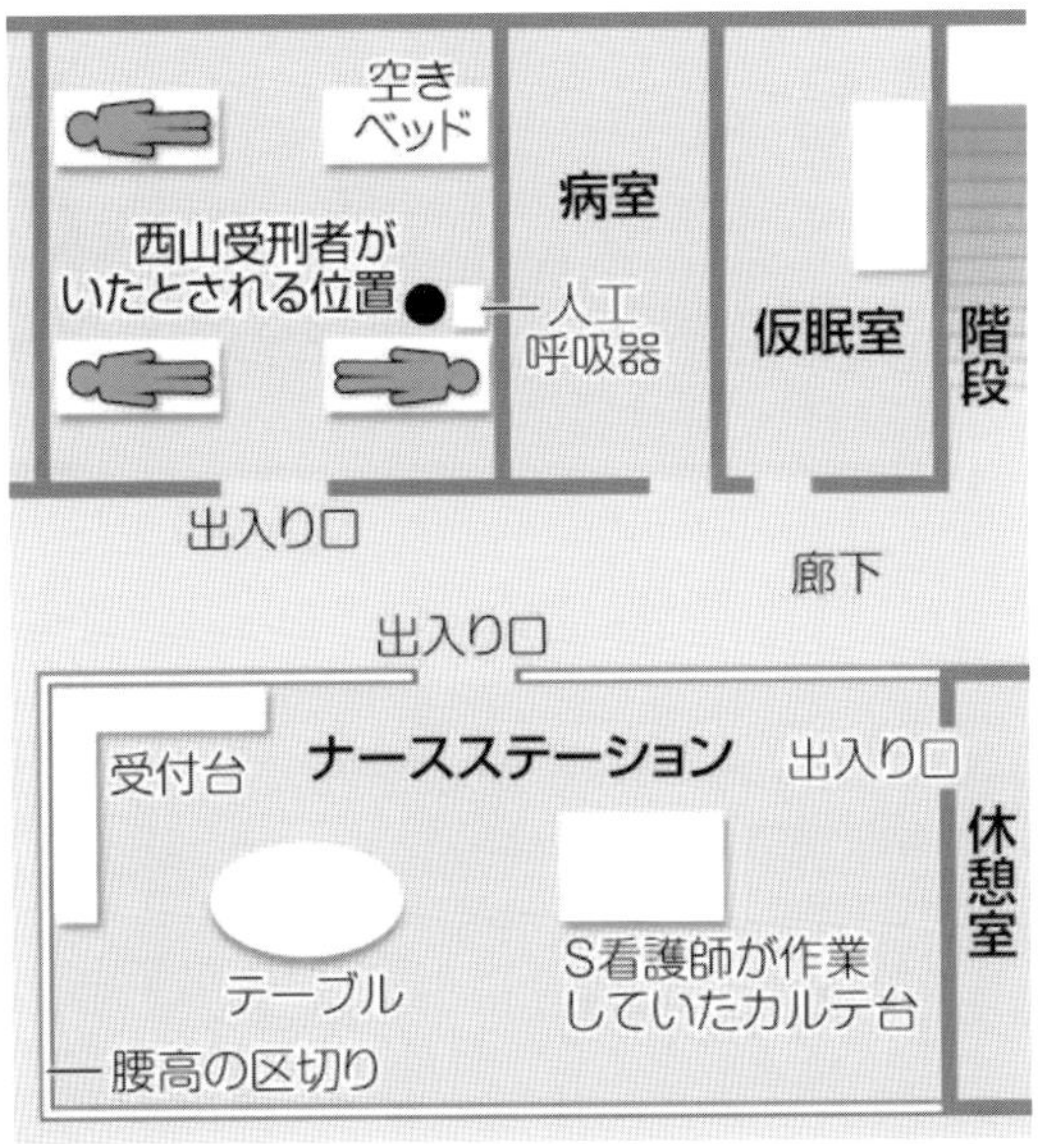

気づかぬはずない

いくつかの疑問がわく。誰もが思うのは、ナースステーションの真ん前の病室で計画する不自然さだ。当直の看護師の一人は仮眠室で寝ていたが、もう一人のS看護師は犯行時間帯（午前四時十〜三十分）には「NSのカルテ台でサマリー（診療記録）か何かを書いていた。四時半前に西山さんもNSにいたはず」と供述。目の前の病室に西山さんが出入りすれば、気づかないはずがない。

S看護師がNSにいては、警察の描く筋書きの上で、あまりにも都合が悪かったのだろう。西山さんの供述調書によって、S看護師がNSから〝消されて〟いった。

「S（看護師）をナースステーションの隣の休憩室に行かせようと考え（二人で）午前3時50分ごろ、休憩室に入った。ソファに座ってSと雑談していたが、午前4時10分ごろ、『ちょっと行ってくる』と言って（犯行現場の）22号室に入った」

S看護師の供述もあいまいに同調させられている。

「休憩室で休むことは何度かあり、それがあの日だったのかもしれません」

犯行につながる「西山さんの不審な行動」を見た人は誰もいない。人工呼吸器の管を外した際に鳴った「ピッ」というアラーム音を聞いた人もいない。アラーム音は「二十メートル離れていても病棟内ならすぐに気づく」と看護師が証言する目覚まし時計並みの音だが、犯行時間の直前にわが子の看護でナースコールした母親は「ドアは開放し、静まり返った病棟でブザー音、アラーム音、その他の物音、足音、人の声等、聞いた覚えはない」と明言。対応したS看護師も「絶対に聞いていない」。確実に起きていた二人が完全に否定した。

呼吸器を扱うこの病院の技師は「管を外せば、最低一回はピッと鳴ってしまう」と逮捕後、警察に説明した。聞いたという証言がなくても、西山さんに「鳴った」と言わせるしかなかったのではないか。

誘導されやすい彼女の供述以外に客観的な証拠も証言もない、これほど不完全な「完全犯罪のストーリー」がなぜ、認められてしまったのか。

私たちは、警察が彼女に実演させた犯行の再現ビデオに注目している。再審弁護団の主任弁護人、井戸謙一弁護士が言う。「あれを最初に見たときは、私も驚いた。彼女は学芸会のように、A刑事に褒めてもらいたい一心で演じたのではないか」

手順をよどみなく

ベッドの脇に立って人工呼吸器の管を外し、消音ボタンを押し、再びアラームが鳴るまでの一分を頭の中で数え、鳴る直前に消音ボタンを押す。一連の手順をよどみなく説明し、実演しているという。

私たちは、和歌山刑務所の彼女に直接、この現場検証のことを手紙で聞いてみた。届いた手紙には、こうあった。

「現場検証は　何度もA刑事と予行えんしゅうしていますし、当日　A刑事がついて2人で説明するとなっていますが　病院にとうちゃくしてから　ちがう刑事さんやったので、おこってやらないといったのですが、この時、検事がきていたのできちんとしないと重い刑になると言われてしてしまいました」

百聞は一見にしかず、というほどのインパクトだったのか。だが、それはA刑事が監督・指導した演技にすぎない。その映像を見た検察官、裁判官たちだけが「自分たちこそが目撃者」という錯覚に陥ったのだろうか。

（２０１７年7月30日　角雄記）

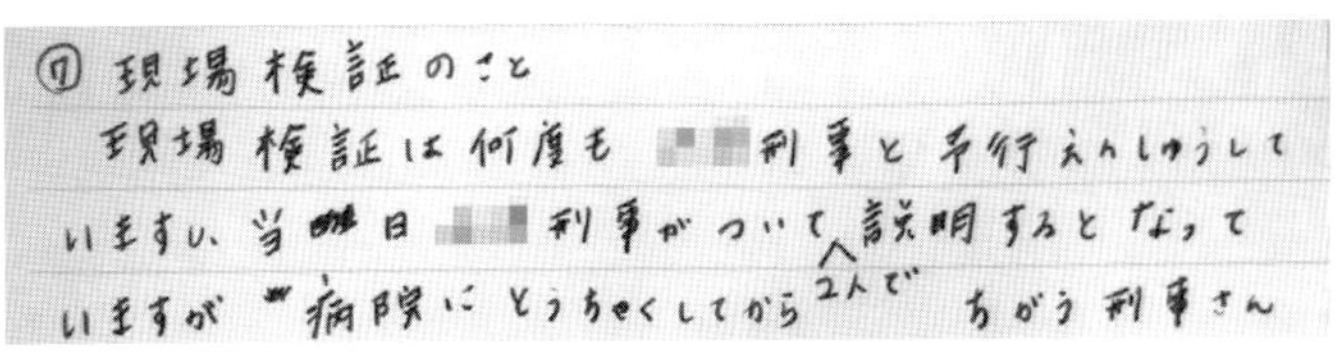
⑦ 現場検証のこと
現場検証は何度も[redacted]刑事と予行えんしゅうして
いますし、当日[redacted]刑事がついて2人で説明するとなって
いますが 病院にとうちゃくしてから ちがう刑事さん

獄中の西山さんから取材班への手紙（一部画像処理）

仕事の悩み　こぼした愚痴「犯行動機」に

「計画的」な殺人には「犯行動機」がなくてはならない。それは、彼女が捜査員にこぼした愚痴がもとになっている。西山美香さん(37)＝滋賀県彦根市出身、殺人罪で懲役十二年、二十三日に刑期満了、再審請求中＝は、獄中で書いた手記や両親への手紙などで、A刑事に悩みや愚痴を聞いてもらううちに信頼関係が芽生え、言いなりになっていった心理状態を、こう振り返る。

刑事の調べ　楽しみに

「私は人間関係をきずくのが苦手なので、こんなに、しかも男の人が話を聞いてくれるのは初めてだったので、うれしくなり／病院への不満なども聞いてもらううちにこの人なら信用できると思い／気にいるようなことを言ったりしてしまいました。たぶん私は、今から思えばA刑事の調べを楽しみにし、カウンセリングをうけているみたいな気分でした」(獄中手記)

同僚たちの供述調書から見えるのは、上司との人間関係の悪化。発達、知的障害による不注意と不器用さ、未熟な理解力のため、看護助手(資格不要)の雑務がこなせない。ミスが障害によることを上司も本人も気づくことができず、叱られては反発する、という悪循環に陥っていた。

看護主任は「配茶のときに、床やテーブルにこぼし、拭かずに行ってしまう。『床にこぼしたら拭かないと』と何度注意しても直らなかった」。看護師長も「指導は素直に聞くが、改善が見られず、同じ事を繰り返す。患者に対する気遣いができない」、同僚も「西山さんは『ミスを何度も繰り返す人』。そのたびに師長や主任らから注意を受けていた」と供述した。

和歌山刑務所で彼女と面談し、発達、軽度知的障害と診断した小出将則医師(56)＝愛知県一宮市、一宮むすび心療内科院長＝は「同僚らの供述から、仕事のミスが障害によるのはほぼ間違いないが、当時は誰も気づいていなかったのでは」と話す。

「注意しても直らないのは、聞き流しているように受け取られがちだが、反抗ではなく、意識が上の空になってしまうだけ。理解されず、人間関係が悪化しやすい」

「辛《つら》かった。イジメられて…」(両親への手紙)。そんな彼女の聴取を担当した三十代(当時)のA刑事は「西山さんはむしろかしこい子だ、普通と同じでかわった子ではない」(上申書)と言ってくれた。彼女は舞い上がり、呼ばれてもいないのに、A刑事に会いに何度も捜査本部を訪ねた。「調子にのってぺらぺらと言わないでいいこと、たとえば、病院に対することを言ったりした」(獄中手記)。逮捕後の取り調べの様子をこうも書く。

「弁護士の言うとおり／だまったりしてたら、別の部屋からB刑事がきて『わしらをなめとったらあかんで』／せんすで頭を数回たたかれ／B刑事はでていきました。その後A刑事はいつもよりもすごくやさしくて『みんな西山のことを思ってるんやから』と言われ／いいなりになってしまいました／この時は先のことなど考えられず／今1人でさみしい思いをしていることが辛くてA刑事が調べに来て／話ができると思ったらうれしくてたまりませんでした」(同)

アメとムチ使い手玉

計画的な殺人を成立させる〝犯行動機〟を意のままに引き出そうと、二人の刑事がアメとムチ役を分担し、A刑事がほろりとさせる人情派を演じているにすぎない。普通の大人のように人を疑うことができない彼女を手玉に取るのは簡単だったろう。

A刑事に語った彼女の愚痴は、殺人罪で起訴した検察の冒頭陳述に「犯行動機」として、ちりばめられた。

「叱責《しっせき》されたことで／病院を困らせ／自己の憤まんを晴らそうなどと考え／待遇の格差に対する不満を改めて抱き／事故に見せかけて被害者を殺害し／何食わぬ顔で／自己の犯行であることを悟られないようにした」

鬼のような看護助手による計画的犯罪のストーリー。捜査当局の主張をほぼそのまま踏襲した判決文に、彼女は「私が鬼のように書いてある」(両親への手紙)と驚いた。

障害で人間関係が苦手、不注意・不器用な〝生きづらさ〟の中で、A刑事は彼女の深い悩みをとことん聞いてくれた。「おれがお前の不安をとりのぞいてやる、と言われ…」(両親への手紙)。信頼する人を盲目的に信じてしまう―。障害が逆手に取られた「犯行動機」は、真っ先に判決文から削除されるべきだろう。

(2017年8月6日　角雄記)

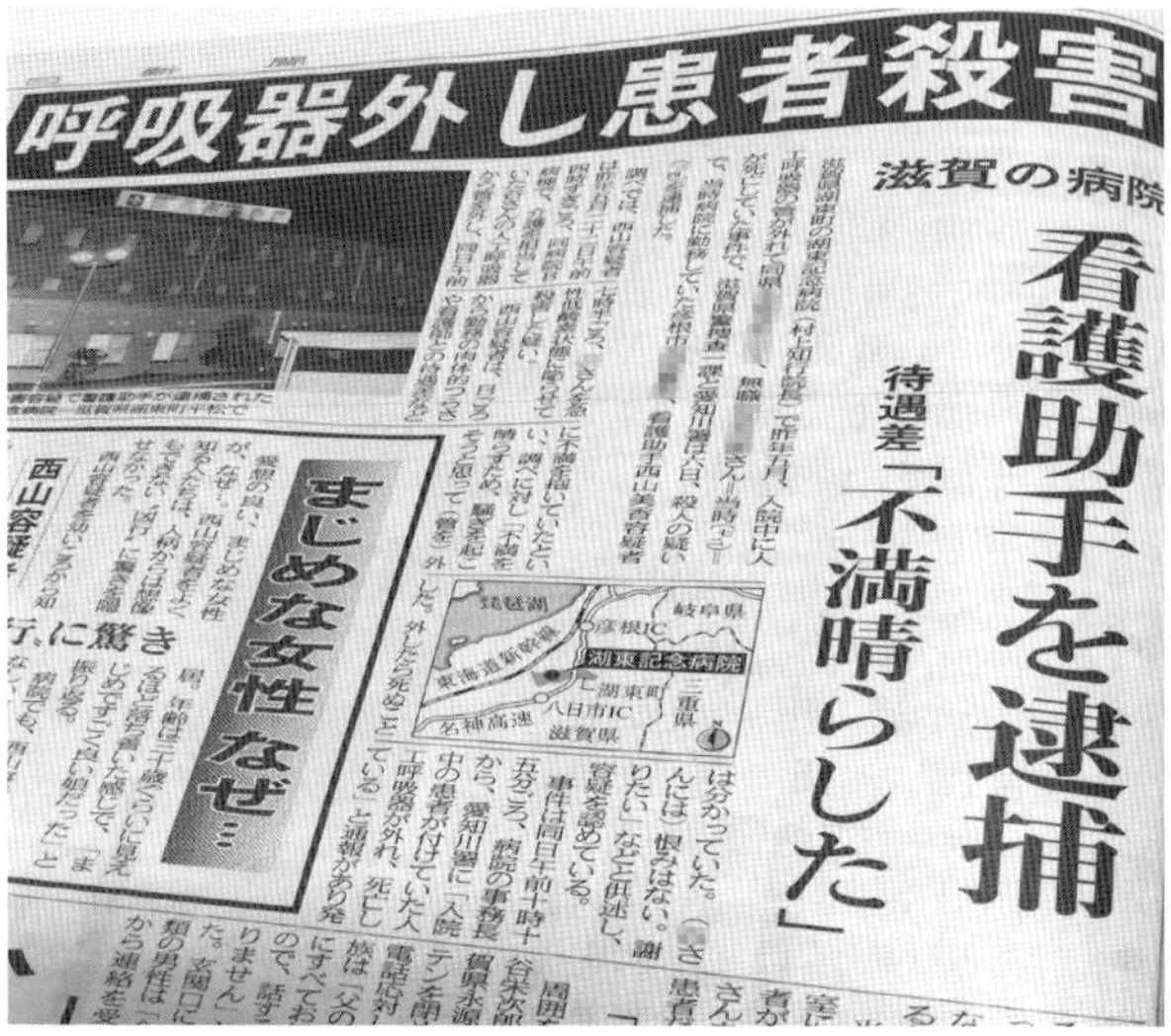

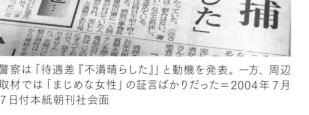

警察は「待遇差『不満晴らした』」と動機を発表。一方、周辺取材では「まじめな女性」の証言ばかりだった＝2004年7月7日付本紙朝刊社会面

偽情報　見抜けず、翻弄される

捜査の立ち上がりから、偽の情報が方向を誤らせた。人工呼吸器をつけたTさんが明け方に絶命していることに気づいた第一発見者のS看護師は、病院にも警察にも「呼吸器のチューブ（管）が外れていた」と事実と異なる報告、供述をした。この一言によって、死因が「窒息」になり〝事件性〟が芽生えたのだ。

S看護師が警察に真実を打ち明けたのは翌年、西山美香さん（37）が逮捕されたあと。「実際のところは外れているかどうか目で確認していません。勝手に（外れていたと）思い込み、『外れていたならどの程度か』と質問されて返事に困ってしまい、たぶんこの程度だと思って二センチ以内と答えてしまった」などと語ったという。

呼吸器の管をめぐるS看護師と西山さんの供述（×…虚偽と判明）

2003年５月　患者死亡
×「（管が）外れていた」（S看護師）

2004年７月
×「殺害を決心して外し、10分後、S看護師が来てつないだ」（西山さん）
×「外して、おむつ交換の後、はめた」（同）
「実際は目で確認してない」（S看護師）

2005年11月
【一審判決】西山さんが外し1分間隔で2回消音ボタンを押し最後にはめた。

通常は病死が多い

最初に正直に話していれば、事件にすらならなかった可能性が高い。呼吸器をつけた末期患者が息を引き取れば「病死」が一般的。司法解剖の結果、Tさんは「脳死に移行しかけた」死期の近い状況だった。「外れていた」の一言で、警察は〝事件〟へと動きだしてしまった。

S看護師は、なぜ「外れていた」と言ったのか。当直看護師の務めだった「痰《たん》吸引」と関係していそうだ。当直の看護師は、のどに詰まった痰を取り除く吸引の処置をすることになっていた。S看護師は、死亡が発見される午前四時半までに、午前一時と三時の二回、痰を吸引したと説明したが、実際はやっていなかったことが同僚の証言で明らかになった。痰吸引を怠った後ろめたさが、とっさに「管が外れていた」と言わせたのではないか。

Tさんが死亡しているのに気づいたS看護師は「あっ」と声をあげ、看護助手の西山さんに、痰が詰まると鳴るアラームが「鳴ってなかったよね」と慌てて聞いた。痰詰まりで窒息したかもしれない、との不安が募り、呼吸器の不具合を装った可能性がある。S看護師は、吸引を怠ったことが気になったのか、死亡後も同僚と痰の吸引をしていた。西山さんの獄中手記にはそのシーンが出てくる。

「なくなられて死後の処置をする前にたんを吸引していたのが気になります。なぜなくなられた人のたんを吸引するのかなぁと思いました」

怒り募らせる遺族

「外れていた」の一言は、回復を期待していた遺族の落胆を、憤りに変えた。

「息子さんと娘さんがこられて『なんでこんなことになってしまった』と息子さんがすごくおこっておられ、『ゆるさない』と二人ともが言っておられました」（獄中手記）

遺族が法廷に提出した意見書には、父親の回復を願う当時の思いがつづられる。

「もう一度話がしたいと何度も念じました。私たちの思いを込めたメッセージ、そして（父が）自ら手入れを行っていた山林にある山小屋から聞こえる様々な音をテープに録《と》り、聞かせました。わらにもすがる思いで神社仏閣へも参拝し、祈祷《きとう》を受けて心のそこから祈りました」（抜粋）

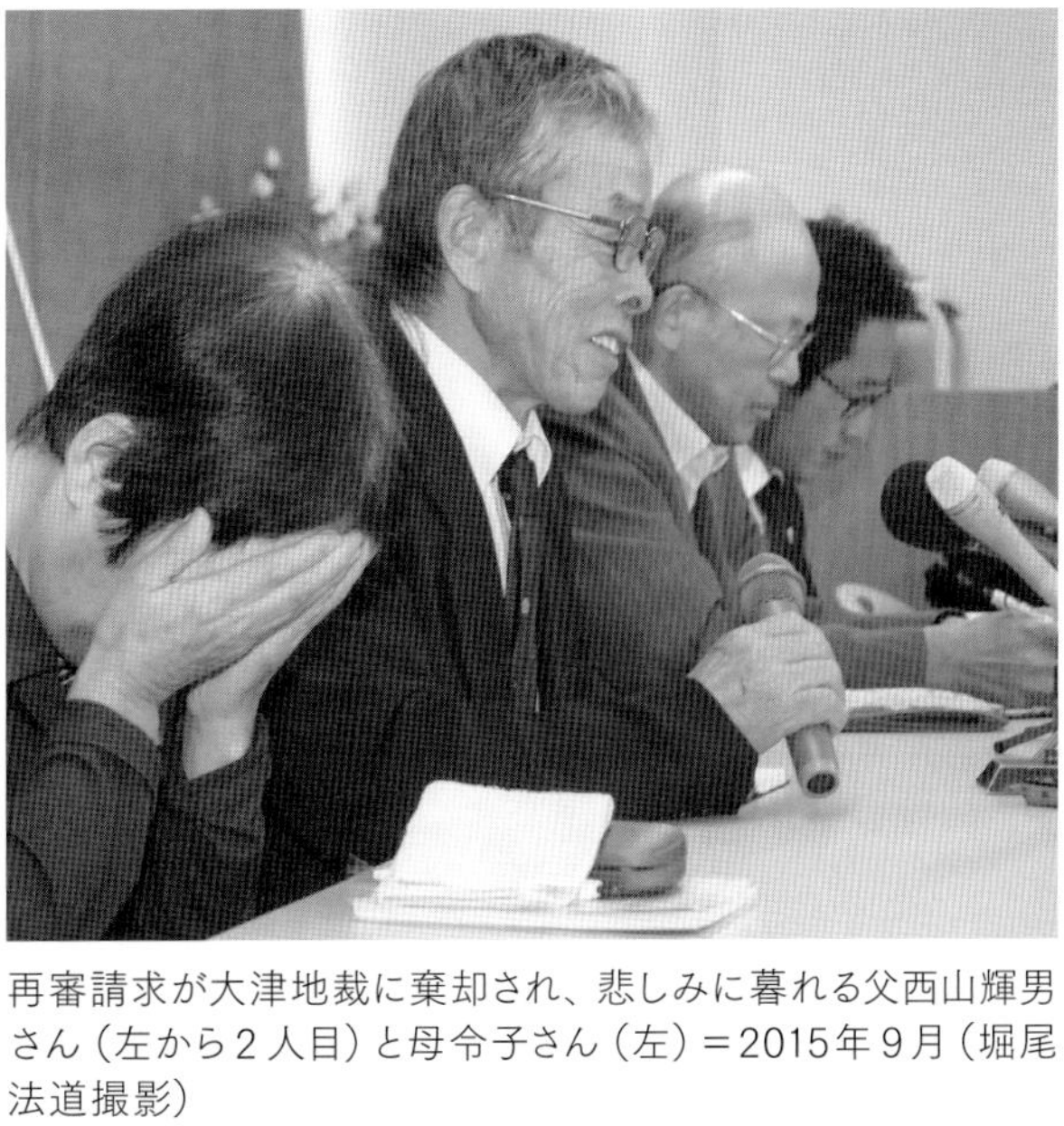

再審請求が大津地裁に棄却され、悲しみに暮れる父西山輝男さん（左から２人目）と母令子さん（左）＝2015年９月（堀尾法道撮影）

遺族は「真相を明らかにしてほしい」と再三、警察に要望。鑑定医が「窒息死」としたことで病死の可能性は精査されず、捜査は〝事件あり き〟で突き進んでしまった。ただ、そうだとしてもS看護師のうそを責められはしまい。〝事件〟の容疑者にされる恐ろしさは、想像を絶するものだ。誰かを陥れようとしたわけでもない。問われるべきは、客観的な事実の積み重ねを軽視し、供述や自白に翻弄《ほんろう》された捜査の手法にある。

「管が外れていたなら、アラームが鳴ったはずや」

偽情報をうのみにしてそう責め立てる強引な捜査に、障害のある西山さんは「鳴った」と言わされ、その自らのうそによって追い詰められ、「殺した」と口走ってしまう。詰めの甘い捜査側が、彼女の「うそ」を真相と思い込み、虚構の事件をつくってしまったのではないか—。

（２０１7年8月13日　角雄記）

死体は語る「私なら病死と鑑定」

ロングセラーとなった著書「死体は語る」（一九八九年）の中で、元東京都監察医務院長の上野正彦さん（88）はこう説いている。

「生きている人の言葉にはうそがある。しかし、もの言わぬ死体は決してうそを言わない。丹念に検死をし、解剖することによって、なぜ死に至ったかを、死体自らが語ってくれる。その死者の声を聞くのが、監察医の仕事である」。その信念は、約二万体の検視・解剖に従事し、なお一線で活躍する豊富な経験値から導き出された、法医学者としての矜持《きょうじ》でもある。

上野さんは、被害者とされる入院患者のTさん＝死亡時（72）＝の司法解剖鑑定書に目を通すと「私なら〝窒息〟とは書かないねえ」と死因に疑問を呈した。鑑定書の死因は「急性低酸素状態」。つまり、窒息死だ。その理由を「人工呼吸器停止、管の外れ等」と明記した解剖医は法廷でこう証言した。

弁護人　解剖時に『人工呼吸器（の管）が外れていた』と聞いてましたね。

解剖医　新聞に載っていましたから。警察官からも説明は多分あった。

弁護人　他の原因は全く考えられない？

解剖医　「外れていた」ということで、その可能性が非常に大きいと判断した。

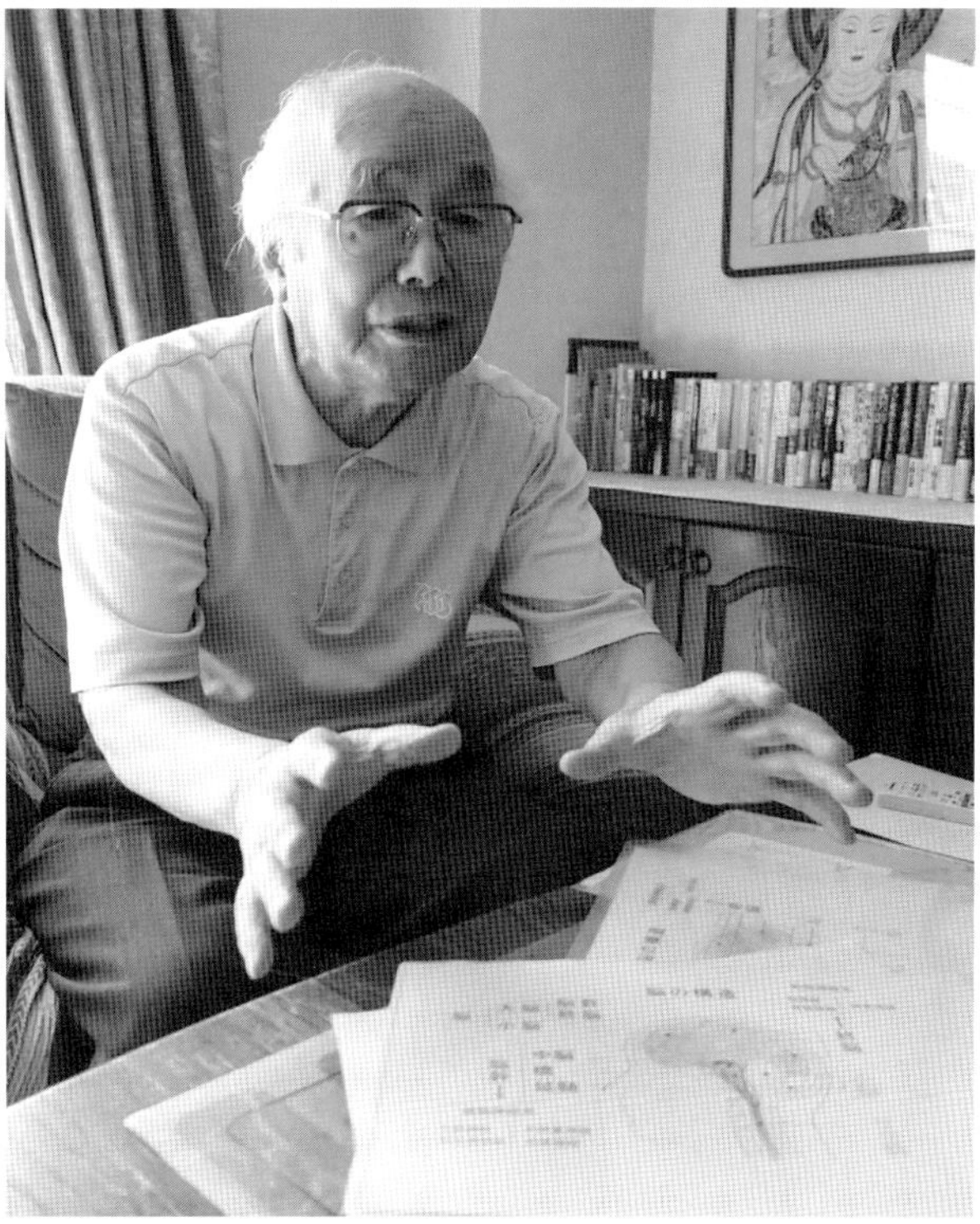

「死者の〝声〟から死因の特定を」と訴える上野正彦さん＝東京都杉並区で（角雄記撮影）

管はつながっていた

だが、「管が外れていた」と証言した第一発見者のS看護師は、裁判の前に「本当は（外れていたか）目で確認していない」と発見時の供述を訂正した。この時点で、「外れていた」という虚偽を元にした鑑定書の「窒息死」は根拠を失っていたはずだ。西山美香さん（37）による「計画殺人」という警察の筋書きでさえ、呼吸器の管を抜いて戻したことになっている。なのに「外れていた」を前提にした鑑定書が改められず、最高裁まで独り歩きし続けた。それが、この裁判の見過ごせない問題点だ。

不思議なことに、「窒息死」の鑑定は裁判でほとんど争点になっていない。なぜか。S看護師が「痰《たん》の吸引」をやったように偽装したことに、一審の弁護団が気を取られたためだ。弁護団は、殺人事件ではなく、死因は「痰詰まり」と主張。その場合、死因の「窒息死」に違いがないため問題にしなかった、とみられる。

では、Tさんの本当の死因は何か。実は、鑑定書の中に死者の〝声〟はあった。心停止の原因となる「致死性不整脈」が起きた可能性が高いことを示すデータが、解剖時の血液検査の結果にあったのだ。「カリウムイオン1・5ミリmol／リットル」が、それだ。カリウムは心臓の拍動に大きく影響し、2・5ミリmol／リットル未満で、致死性不整脈を引き起こす可能性が高まる。専門家によると「1・5は、生きているのが不思議なレベル」だという。

解剖医もカリウム値の低下が心停止を引き起こした可能性を見逃さず、鑑定書には「不整脈を生じ得る」と明記した。だが、「管が外れていた」という話に引きずられて「窒息死」と結論づけ、深く検証した形跡はない。

再審請求で最大争点

〝事件〟から十四年、遅ればせながら、死因が、大阪高裁で審理中の第二次再審請求で最大の争点に浮上。再審弁護団はカリウム値をもとに「致死性不整脈」による心停止を主張する。

死亡する七カ月前、植物状態で入院した時のTさんのカルテには「近いうち亡くなる可能性も十分ある」と書かれ、解剖医も所見に「大脳はほぼ全域が（豆腐やヨーグルトを潰《つぶ》したように）壊死《えし》状」「回復する事は全く（100％）有り得ない」と明記。脳死に移行しかけ、臨終を待つばかりの病状だった。

上野さんに聞いた。もし、この〝事件〟を担当したらどう鑑定するか？

「もともとの病気だった慢性の呼吸不全で亡くなったんでしょう。末期患者なら、あちこちの臓器に支障を来し、不整脈を誘因し得る。事件死とは思えない。病死です」

「チューブの外れ」ありきの鑑定に始まる裁判は、成り立たない。死体は語る―。出発点に戻り、始めからやり直すべきだ。

（2017年8月20日　角雄記）

自白のみで有罪「憲法違反」許されぬ

憲法三八条三項にはこうある。

「何人も、自己に不利益な唯一の証拠が本人の自白である場合には、有罪とされ、又は刑罰を科せられない」

今回の再審請求で弁護人は物証がないこの事件を憲法違反の疑いがある、とも指摘している。

では、裁判所は何をもって西山美香さん(37)を有罪と認定したのか。一審大津地裁の判決文は捜査段階の供述が「極めて詳細かつ具体的」と指摘した上で、こう述べる。「とりわけ被害者の死に至る様子は実際にその場にいた者しか語れない迫真性に富んでいる」。供述調書には、患者のTさんが死亡する場面が彼女の言葉として劇画チックに語られている。

口を開けハグハグ

「穏やかな顔がゆがみ始め／眉間のしわは深くなり、口を大きく開けてハグハグさせて／目を大きく開け、瞳をギョロギョロさせていた。口をこれ以上開けない程大きく開けて必死に息を吸い込もうとしていた／大きく目をギョロッと見開いた状態で白目をむき／青白い顔で表情もなくなり、死んでいた」

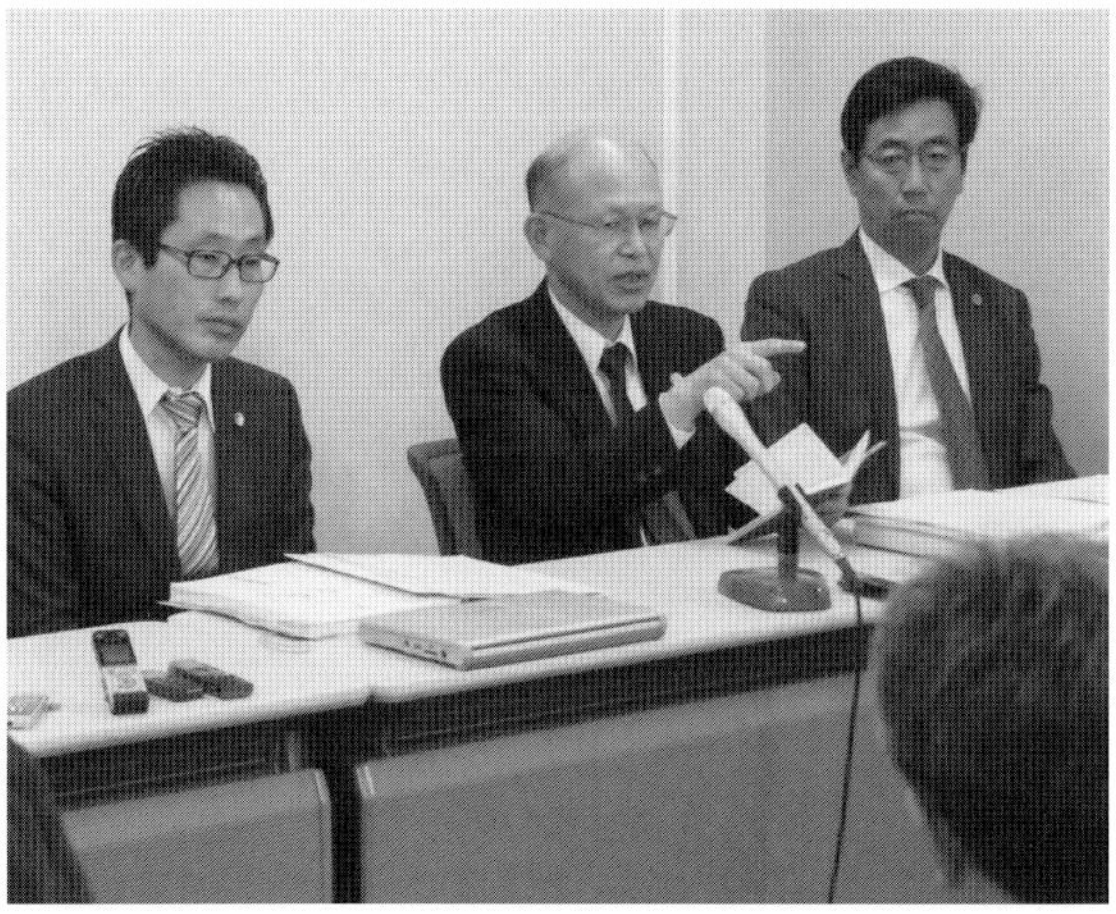

弁護団の井戸謙一弁護団長（中）は「指紋など証拠の開示が必要」と訴える＝大阪市内で（井本拓志撮影）

死の場面を、彼女は法廷の被告席でこう語っている。

弁護人　殺してないんだったら、Tさんが苦しがってるとこ見てないでしょう？

被　告　（うなずく）

弁護人　見てないのにどうして言えたのかな？

被　告　苦しがってやる（＝いる）というのですか？

弁護人　うん。

被　告　苦しかったんやろうなと思って。

弁護人　目を大きく開いてとか、顔がだんだん色が変わってきてとか、看護助手の経験で分かってたの？

被　告　ほこ（＝そこ）まで分からなかったけど、そういう感じやろうなというのは思ってました。

私たちが和歌山刑務所に出した手紙への質問にも、こんな回答をよこした。

「A刑事にゆうどうさせられて／自分で、だいたい苦しい息ができない時はこんなふうなのかな、と思ったりもしました」

一、二審とも、説明能力に欠ける彼女の障害（軽度知的発達）を把握しておらず、法廷での本人の証言を「あいまい」「不自然、不合理」「信用性に乏しい」などと一蹴した。

供述調書は容疑者からの聞き取りをもとに取調官が書く文書で、本人の語りと正確に一致しているとは限らない。その迫真性が真実と直結するのであれば、取調官の〝筆力次第〟ということにもなりかねない。死の場面を描いた供述調書には、比喩表現を使った文学作品風もある。

「呼吸器の消音ボタンの横の赤色のランプがチカチカチカチカとせわしなく点滅しているのが判《わか》りました。あれが、Tさんの心臓の鼓動を表す最後の灯だったのかも知れません」「Tさんのような患者さんには（人工呼吸器の）アラーム音が命の叫びであり、他には消す方法はない」

再審弁護団はこれらを「取調官（A刑事）の作文にすぎない」と指摘。司法解剖鑑定書に「大脳はほぼ全域が壊《え》死《し》」とあり、「苦しそうに眉間にしわを寄せたり、口を大きくあけてハグハグさせたり、目を大きく開けて瞳をギョロギョロさせたりすることは、医学的に有り得ない」と疑問視する。

否認事件こそ、取調官の作文に陥った可能性のある供述調書に裁判官は疑問を持ち、物証の提出を促すべきではないのか。さきごろ、再審開始の決定が出た大崎事件でも、知的障害者の供述を根拠に有罪が確定していた。鹿児島地裁は、客観的証拠の裏付けがないことを決定の理由に挙げたが、憲法三八条を踏まえれば、当然のことだ。

指紋も提出されず

犯行時に彼女が人工呼吸器の本体を移動し、チューブを抜き、さらに消音ボタンを押したというのであれば、指紋が採取されてしかるべきだ。この裁判で不可解なのは、それすらないまま判決が下されたことだ。最低限の物証として、採取した指紋の証拠提出を捜査当局に求めたい。

大崎事件　鹿児島県大崎町で1979年、男性が遺体で見つかり、義姉の原口アヤ子さんらが殺人罪などに問われた。原口さんは一貫して無実を訴えたが最高裁で有罪が確定。自白した親族3人に知的障害があり供述の信用性が問われた。

（2017年8月27日　井本拓志）

2人の祖母　私の無実信じてくれた

八月二十四日に和歌山刑務所を出所して以来、西山美香さん(37)が日課にしていることがある。自宅近くにある母方の祖母の墓参りだ。

「仕事が休みの日に二人で買い物したり、食事に行ったり。けんかもよくしたけど、本当にかわいがってくれました。プリクラを撮ったのが、最近出てきたんですよ」

美香さんは、おばあちゃん子だった。同居の母方の祖母と、少し離れたところに住んでいた父方の祖母。「どちらにも敬老の日や誕生日には服をプレゼントしてました」。父親の輝男さん(75)と母親の令子さん(67)は二人の兄の進学費用のために共働きで忙しく、幼い頃から美香さんの遊び相手は祖母たちだった。

落胆の両親を説得

二〇〇四年七月に美香さんが逮捕されたとき、警察は「本人が自白している」と発表。うちひしがれる両親に対し、特に父方の祖母は「美香はそんなことできる子やない。親が信じてやらんと誰が信じてやるねん」と説いた。面会を重ねるうち輝男さんは「娘はわけがわからないまま、警察のいいように自白させられたことがわかってきた」という。

父方の祖母は逮捕翌年の〇五年、母方の祖母は一一年に亡くなった。収監中、美香さんが両親にあてた手紙に、父方の祖母が夢枕に立ち、無実の訴えが届かず自暴自棄になって自殺未遂を繰り返した美香さんを諭す話が出てくる。

「今日夢の中に八町のおばあちゃんが出てきた。私にかたりかけてくるねん。それでなあ、『お父さんお母さんが外で辛《つら》い思いして、かたみのせまい思いしてるやん。でも美香の無実を信用して絶対そんなことないって思っているからそこで住めるんやし、がんばってお父さんははたらいておれるんやで。それに美香はまだこっちの世界にくるには、早すぎる』って言うねん。『これから辛いことも多いし、また死にたいと思う時がくるとおもうけどなあ、辛いことあった分、うれしいことや幸せなことがきた時の感激は人一倍やで』と言うねん。『辛い分幸せもやってくるし…』って。なんかふしぎな気持ちになったんよ。もうちょっとがんばってみようかなって」(〇七年の手紙、抜粋)

その夢には、こんな続きがある。

にげてたらあかん

「次に、私がまだお母さんのおなかの中にいる時のことが出てきた。3人目でお父さんがお母さんに『女の子やったらいいのに。でも男の子でも2人みたいにかわいい子がいいなあ』って言ってるねん。それでなあ、私が産まれて当然女の子やからめちゃくちゃよろこんでくれとったんやけど、成長がめっちゃおそかったから病院つれていってもらっても異常がなくて、でもお母さん、その時めちゃ心配で、『この先この子ふつうの子と同じようにできるんやろか』とか言ってるねん。でも『この子がどんな障害をもっていても私らの大事な子供やから20才になるまではてしおにかけて育てていこうな』って言ってるん」(同)

祖母と両親が出てくる夢の話をつづった後、手紙は気持ちを奮い立たせるように「にげてたらあかんのやと思えるようになってきたん」と結ぶ。

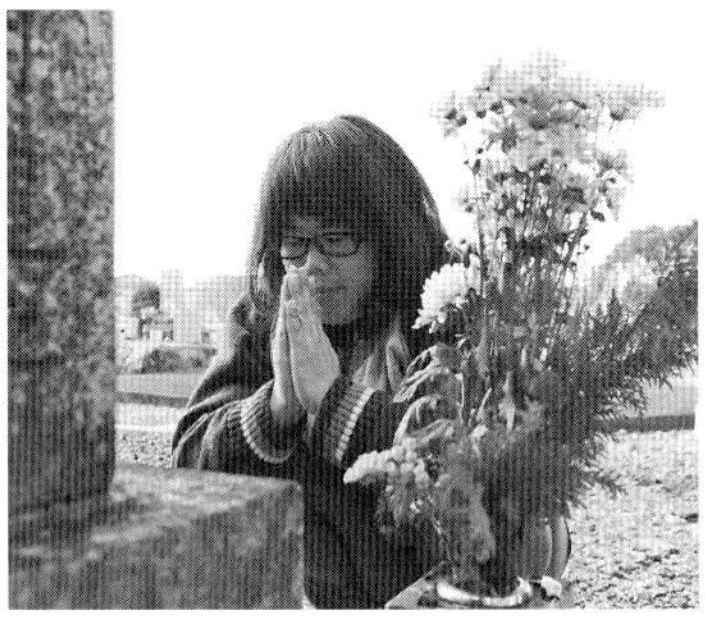

出所後の美香さんは、母方の祖母の墓参りを日課にしている

再審に向けての日々は、夢を見たころと同じように「先が見えず、本当に精神的につらい」という。「自分だけのことなら、やめたい、と思ったことが何度もある」とも打ち明ける。

「でも、両親が自分よりもっとつらい思いをしていることが分かるから、親のためにあきらめちゃいけない、と思い直すんです」

二人の祖母、両親に続いて「私を信じてくれる」人の輪は恩師、友人、近所の人たちへと静かな広がりを見せ、出所後を生きる美香さんの心の支えになっている。

◇

配慮欠く取り調べ、尋問横行

私たち取材班は一年前、西山美香さんが獄中から親に送った三百五十通余に及ぶ手紙を読み、「殺ろしていません」(原文のまま)と繰り返す切実な訴えを知った。裁判資料を調べると、逮捕前も逮捕後も、取調官に誘導されたような痕跡が随所にあった。

取材班は弁護団と協力し、精神科医と臨床心理士とによる獄中での知能・発達検査を実施。美香さんが「防御する力が弱い」供述弱者とわかった。密室の取調室で自暴自棄に陥って自白させられ、取調官の意のままに供述を誘導された可能性が高い。事件死とした司法解剖鑑定書の正当性も疑わしく、脳死に近い終末期患者の病死が〝事件〟にされたのではないか、との疑念を持っている。

日本の司法では、供述弱者に配慮を欠いた取り調べや法廷での尋問がいまだにまかり通っている。それが冤罪《えんざい》の温床になっているのではないか。再審を求め、供述弱者の視点で事件の検証を続ける。

(2017年12月10日　秦融)

冤罪「同じ刑事に脅された」

精神的、時には肉体的な苦痛を与えられ、自暴自棄になり、「うその自白」をしてしまう。冤罪《えんざい》の典型的なパターンだ。対話力に支障のある「供述弱者」はひとたまりもない。

脅しと懐柔。アメとムチ。密室の取調室で、パンチパーマのこわもて刑事を前にした場面を想像してみてほしい。少年や発達・知的障害のある供述弱者でなくても、いかに逃れるのが困難か。実際にやってもいない窃盗を自白させられ、冤罪で逮捕された被害者がいる。

西山美香さん(37)の逮捕から十一カ月後の二〇〇五年六月、会社員の男性(50)＝滋賀県＝は仕事を終え、いつものように気晴らしでパチンコ店にいた。

ふと気が付くと、自分の背後に複数の私服の刑事。呼ばれるまま、駐車場に連れ出されると「パチンコのカードを取っただろう」と言われた。身に覚えのないことで「知らない」と言うと、捜査の主導的な立場にいるらしい、パンチパーマの刑事が言った。「署に行こうか」。やっていないことなので、その方が早い、とその時は考えた。

「やっただろ」連呼

便意をもよおし「トイレに行かせてほしい」と頼んだが、刑事は「だめだ」。警察車両に乗せられると、その刑事は「どうなっても知らんぞ」とすごんだ。警察の取調室。しばらくして、いきなりパンチパーマが足蹴りしてきた。胸ぐらをつかみ、背中を壁に押し付けられた。繰り返される「やっただろ」。見覚えのある刑事ドラマのような場面に、犯人として自分がおかれている状況が、信じられなかった。

パチンコ店の防犯カメラに写っていた映像を見せてきた。犯人の野球帽と口ひげは自分に共通するが、それだけだった。時間の経過とともに頭の中は、トイレに行きたい、でいっぱい。「もういいや」。自暴自棄。「私がやりました」。うその自白をすると、手錠を掛けながらパンチパーマはこう言った。

「はい、逮捕」

「一丁あがり」とでも言うような口ぶりだった。トイレを許され、手のひらを返したように優しくなった。

真犯人が捕まったのは六日後。その翌日、新聞で当時の署長のコメントを見て驚いた。「自供の強要の事実は確認していない」。あきれた。前日、署長が自宅に謝罪に来た時、「うその自白」をさせられた経緯を事細かく話したからだ。その後、署でもパンチパーマを丸刈りにした刑事が床に手をついてわび、「けがは大丈夫ですか」と蹴りを入れた左すねを気遣ってもいる。

「私にうそをつかせ、今度は署長がうそぶいた。警察の組織ぐるみの問題じゃないか、と思った」

パンチパーマは他ならぬ、美香さんを取り調べ「(人工呼吸器の)アラームが鳴った」とうそを言わせたA刑事。「机をバンとしたりいすをけるマネをしたり」(弁護士あての手紙)「(死亡した患者の)写真を並べておいて、机に顔を近づけるような形に頭を押しつけました。怖くてたまらなかった」(上申書)。

震え上がらせてまで「鳴った」と言わせたかったのは、当夜の当直責任者だった同僚のS看護師の過失責任を問うためだった。事件当初、警察が描いたシナリオはこうだ。

〈(1)呼吸器の管が外れた→(2)アラームが鳴った→(3)S看護師が居眠りして聞き逃した→(4)患者が窒息死〉

だが警察は「鳴った」という証言が病棟内の誰からも取れず、焦っていた。A刑事が「鳴ったはずや」と脅し、うその供述をさせたのが、この事件の出発点だ。そのまま進めば、S看護師が冤罪で逮捕されてもおかしくなかった。

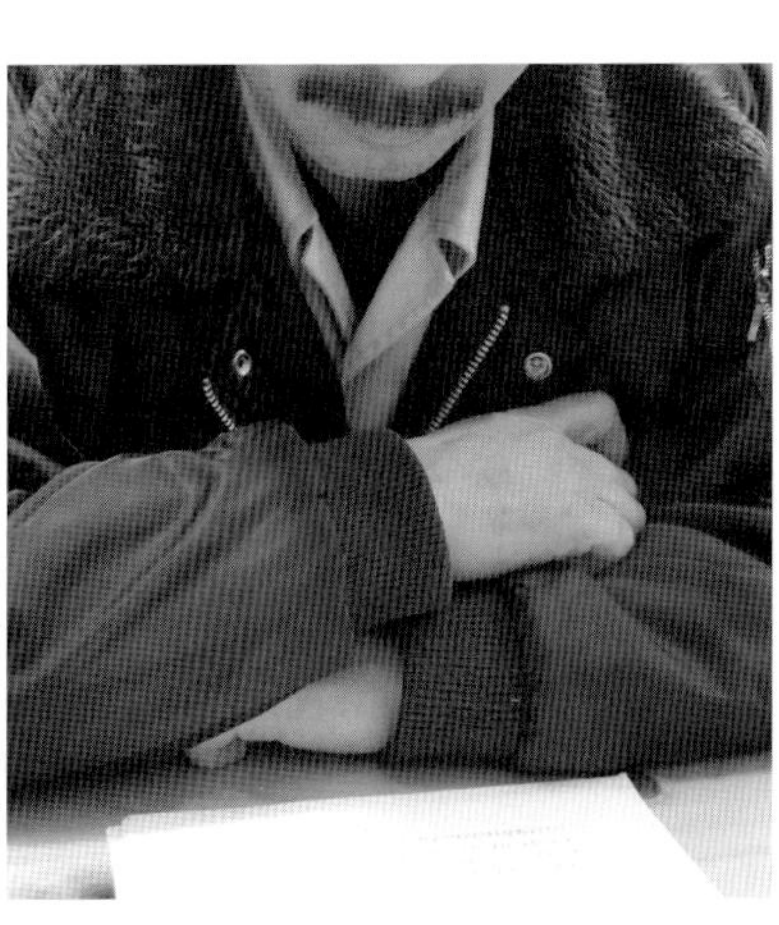

A刑事に肉体的、精神的に追い詰められ、自暴自棄になってうその自白をした当時の状況を語る男性（成田嵩憲撮影）

(1)は誤りだったのに、患者を「窒息死」とした司法解剖鑑定書は「外れていた」という誤った事実を根拠にしており、証拠能力は極めて疑わしい。

(2)も誤りで、現実には鳴らなかった。植物状態の末期患者が自然に息を引き取っても当時の呼吸器のアラームは鳴らない。つまり、最も可能性の高いのは、このケースでよくある「病死」だ。事件性のかけらもなかったはずの出来事が、「うその供述」「うその自白」の積み重ねで架空の事件に至った疑いが強い、と私たちは考える。そのもとが、密室での強引な取り調べ手法だった。

「人ごとじゃない」

男性は七年前の第一次再審で弁護団の求めに応じ、A刑事の暴力的な取り調べを詳述した陳述書を法廷に提出した。「西山さんは本当にかわいそうに思う。人ごとじゃない。だから協力しようと思った」。刑事と密室で向き合う取調室では、ないことがあったかのようにつくり出される。それを生身で体験した自分こそが、美香さんのために証言できると今も思っている。

（２０１７年12月17日　成田嵩憲）

【二十四人の裁判官】(1) 有罪視 もはや〝職業病〟?

呼吸器事件では、発生時に書かれた司法解剖鑑定書の矛盾が、一審から第二次再審までに関わった二十四人の裁判官によって見過ごされた。なぜ、そのようなことが起きたのか。司法の根深い問題があるようにも思える。裁判官はなぜ矛盾を見逃し続けたのか、検証する。

◇

法廷に潜む「冤罪を生み出すメカニズム」。その最たるものとして「自白偏重」に警鐘を鳴らすのは元裁判官たちだ。

鑑定書の矛盾見逃す

刑事裁判で三十件以上もの無罪判決を出し、すべて確定させた実績のある木谷明元裁判官(80)は「検察官の作文で、迫真性とか言ってはいけない」と一、二審とも供述調書の信用性に「迫真性」を挙げている点を問題視する。刑事の言いなりになっていた西山美香さんが、患者死亡の瞬間を「口を大きく開けてハグハグさせていた」と想像で語ったと公判で明かした供述調書のことだ。弁護団も「大脳はほぼ全域が壊死《えし》」などとある鑑定書の記述を理由に「(ハグハグは)医学的にあり得ない」と反論したが、確定判決は一蹴した。

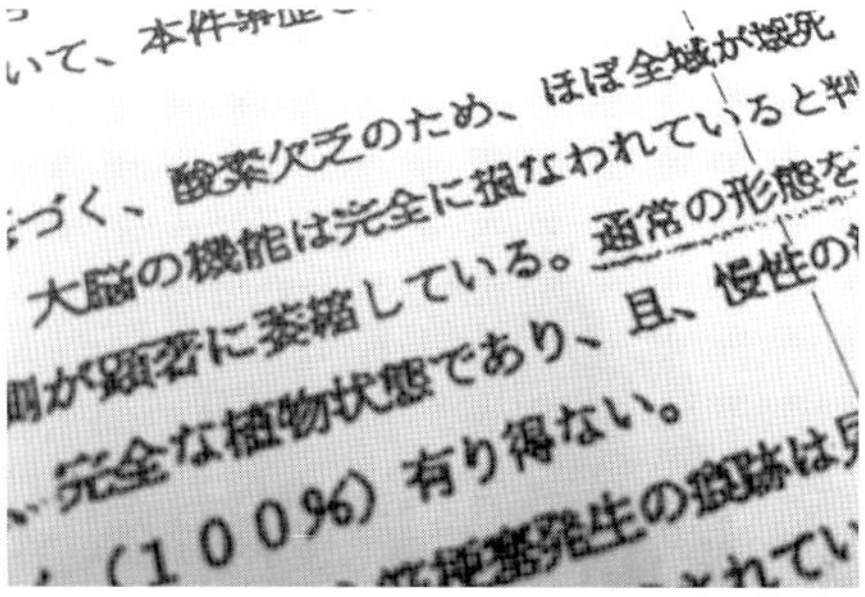

大脳を「ほぼ全域が壊死」と記した司法解剖鑑定書。裁判官は「(ハグハグに)迫真性がある」と認定したが、弁護団は「口をハグハグはあり得ない」と主張した

木谷さんは「従来は、その場にいなければ語れない迫真性に重きをおく直感的・印象的判断を重視する裁判が大勢だった。この判決はその典型。だが、取調官は、供述調書作成の過程で『迫真性』をいかようにも作文できる。核心部分で供述が変遷しているならば信用性がないと考え、他の客観証拠と突き合わせて判断するべきだ。それを分析的・客観的判断と私は言っている。最高裁の判例でも採用されているが、いまだに多くの裁判官が直感的・印象的判断方法から抜け出せていない」と嘆く。

呼吸器事件では、供述調書や自供書などが九十四通に及び、その都度、手口が二転三転した不自然な経緯があった。

木谷さんの指摘する通り、唯一の客観証拠でもあった鑑定書をきちんと検証すればどうなったか。死亡時の人工呼吸器の管は「つながっていた」。だが、鑑定書では「外れていた」を前提にした窒息死と断定しており、事実誤認にもとづく死因は根拠を失う。「分析的・客観的判断」の手法であれば〝事件性〟そのものが疑われたはずだ。

木谷さんは「直感や印象に流される裁判官は、本当に恐ろしいことをしている、という自覚が必要だ。(痴漢冤罪《えんざい》がテーマの映画『それでもボクはやってない』の)周防正行監督が言っている通り、真相は被告人は知っているが裁判官は知らない、のだから」と戒める。

裁判の改善のため在職中に「日本裁判官ネットワーク」の設立に携わった安原浩元裁判官(75)も「本来、裁判官は自白の誤りを発見するのが職責」と検察の筋書きに距離を置く立ち位置を重視する。

しかし、実際の刑事裁判の現場では起訴内容に被告が「間違いありません」「反省しています」という事件がほとんど。「たまに否認する被告がいると反発する感情を持ってしまうことさえある。個々の裁判官が良い悪いではなく、職業病のような面もある」と、検察のストーリーに引きずられやすい構造的な危険性を指摘する。

検察と違う筋書きを

ならば、どうするべきなのか。元刑事裁判官が共通して語るのは検察とは違う「アナザーストーリー(もう一つの筋書き)」の勧めだ。いくつもの無罪判決を出しながら検察側の逆転を許さなかった別の元裁判官は「供述調書の自白を正しい、と考えたら危ない。自白偏重に陥ると、本来は無罪の証拠になるべきものでも有罪の根拠に見えてしまう」という。

「被告の法廷での無罪の主張が、まずは本当じゃないか、というところから始めて、証拠をしっかり見ていくと『もし供述調書の自白が本当なら説明できないじゃん』というところが出てくる。そうなると、事件の構図がみるみる崩れてくる。面白いようにそうなるもんだよ。調書の自白の信用性ありきで始まっちゃったら、終わりだよね」

一審で有罪判決を受けた西山美香さんは翌二〇〇六年の控訴審判決まで、両親への手紙で、裁判官に無実の訴えを託す思いを繰り返している。「全力で一生懸命裁判官にうったえます」「少しでも裁判官にわかってもらえるようにします」。その言葉通り、精いっぱいの訴えが大阪高裁の法廷尋問の記録に残っている。

裁判官 最後にこれだけは裁判所に分かってもらいたいということを話して。

西山さん 私は絶対Tさんを殺していません。Tさんを殺そうとも思っていません。どうか分かってください。

その願いはかなわず、大阪高裁の判決も結果は一審と同様、検察の主張の丸のみだった。

(2018年9月2日 角雄記)

【二十四人の裁判官】（2）　〝受け身〟の審理、ミス招く

　三審制とは、分かりやすくいえば仮に地裁が「真実」を見逃しても、高裁という次の砦《とりで》があり、そこで再び見逃しても、最後の砦として最高裁が控えている―多くの人はそう考えるのが普通だろう。上級審に行くほど、経験豊富で実績のある裁判官になる、とも漠然と想像しているはずだ。

　では、呼吸器事件で鑑定書が「チューブが外れていた」という間違った当初の情報をもとに死因を窒息死と断定した〝誤り〟を、高裁、最高裁はなぜ繰り返し見逃したのか。「つながっていた」を前提とした判決との矛盾は明らかなのに、だ。

誤りが争点にならず

　司法に詳しい人には当たり前のことだが、高裁、最高裁では裁判をゼロからやり直すわけではない。二審以降は、原則として一審の判決で不服の申し立てに絞った論争が中心になり、もしも、一審の判決の中に重大な誤りがあったとしても、それが「争点」に浮上してこなければ見過ごされやすい。

　呼吸器事件で言えば、それが死亡発見時のチューブの問題だった。司法解剖鑑定書は「外れていた」と明記し、そこから酸素が漏れ、死因を「窒息死」と結論づけた。ところが、捜査するうちに「外れていた」のなら鳴るはずのアラーム（警報音）を誰も聞いていない〝事実〟と矛盾する。つじつまが合わなくなり、西山美香さん(38)逮捕後の再聴取で、発見者の看護師の証言は「外れたか目で確認していない」に変更され、チューブは「つながっていた」に百八十度変わった。

　それなら当初に「窒息死」とした前提も変わり、「植物状態の患者が終末期に息を引き取った」可能性を考えるのが自然だが、すでに殺人容疑での逮捕に踏み切っていた捜査本部は引き返すことなく、「外してもアラームを鳴らさずに窒息死させる」という、障害のある彼女の犯行とは考えられない複雑な手口をひねり出した、とみられる。

　一審、二審、最高裁で西山さんは無実を訴えたが、無視された。鑑定書と判決文を読み返せば一目瞭然の「矛盾」に、なぜ裁判官たちは気がつかなかったのか。現役時代に約三十件以上もの無罪判決を書き、すべて確定させた元東京高裁判事で弁護士の木谷明さん(80)から返ってきたのは「当事者が言っていない問題に深入りするのは、特に上級審の場合、難しい」という答えだった。

　「上級審（高裁、最高裁）は書面審理が原則。弁護人が不服申し立てしていないことを、裁判所に気付いてもらうのは期待できない。裁判官が自分で議論を導くのは、思い込みで判断してしまい、むしろ事実を誤る恐れもある、という考えがある。特に上級審は、当事者主義でいかないと、ということになる」

　当事者主義とは、訴訟進行の主導権は裁判官ではなく当事者（検察官、被告人＝弁護人）にあるという原則のこと。とはいえ、弁護人が相手にするのは巨大な警察、検察組織。すべての証拠を握り、被疑者を長時間取り調べる検察側に対し、接見時間も限られる弁護人に「矛盾」見落としの責めを負わせるのも酷だろう。木谷さんは、当事者主義の反対語で、裁判官が主導する職権主義を持ち出し、こうも言う。

　「一審なら職権主義の余地も大きい。この事件でも、裁判官が鑑定書と検察主張の矛盾に気づけば、これを指摘して検察官に釈明させ、双方に論争させる訴訟指揮が可能だった。それをやっていない」

　一審の大津地裁（長井秀典裁判長）は、検察の主張通り、チューブは「（被告が）元どおりに接続した」と鑑定書の「外れていた」と矛盾する事実を判決文に書き、西山さんの「計画的で巧妙な犯行」と決め付けた。

検察寄りの職権主義

　木谷さんは「裁判官がどこまで真剣に検討したか疑問だ」と話し、「職権主義は本来は被告人をカバーする方向でなされるべきだが、裁判所は往々にして検事をカバーする職権主義を用いる」と嘆く。

　矛盾した判決文のために、二十代前半からの十二年を刑務所で過ごすことになった西山さんを思うと、鑑定書と見比べれば分かる程度の〝事実誤認〟を「気付かなかった」では済ますことはできない。「事実」に誤りはないか、を精査する基本がおざなりになっているのなら、三審制の意味はない。裁判官には形式論よりも、真実を見抜く基本的な姿勢に立ち返ってもらいたい。

（２０１８年９月９日　角雄記）

死亡時のチューブ（呼吸器）の状態と死因の関係

		チューブ	死因
2003年	鑑定書	外れ	窒息死 ※「外れ」が前提
2004年	起訴状（検察）	接続	窒息死
2005年	確定判決	接続	窒息死
2017年	再審決定	接続	鑑定は信用できない 自然死の可能性あり

※死亡に気付いた看護師は「外れていた」と証言。起訴前に「目で確認していない」に訂正した。

【二十四人の裁判官】(3) 最高裁に冤罪生む土壌

必死で「殺していません」と無実を訴える西山美香さん(38)に、ほとんど耳を貸さない裁判官。呼吸器事件の裁判記録を読むと、そんな法廷の様子が浮かび上がる。

「本当に有罪だったら、そんな(無実を訴え続ける)面倒くさいことはしないと考えるのが常識でしょう。そこまで執念を燃やしてやっているということは、やっぱり本当にやっていないのではないかな、とまず考えます。本人がそこまで言っている以上、徹底的に調べてやらなくてはいけないと思います。他の裁判官は、あまりそういうふうには考えないのですね」

否認主張　排斥ありき

裁判官時代に三十件もの無罪判決をすべて確定させた元東京高裁判事で弁護士の木谷明さん(80)は著書「『無罪』を見抜く」で、獄中から再審を求め続けた被告について、そう書いている。冤罪《えんざい》を見過ごす原因は、裁判官個人によるものか。思い当たることがある。ある弁護士が、司法修習生時代に指導役の裁判官が法廷の舞台裏で言い放った「忘れられないひと言」を私に打ち明けた。

「裁判官が『弁護士からまた変な主張が来たよー。さあどうやって排斥(=退けること)しようかな』と言っているのを聞いて、びっくりした」

実は、この裁判官は呼吸器事件の一審の審理に関わっていた。〝暴言〟は判決が出た年とも重なる。どの事件についての発言なのかわからないが、「要は、弁護士の否認主張は排斥が前提で、耳を貸すつもりが全くない。これが裁判官の本音なのかと。今でも強く記憶に残っている」と、まだ若かったその弁護士をがくぜんとさせた。

最初に判決を下す地裁の裁判長に「変な人」が常に数人くらいはいるということなのか。そうとも言えない事例が最高裁にもある。

再審請求でのDNAの再鑑定で二〇〇九年に冤罪が判明した足利事件では、一九九七年に弁護団が再鑑定を主張しながら〇〇年に最高裁が棄却したため、菅家利和さんは「無実の罪」で服役し続けることになった。棄却した当時の最高裁の裁判長は、無実と判明した後も「理由もなしに申し立てられる鑑定をいちいち取り上げることはできない」などと取材で言い放ち、弁護団を仰天させた。

裁判官全体を支配しているとも思える無罪判決への後ろ向きな空気について、木谷さんは「無罪判決を出しても、上級審で覆されるケースが多い。裁判官の中でも『無罪病』などとやゆする人もいる」。その結果「検事の主張に寄り添って有罪判決を書く方が『無難で楽』と考える裁判官が出てくる」と嘆く。

反省や判決研究怠る

個々の裁判官の「有罪慣れ」が冤罪を生み出す背景にあるとみる元刑事裁判官の弁護士安原浩さん(75)は「根本的な問題として最高裁は無罪判決についての研究や注意点、例えば死刑判決が覆った冤罪事件などの研究をしておらず、自己批判をしていない」と指摘。その一方で、弁護側の無罪主張を封じるノウハウを示す資料を「否認事件に対する判断事例集」といった形で繰り返し発信するという。

少し古いが、興味深い議論がある。〇〇年九月十二日に開かれた司法制度改革審議会の会合だ。この日は裁判員制度の導入を巡って、最高裁と日弁連、法務省からヒアリングが行われ、最高裁は「陪審制の導入は(中略)真実解明の場という今後ますます重要になると思われる司法の機能を大きく後退させることは否定できない」(意見書)と、誤判が増える可能性を主張した。本紙は裁判員裁判の導入前夜、連載「裁判員を担う」で当時の日弁連側の憤りをこう伝える。

「元日弁連会長の中坊公平がほえた。『陪審になれば誤判が多くなり、真実発見が遅れる、という話には本当に憤りを持って反論しなければいけない。職業裁判官が(誤判で)死刑判決を確定させてるんですよ』。元広島高裁長官の藤田耕三が『陪審制で誤判、冤罪が増える』と発言したことへの反論だった。」(〇八年四月二十四日付)

呼吸器事件で、二十四人もの裁判官が鑑定書と判決の矛盾を見過ごすという「ミス」は、変わろうとしない最高裁の独善と無反省の延長線上で起きたことでもある。

(2018年9月16日　角雄記)

最近の主な冤罪事件

足利事件	1990年	幼女殺害容疑で元幼稚園のバス運転手逮捕。無期懲役。2009年再審無罪。
東住吉事件	1995年	娘の殺害容疑で母親と内縁の夫逮捕。無期懲役。2016年再審無罪。
東電社員事件	1997年	強盗殺人容疑でネパール人男性逮捕。無期懲役。2012年再審無罪。
氷見事件	2002年	女性暴行容疑でタクシー運転手逮捕。懲役3年。真犯人が現れ2007年再審無罪。
志布志事件	2003年	公選法違反罪で当選した県議や住民を起訴。2007年一審で被告人全員が無罪。
郵便不正事件	2009年	厚生労働省の元局長逮捕。2010年一審無罪判決。検察の証拠改ざんが判明。

【二十四人の裁判官】(4) 専門家の分析 ないがしろ

解剖医が「呼吸器の管が外れていた→窒息死」と鑑定、検察は正反対の「つながっていた」で犯行手口を描いた滋賀の呼吸器事件。大阪高裁の再審開始決定後、検察側は矛盾を認めながら最高裁に特別抗告し、再審の扉はまだ開いていない。一審から関与した計24人の裁判官はなぜ矛盾を見逃し続けたのか、検証する。

◇

いったん「自白」してしまうと、自白に明らかな矛盾があっても有罪とされてしまう。それが冤罪《えんざい》事件の特徴でもある。

「やりました、と自白すると裁判官でも、それだけで犯人と思ってしまう。大切なのは自白が細部にわたって真実であるかどうかを見極めることなのに、裁判官でもそのことを忘れがちなのです」

足利事件（一九九〇年）で二〇〇九年のDNA再鑑定により、無実が証明された菅家利和さんの弁護人の佐藤博史弁護士(69)は、そう実感する。細部は矛盾だらけの菅家さんの自白を裁判官は虚偽だと見抜けなかった。

矛盾暴く供述心理学

供述心理学は、強要された自白の矛盾を暴く学問として近年注目を集める。知的障害のある親族らの供述で原口アヤ子さん(91)が殺人罪で服役した大崎事件（七九年）では、弁護団の供述心理鑑定をもとに昨年、鹿児島地裁が「捜査機関の誘導で変遷した疑いがあり、信用性は高くない」と再審開始を決定した。

呼吸器事件の第一次再審請求審でも一〇年、弁護団が西山美香さん(38)の供述心理鑑定を証拠提出したが、大津地裁は棄却決定で「科学的根拠があるともうかがえない」と頭ごなしに否定した。

複数の受刑者を鑑定した実績のある脇中洋大谷大教授が導き出したのは「犯行を自白した供述は、真の体験記憶に基づいたものとみなすことはできず、体験記憶に基づかない虚偽供述を次々と変遷させていったとみなすのが妥当である」という結論。「西山さんの自白は、犯行の手口が変遷しながら〝正解〟にたどり着く流れ。犯人ではない人の典型的なパターンでした」と振り返る。

脇中教授は鑑定で、取り調べを担当したA刑事に対する西山さんの「かなり高い迎合性」を認めた。「まだ逮捕される前の任意の段階で、自分から『私の話を聞いて』と警察署に行っている。これは特異なケースだな、と思った」。A刑事に対する好意について「対等な異性愛ではなく、力のある人にしがみついた印象。取調官は、彼女の依存性に乗じて誘導していった」と分析。A刑事に誘導されるままに供述が変遷しているのは明らかだった。

「犯人になりきると、取調官の誘導に合わせて自白することが〝仕事〟になってしまう。『これじゃまずい』『この辺りがまずい』と指摘され、ころころ変わるわけです。西山さんは、留置場に戻るときに『しっかり考えてきます』とまで言っている」

着眼したのは人工呼吸器のチューブを「外した」と自白した場面。外し方は「力いっぱい」から「スーッと」に変化。衝動的な犯行から、計画的な犯行に警察の見立てが変わる中での供述の変遷だった。裁判資料にくまなく目を通し、警察が西山さんを「有罪」へと導いていった印象を「ここまでやるか、と思った」と言う。

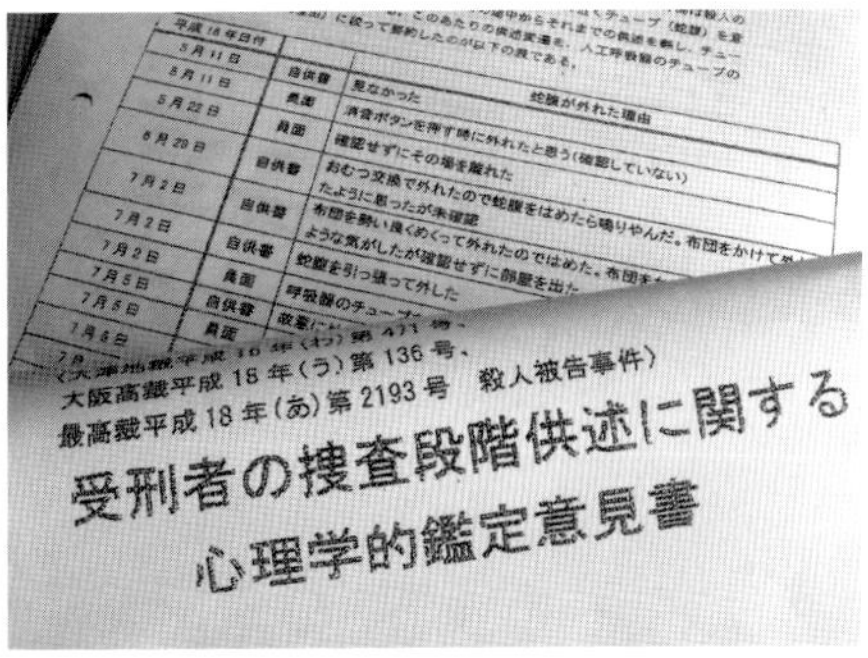

脇中洋教授による供述心理鑑定。専門家が約２年かけた68ページに上る鑑定を心理学の〝素人〟は「科学的根拠なし」と一蹴した

「密室に入った途端に追及が続き、その圧力から逃れなきゃと思って、うその自白をする。ここを逃れようと思ったらそれしか考えられなくなる。『弱者』だからではなく、取り調べの空間では、大半の人が『弱者』になるんです」

根拠のない自白信用

鑑定を全面否定した大津地裁（坪井祐子裁判長）の棄却決定は、供述調書を「実際に体験した者でなければ供述できないような迫真性に富む」と原審の判決文にあるフレーズを繰り返した後、あからさまな裁判官の本音をのぞかせる。「（自白の信用性判断は）本来は裁判所の自由な判断に委ねられるべき領域である」。つまり、自白が本当かうそかを決めるのはわれわれだ、とでも言わんばかりの指摘は、弁護団の即時抗告を棄却した大阪高裁（松尾昭一裁判長）の決定でも繰り返された。

脇中教授は「まるで、『心理学者の分析が気に入らない』と言っているようだ」と受け止め、裁判官たちが〝専権事項〟を犯されまいと拒絶する姿勢に驚く。

当時の弁護団は、即時抗告の申立書で「心理学の学者でもない裁判官が『心理学的または科学的考察がない』などということは、傲慢《ごうまん》以外の何ものでもない。旧態依然たる裁判官の自由裁量論を振り回しているにすぎない」などと批判した。

自由な判断は、専門的な知見を踏まえてなされるべきものだ。日進月歩の学問的知見に背を向け、裁判所は何を守ろうとしているのだろうか。

（２０１８年9月23日　成田嵩憲）

【二十四人の裁判官】(5) 心の叫び響かぬ〝鈍感〟判事

この連載は、当時大津支局にいた角雄記《ゆうき》記者（現社会部）が二〇一六年、西山美香さん(38)の自宅を訪ね、本人から両親に宛てた三百五十通余の手紙を読み、切々と無実を訴える内容に「借り物の言葉ではない」と冤罪《えんざい》を直感したのがきっかけだった。

角記者と同僚の井本拓志記者(同)から送られた手紙の抜粋を読んだ私も「これは冤罪だ」と感じ、すべての手紙に目を通した。なぜ自白させられたか、A刑事の言いなりになってしまった経緯や心情、幼いころから友達ができない悩み、日々どんな思いで過ごしているか、両親への謝罪と後悔の言葉…。取り調べ状況などを克明に書いた三冊のノートもあり、食い違いはほとんどなかった。

十二年間に及ぶ手紙の山を前に、思った。文章を読むこと、書くことが本業の記者三人がじっくり読み込んで「うそではない」と確信できるこの手紙は、記事の中で冤罪の疑いを訴える有力なデータだ、と。だが、二〇一〇年、すでに二百通に上っていた手紙は第一次再審請求審の弁護団によって裁判所に一部が提出されながら、一顧だにされていなかった。

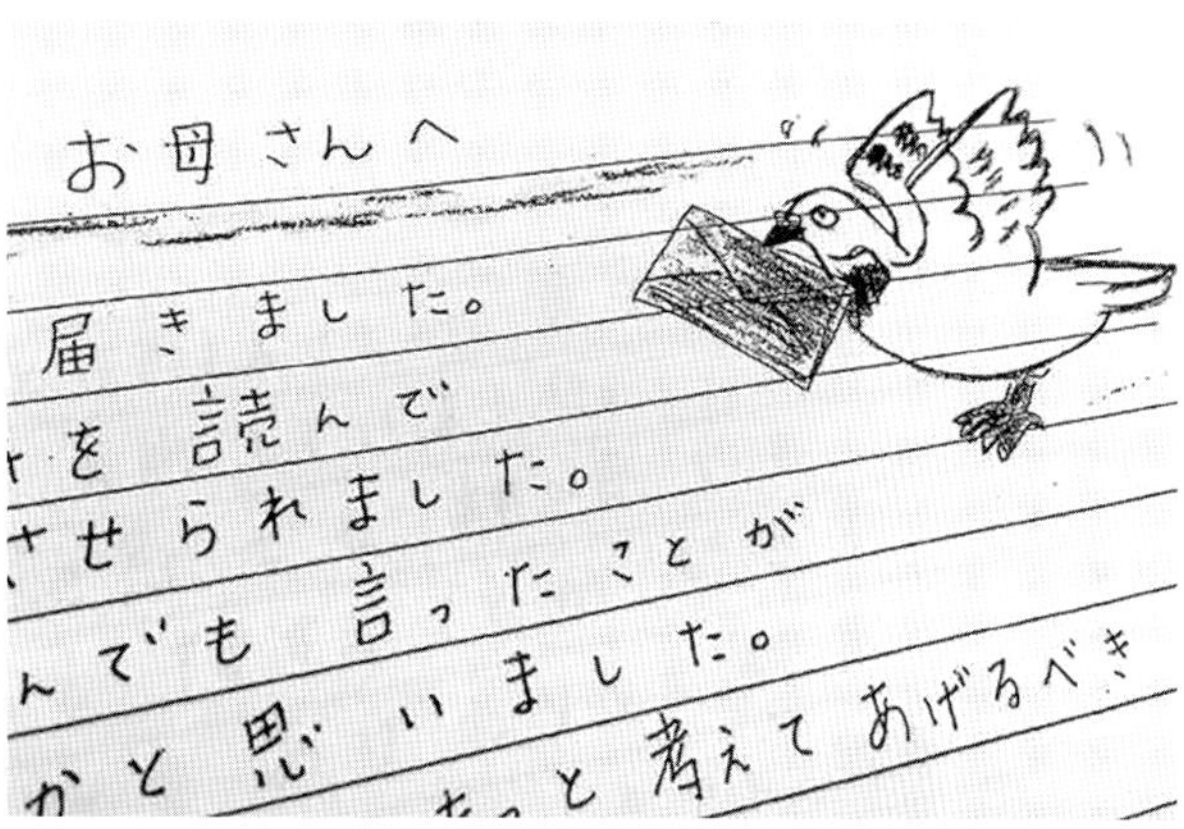
お母さんへ
届きました。
を読んで
させられました。
んでも言ったことが
いました。
かと思いました
っと考えてあげるべき

西山さんが獄中から母へ送った手紙。第１次再審請求審で裁判所に提出された

当時の弁護団は「自白は体験に基づかない虚偽供述」との供述心理の専門家による鑑定で疑問を示す一方で手紙を提出。「真の無実の罪で服役している激流のような心情があふれており、まさに体験者しか話せない内容になっている」と訴えた。

それは、私たちが受けた通りの印象だった。だが第一次再審請求審の大津地裁(坪井祐子裁判長)、大阪高裁(松尾昭一裁判長)は、自白は「実際に体験した者でなければ供述できないような迫真性に富む」と確定した判決のフレーズを繰り返し、供述心理鑑定に対しては「供述の信用性判断は、本来裁判所の自由な判断に委ねられる」と心理学者の分析が立ち入ることを拒絶。手紙については言及すらなく、最高裁(竹内行夫裁判長)も追認した。

〝紙切れ〟同然の扱い

確かに、本人が無実を訴える手紙が裁判で「証拠」になることは、まずないだろう。裁判とはそういうものだ、とわけ知り顔で言う人もいるかもしれない。だが、同調させられやすい西山さんの迎合性が裁判でも認められていたのに、供述調書の一言一句を「迫真性に富む」などと強調し、その一方で、何年にもわたって家族に無実を訴え続けてきた手紙が裁判所に、まるで意味のない〝紙切れ〟同然の扱いを受けるのは、おかしくないか。

「心からの、真実の叫びに無感覚になってしまう方がおかしい。真実を追求するべき法律家が無感覚になっている時点で、法律家になっている意味がない」。そう言い切ったのは、足利事件(一九九〇年)で〇九年のＤＮＡ再鑑定により、無実が証明された菅家利和さんの弁護人だった佐藤博史弁護士(69)だった。

実は、刑事らに追い込まれてうその自白をした菅家さんも法廷では犯行を認める一方で、家族には無実を訴える手紙を十数通、送っていた。「他人の罪なんかぜったいかぶりたくない。こんなばかな事はない」「ＤＮＡ鑑定はちがっています。もう一度しらべてもらいたいものです。無実の人間が犯人にされてはたまらないです。まったくとんでもない事です」(菅家さん著「冤罪」から)。そう書いた手紙を第六回の公判で弁護人から示され、初めて菅家さんは「やっていません」と言って泣き崩れたという。

菅家さんを犯人と思い込んでいた弁護人は情状面で不利になると考え、裁判長にわびる上申書を書くよう勧め、菅家さんは再び自白した。佐藤弁護士は法律家を志す大学生らへの講義で菅家さんの手紙を読み上げ、こう言った。

「これが、無実の人の手紙か、有罪判決にあるように、家族に見捨てられないためのうその手紙か。法律家になる、とはどういうことか。いつの間にか人としての感性を失い、目の前の真実の訴えに心が動かなくなる。もし、君たちがそうなっていたら、既にして悪《あ》しき法律家だ」

居場所なくなる恐れ

菅家さんはＤＮＡ再鑑定によって無実が証明された。西山さんは、鑑定書の初期の情報の誤りとともに、判決文に矛盾があることが、八回目の裁判で見つけ出された。〝誤判〟の指摘はいずれも、事実の誤りが出発点。そのミスは、科学の進歩や場合によっては人工知能の導入で減少の可能性もある。

だが、その時「心無き」裁判官たちの居場所は、法廷のどこにあるというのだろうか。

（2918年9月30日　秦融）

【二十五人目の裁判官】（1）　自由奪った十七年前の棄却

真実は一つであり、裁判官によって判決が左右されるようなことがあってはならない。誰もがそう思うだろう。だが、悲しいかな、裁判官によって天と地の差が生じ得るのではないか。それが冤罪《えんざい》の場合には、特に。呼吸器事件で昨年十二月二十日、大阪高裁（後藤真理子裁判長＝現東京高裁部総括判事）で再審開始決定が出るまでの流れをみると、そう思わずにはいられない。

「『私は殺ろしていません』／無実の訴え12年」。私たち取材班が、西山美香さん（38）が獄中から両親に宛てた手紙をもとに、当欄で連載を始めたのは昨年五月十四日。高裁決定の七カ月前だった。うち十一回の記事を第二次再審弁護団（団長・井戸謙一弁護士）が高裁に証拠資料として提出した。だが、報道以前に高裁は冤罪の感触をつかみ、再審決定に向けて進みだしていた、とみられる。

審理の遅れ　まず謝罪

高裁の審理が動きだしたのは昨年三月十四日。突然の呼び出しを受け、井戸団長は初めての三者（裁判所、弁護人、検察官）協議に臨んだ。大津地裁（川上宏裁判長）に棄却された後、二〇一五年十月に即時抗告してから一年以上が無駄にすぎていた。

「審理が遅れたことを申し訳なく思っている。今後は、迅速に進めたい」

裁判所側から冒頭に謝罪があり、続いて訴訟指揮の方針が示された。

「致死性の不整脈によって死亡した可能性について問題意識を持っているので、この点について補充的に主張・立証をする意思があるかを尋ねたい」

確定判決は、西山さんの犯行による窒息死を認定しており、致死性不整脈は「そもそも事件ではなく、患者は自然死だった」という弁護団の主張に沿う〝もう一つの〟死因。期待が高まる提案だったが、同時に弁護団が求めていた関係者の供述調書など証拠開示の要求には「検察官に開示を命令、勧告することは考えていない」と一蹴。さらに、その他の主張も「争点が広がると審理が遅れる」と控えるよう促してきた。

弁護団の見方は二通り。一つは、再審へ扉を開く可能性。もう一つは、自然死の可能性を否定し、再審への芽を摘むのではないか、という疑心暗鬼だった。だが、協議に出席した井戸団長は「裁判所が酸素供給途絶（＝窒息）以外の死亡の可能性に関心を示していることは、希望を持たせる」と直後の会見で話し、こう言い添えた。

「協議は後藤裁判長が仕切っていた。（陪席裁判官に）任せていては審理が進まないので、裁判長が前面に出てきた感じです。それなりに記録を読み込んでいることがうかがえた」

熱心に資料読み込む

資料の読み込みは、井戸団長自身が再審の申し立てにあたり長時間、没頭したことでもあった。「裁判資料といっても、膨大な量。字面を追うだけではなく、あっちの資料とこっちの資料を照らし合わせ、という煩雑な作業を根気よくやらないと、真剣に読む、ということにはならない。読み込むうちに、真犯人ならこう言うはずがない、というところが出てくる。これは無実だ、と思うようになった」。だから「裁判長の読み込みのレベルは分かる」という。「裁判長も相当な時間をかけて読み込み『これは無罪。救わないといけない』と考えたのではないか」。三者協議を重ねるごとに、その印象が強くなったという。

気になったのは、当初の協議では裁判長が一人で発言していたこと。「陪席の二人に造反されたら裁判長でも合議で負けてしまう」。元裁判官らしい井戸団長の心配は無用だった。終盤になると「陪席裁判官も裁判長と同じ主張をするようになった」。裁判官三人の合議体が一つにまとまっていく印象だったという。

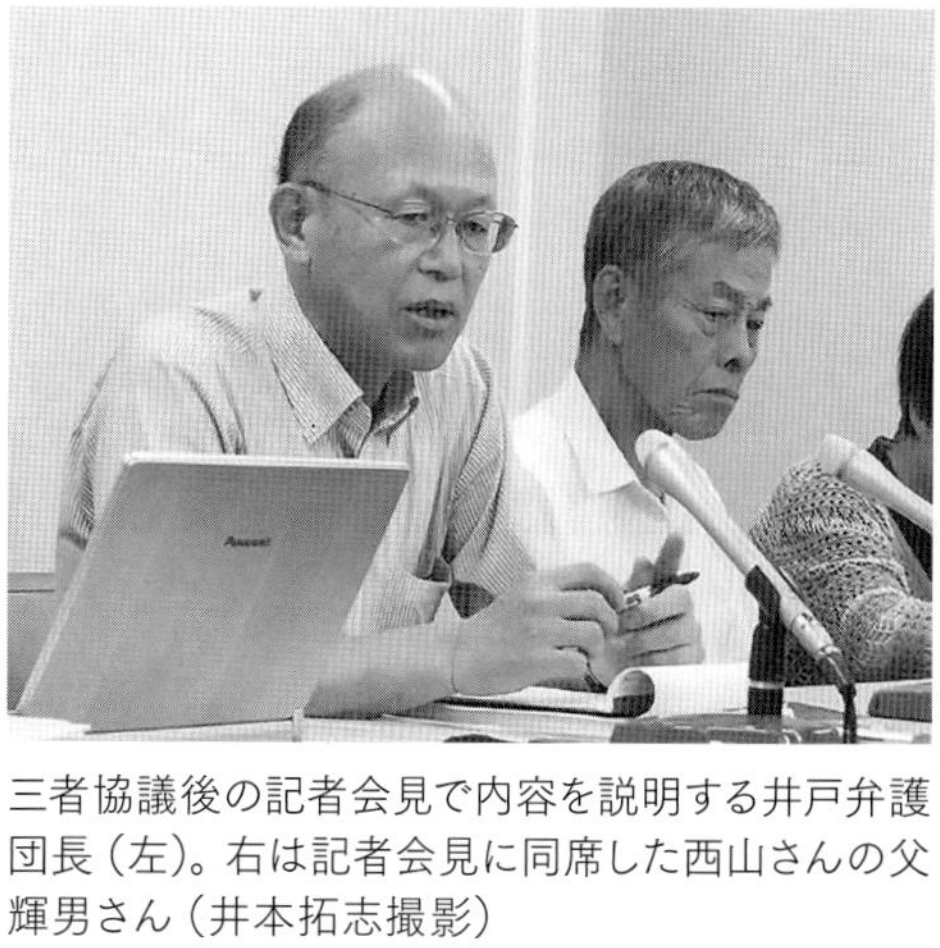

三者協議後の記者会見で内容を説明する井戸弁護団長（左）。右は記者会見に同席した西山さんの父輝男さん（井本拓志撮影）

決定は、昨年八月の西山さんの出所に間に合わなかったものの、後藤裁判長が大阪高裁を離任する前日。残りの任期を目いっぱい使って書き上げた決定は、任期中に決着をつけようとの強い意思の表れにも映る。その意思はどこから来たものなのか。

この決定の十七年前、最高裁は足利事件で無実を訴えていた菅家利和さんの求めるＤＮＡ再鑑定を拒絶し、さらに九年に及ぶ服役につながった。後藤裁判長はその致命的な判断を導いた一人だった。

◇

呼吸器事件の調査報道は昨年五月以来、今回が十九回目。引き続き、この国の司法のあり方について考えていきます。今シリーズでは、二十四人の裁判官が見逃し続けた司法解剖鑑定書の誤りに、二十五人目の裁判官はなぜ気づき、どう再審への扉を開いたのかを検証します。

（２０１８年11月4日　秦融）

【二十五人目の裁判官】(2) 〝冤罪へのわな〟との再会

「決定は足利事件の経験が生かされてのこと。直接お会いして感じた後藤さんの人柄からも、それが分かる。今回は良い判断をされたと思う」

足利事件で無実の罪を着せられた菅家利和さんの弁護人だった佐藤博史弁護士(69)は昨年十二月二十日、大阪高裁(後藤真理子裁判長＝現東京高裁部総括判事)が西山美香さん(38)に再審開始の道を開いたと聞き、そう直感した。

足利事件とは、一九九〇年、栃木県足利市で当時四歳の女児が殺された事件。ＤＮＡ鑑定をもとに約一年半後、幼稚園のバス運転手だった菅家さんが逮捕、無期懲役の有罪判決を受け、二〇〇九年にＤＮＡの再鑑定で無実と分かるまで十七年半も自由を奪われた冤罪《えんざい》事件だ。

二審の東京高裁で敗訴した後、佐藤さんは最高裁に上告。当時の最高裁調査官だった後藤真理子裁判官と何度も面談し、ＤＮＡの再鑑定を求めた。調査官とは、最高裁判事を補佐する立場で、判事に助言する重要な役を担う。

逮捕以来すでに六年近くの歳月が流れていたが、弁護団は最新技術の鑑定で犯人のＤＮＡ型と一致しない事実をつかんでいた。

ＤＮＡ再鑑定を拒む

「再鑑定をすれば犯人とは別人だとわかるはず」

佐藤さんは鑑定結果を最高裁に提出。しかし、弁護人との面談には丁寧に応じてくれるものの、後藤調査官は「最高裁は事実審をするところではありませんので…」と、最高裁は判例や法律違反を審理する場であり、一、二審が認定した事実を再検討はしない、という型通りの対応に終始した。

だが、そもそも「事実」が間違っていたら、判例違反や法律違反を審理する意味はない。佐藤さんは「事実を調べるのは鑑定人。最高裁は再鑑定を命じさえすれば済む」と主張し「最高裁が事実認定をした過去がある」とも指摘。占領下の国鉄三大事件の一つ松川事件(四九年)で、被告のアリバイを示す新たなメモが上告審で出され、最高裁が死刑判決を破棄し、無罪判決を導いた例を持ち出して食い下がったが、だめだった。

佐藤さんは、当時の米国でＤＮＡ鑑定によって百件以上の冤罪が明らかになる一方で、その中にはＤＮＡ鑑定そのものが不正確で冤罪を生んだ事例があることを伝え、その実態が書かれた洋書のコピーを後藤調査官に提供。さらにＤＮＡ鑑定に詳しい弁護士の一人として執筆した共著本を渡し「再鑑定は絶対に必要」と訴えた。後藤調査官は「最高裁の資料として収蔵させてもらいます」と丁寧に受け取ったが、棄却の流れは変わらず、それから間もない〇〇年七月、最高裁は上告を棄却。菅家さんはさらに九年にわたって獄につながれることになり、棄却は歴史に残る最高裁の汚点となった。

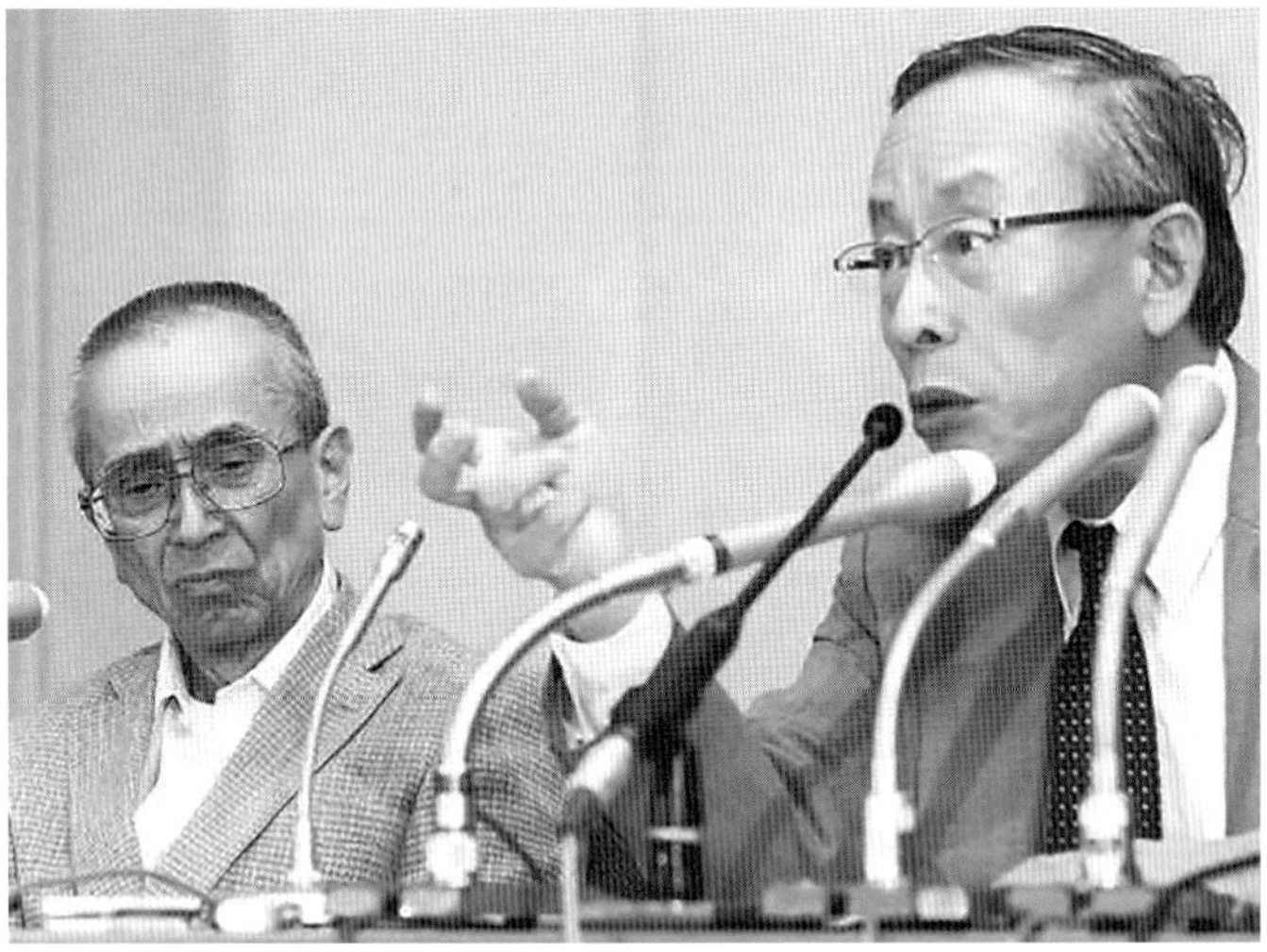

釈放後の記者会見で「裁判官には正義のために堂々とやってもらいたい」と訴えた菅家利和さん（左）。右は佐藤博史弁護士

「裁判長や判事の意向もでしょうが、後藤さんも無罪の可能性を考えているようには感じなかった」(佐藤さん)

棄却の三年後、後藤調査官は最高裁がＤＮＡ鑑定を認定したことを「科学的妥当性に疑問を挟む余地はない」と断定する最高裁判例解説を発表。弁護団の異論には「真犯人発見の要請を放棄する極端な議論」と手厳しく批判した。

その批判は棄却から九年後の〇九年、再審請求審で東京高裁が命じたＤＮＡ再鑑定で菅家さんの冤罪が晴れ、ブーメランとなって自らに戻ってきた。その時点ですでに足利事件の時効が成立し、棄却の判断が「真犯人の発見を放棄」する結果にもなったのだ。

最高裁は、なぜ再鑑定を認めなかったのか。「事実審ではない」との形式的な理由の一方で、鑑定に誤りはない、との確信と、菅家さんの逮捕前の自白が真実だとの思い込みがあったのではないか。

法廷でもうその自白

「菅家さんは捜査中だけではなく、法廷でも自白したが、無実だったと分かり『足利事件の衝撃』とまで言われた。無実の人がうその自白をすることがあるという現実に、後藤さんも直面し、衝撃を受けたはずだ」(佐藤さん)

致命的な「棄却」から時を経て迎えた呼吸器事件。それは後藤裁判長にとって、足利事件と同じ「鑑定の誤り」「うその自白」という〝冤罪へのわな〟を抱えた事件との再会でもあった。

（２０１８年11月11日　秦融）

【二十五人目の裁判官】(3) 「鑑定」の危険 論文で唱える

足利事件（一九九〇年）で、二〇〇九年のＤＮＡ再鑑定により、無実が証明された菅家利和さんの弁護人の佐藤博史弁護士(69)は、その著書「訊問《じんもん》の罠《わな》」で「最大の責任を負うべき者が合計十五名（地裁三、高裁三、最高裁五＋一、再審・地裁三）の裁判官であることは言うまでもありません」と指摘している。

その一方で、「最高裁五＋一」の「＋一」にあたり、最高裁判事を助言する立場にあった当時の後藤真理子調査官（現東京高裁部総括判事）について「人柄的にも信頼のおける裁判官」と高く評価する。矛盾する評価の背景には何があるのか。

再審開始に「人柄」

菅家さんにさらなる投獄を強いる結果になった最高裁の上告棄却（〇〇年）から三年後、後藤調査官はＤＮＡ鑑定について「科学的妥当性に疑問を挟む余地はない」と断定する最高裁判例解説を発表したが、実は、その二年後、新たな論文で初期のＤＮＡ鑑定の危険性に警鐘を鳴らし、軌道修正を図っていた。佐藤さんが、呼吸器事件での後藤裁判長の再審開始決定に「人柄」を見るのは、過ちの可能性を自ら示し、可能な限りの手を打とうとしたように見えるその姿勢が、今回の決定に通じていると感じるからだ。

新たな論文は〇五年、佐藤さんが菅家さんの冤罪《えんざい》を晴らすため、宇都宮地裁で再審請求審を争っている、その渦中に発表された。

「ＤＮＡ型鑑定は、その初期において『究極の鑑定』として決定的な証拠であるかのような誤解を与えていた可能性がある」

ＤＮＡ型鑑定は、足利事件が、証拠能力が争われ判断が示された初の事例であり「その初期において」が同事件の鑑定を指しているのは間違いない。論文では、さらに「その鑑定には問題点を内在するものも少なくなく、その証明力にはおのずと制約があった」「現在の水準に比べれば、その解析度が低いことは否めない」と証拠能力を疑問視する指摘が繰り返された。

当初「疑問を挟む余地はない」と断定したはずの鑑定の証拠能力に疑問を示すかのような指摘を見て、佐藤さんは「びっくりした」という。佐藤さんがさらに驚いたのは、九〇年代初頭と〇五年時点での鑑定技術を比較検討し、最新技術での再鑑定を促すように読める以下の部分だった。

「その技術が時代と共に格段の進歩を遂げた結果、ＤＮＡ型鑑定の証拠価値は、現段階においては、少なくとも他の証拠資料との総合評価をすることにより、極めて有力な証拠の一つとなりうるという認識で確立されていると思われる」「ＤＮＡ型鑑定は、現場試料から被疑者を特定することと同時に、被疑者でない者を捜査対象から除外するという側面も有していると評価できる」

DNA鑑定の後藤調査官の見解（抜粋）

	信頼性	画像の精度
2003年	採用された方法も、科学的に正当かつ慎重なもの。特段の疑義はない。	各種の修正値を用いて判定。科学的妥当性に疑問を挟む余地はない。
2005年	決定的な証拠であるかのような誤解を与えていた可能性がある。	解析や読み取りについては、人の目に頼るため微妙な判定の領域が残る。

佐藤さんは、再審請求審の審理を担当する宇都宮地裁の裁判長にこの論文を示し、「当時の最高裁調査官だった後藤さんの論文は、再審請求審でＤＮＡ再鑑定を積極的に行うべきであるという明確なメッセージにほかならない」と口頭や書面で繰り返し、訴えたという。

残念ながら論文発表から二年三カ月後の〇八年二月、再鑑定は見送られ、同地裁は訴えを棄却。無実の菅家さんの投獄は続いた。

では、当初のＤＮＡ鑑定についての論調を変えた後藤裁判官は、菅家さんに冤罪の可能性を見ていたのだろうか。そうとも感じられないのは、菅家さんが任意聴取の段階で自白し、公判でも自白を重ねた経緯を念押しするように論文で示しているからだ。

「事情聴取された初日に自白し、犯行の細部については一部否認するなどしながらも、犯行の基本的部分については一貫して自白していた」「一時否認したが、弁護人と接見した上で裁判所あてに自白を維持する内容の書面を提出し、その後の被告人質問でも再度自白していったんは弁論が終結されるに至った」

自白の見極め困難

佐藤さんは「やりました、と自白すると裁判官でも、それだけで犯人と思ってしまう。大切なのは自白が細部にわたって真実であるかどうかを見極めることなのに、裁判官でもそのことを忘れがちになる」と裁判官が自白の信用性を見極める難しさを指摘する。

任意の段階で菅家さんが認めたという「自白」が真実だとの思い込みを解くのは、どの裁判官にとっても簡単なことではなかった。それは、呼吸器事件の西山美香さん(38)が、逮捕前の「自白」を理由に、二十四人の裁判官に繰り返し「有罪」を突きつけられたのと、同じことでもある。

（２０１８年11月18日　秦融）

【二十五人目の裁判官】（4） 「自白」のうそ 生きた戒め

呼吸器事件には、足利事件との共通点がいくつかある。当初の鑑定の誤り、家族に無実を訴える手紙、そして「逮捕前の自白」だ。

「菅家さんの場合は、ただ自白しただけでなく、裁判になっても認めていた。無実の人でも認めてしまう現実を後藤さんは足利事件から学んだはず。その経験が、今回の再審決定に生きたのでしょう」

菅家利和さんの弁護人だった佐藤博史弁護士(69)は、呼吸器事件の再審開始を決定した大阪高裁の後藤真理子裁判長(現東京高裁部総括判事)に、自白に対する見方の大転換があったとみる。

足利事件では、警察が犯人のDNA型が「一致した」という科学警察研究所の報告を受けて菅家さんを任意同行し、その日のうちに自白させた。取り調べは十三時間に及び、犯人の遺留物のDNAと鑑定結果が一致したと告げて自白に追い込んだことが、控訴審の段階でも分かっていた。

過信が生んだ強引さ

佐藤さんは二審の東京高裁で「最初から菅家さんを犯人だと信じ込んだ警察官が強引に自白させている。これ以上の誘導はない」と自白に信用性がないことを訴えたが、DNA鑑定結果に誤りがないことを前提に、主張は退けられた。上告審の最高裁で、当時は判事を補佐する立場にいた後藤調査官にも訴えたが、「後藤さんも聞く耳をもたなかった」という。

足利事件で、有罪の判断の根拠は第一に自白。DNA鑑定は傍証の扱いだった。それほど、逮捕前の自白には決定力があった。菅家さんはどのように自白したのか。

「外から男の怒鳴り声が聞こえてきました。『菅家はいるか！』『警察だ！』／三人の屈強な男たちが／ドドッと中へ／彼らに居間まで押し戻され／座卓の前に座らされ／『お前、子どもを殺しただろう』／刑事にひじ鉄砲でドンと右胸を突かれ、後ろにひっくり返って床に頭をぶつけ／(幼女の写真を)突きだし『謝れ』／『やっただろう』」(菅家さん著「冤罪《えんざい》」から抜粋)

脅迫的な取り調べは警察署へ連行された後も続いた。

「『土地勘があるからお前なんだ』『いや、絶対にお前がやってるんだ！』／『お前が犯人だ』／ウソ発見器にもかけられました／『ほらな。クロだって出てるよ』／髪を鷲《わし》づかみにしてひねり上げ、無理やり頭を起こされ／今度は机の下でスネをゴンと蹴とばし」(同)

菅家さんの無実の訴えを「罪を犯した者の言い訳」としか聞こうとしなかった一審、二審、最高裁の裁判官たちに、DNA再鑑定で無実が明らかになると、捜査の実態はリアルな物語として突きつけられることになった。

県警「都合」の可能性

足利事件と呼吸器事件には、さらに驚くべき共通点がある。菅家さんは栃木県足利市内で一九七九、八四年に起きた別の幼女殺人も自白させられた。西山美香さん(38)は三人の殺人未遂事件を自白させられている。未解決事件を一気に解決したいという栃木県警、計画的犯行に仕立てたい滋賀県警の、いずれも「都合」ででっち上げられた可能性が高い。菅家さんの別件は「嫌疑不十分」で不起訴になった。西山さんは立件すらされず、裁判所は別件のでたらめな自白には目をつぶり、本件の自白だけ「信用性が高い」と認めるちぐはぐな判断を繰り返した。

菅家さんは別件の自白について「もう、長く辛抱できませんでした。自白してしまえば刑事が優しくなるという経験を、目の当たりにしていたことも手伝ったと思います。その場から逃れたい一心で／自白しました。案の定、自分が『二つともやりました』と言った途端に、Ｈ刑事は『よし、分かったあ』と態度を変えて怒るのをやめてくれました」(同)と告白。「自分はひどく気が小さい性格だったので、強い者に命令されると、何も反論できませんでした」と供述弱者としての側面を認めている。

「菅家さんは警察が知っている事実に同調させられただけで、自白はすべてうそだった。後藤さんは足利事件でそういうことがあることを知り、今回の決定文では自白の細部を詳細に検証している」(佐藤さん)

鑑定の誤り、逮捕前の自白、供述弱者。手痛い経験を持つ後藤裁判長との遭遇は、西山さんにとって奇跡に近い幸運だった。逆に言えば「自白イコール有罪」の呪縛を解けないその他大勢の裁判官が続けば、再審への扉は永遠に開かれなかったのかもしれない。

(２０１８年11月25日　秦融)

足利事件年表

1990年	4歳女児が殺害される
1991年	菅家利和さんが「自白」し逮捕
1992年	第6回公判で否認する
1993年	宇都宮地裁が無期懲役の判決
1996年	東京高裁が控訴棄却
2000年	最高裁が上告棄却。刑務所に服役
2008年	宇都宮地裁が再審請求を棄却
2009年	DNA再鑑定で別人と判明、釈放
2010年	宇都宮地裁で再審無罪確定

【冤罪の解き方】（1）説明可能な「うその自白」

たとえ刑事のでっち上げであっても、逮捕前の自白の証拠能力は裁判の行方を左右し、確定した判決を再審請求審で崩すのは容易ではない。大阪高裁はその困難な道をどのように切り開いたのか、検証する。

◇

呼吸器事件で二〇一七年十二月二十日に再審開始を決定した大阪高裁（後藤真理子裁判長＝現東京高裁部総括判事）は、無実を訴え続ける西山美香さん（39）が「うその自白」を誘導された可能性を認定した。西山さんは逮捕された〇四年当時をこう振り返る。

「あのころの私は二十四歳といっても、信頼できる大人は、お父さんとお母さんとおばあちゃんしかいなかった。今ならだまされないと思うけど、当時は取調室に閉じ込められて相談できる人もなく、だまされてしまったと思うんです」

一七年八月に西山さんが出所して以来、取材班の記者たちはラインで、再審を待つ不安な気持ち、ハローワークに通う日々、就職先での出来事などのやりとりを交わし、両親と暮らす自宅を訪ね、その人となりにふれてきた。再審開始決定後は、検察の特別抗告で一年余もの審理が最高裁で続く。冤罪《えんざい》を解く道のりは、なぜこれほどまで遠いのか。一日も早い再審開始を願う彼女と家族の切実な願いに接すると、いたたまれない気持ちになる。

障害の疑いがカギに

私たちが再審を訴える報道を同年五月十四日に始めた理由は、獄中から両親にあてた三百五十通余の手紙に切々とつづられた訴えの真実味と、精神科医の小出将則医師（57）と臨床心理士による獄中での精神鑑定だった。西山さんに軽度の知的障害と発達障害の疑いがあることが、なぜ〝うその自白〟をしたのかという疑問を解くカギになり、後に日弁連も「うその自白を精神医学的に説明できる」と再審支援を決定した。

その鑑定に同行した帰り道、獄中で西山さんと会った臨床心理士の女性が、彼女を「少女」に例えてこう言った。

「子どもがささいなことでうそをつくと母親はショックを受けて、重大に考えてしまうことがありますよね。そんなとき、私はよくその母親に言うんです。子どもって後先を深く考えずに、ついうそをつくことなんて、当たり前にありますよって。西山さんがついうそをついてしまったことは十分あるだろうな、と感じました」。そのうそを発端に、手慣れた捜査員たちの口車に乗せられ、警察が描いた複雑な計画殺人の筋書き通り、巧みに供述を誘導されていく場面が思い浮かんだ。

その後、彼女が語ったとされる供述調書の「（人工呼吸器の）チューブを外して殺したのです。私がやったことは人殺しです」が実際に本人が言ったかどうかさえ疑わしくなった。出所した西山さんに「なぜ自分から『殺した』と言ったんですか」と聞いたとき、西山さんはこう言った。

「私は『外した』とは言ったけど『殺した』とは言ってないんです。でも（取り調べた刑事の）Aさんに『外したなら殺したのと一緒のことやろ』と言われて反論できなかった」

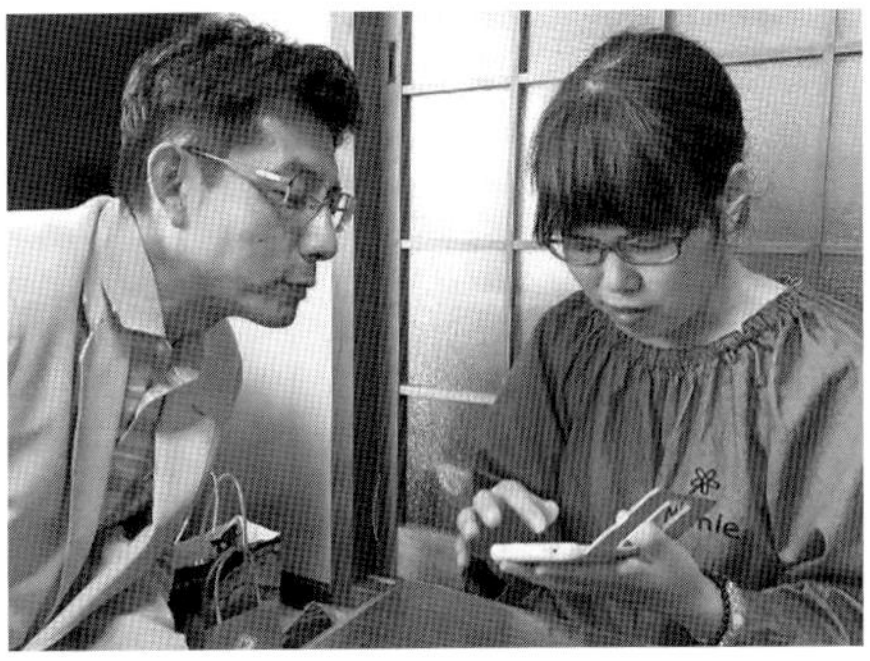

出所後、初めてスマホを手にし、操作の仕方を小出将則医師（左）に聞く西山美香さん＝2017年９月、滋賀県彦根市内で

西山さんには、ある出来事と関連して起きる出来事を予想する判断力が特に弱いという結果が精神鑑定で出ている。「チューブを外した」は、厳しい取り調べを受けていたシングルマザーの同僚看護師を「かわいそう」と思い、自分が悪者になって彼女を守ろうとしてついたうそだったが、それが殺人の自白になるという連想が西山さんにはできなかった。その直前に病院で「不安神経症」（うつ状態）と診断され、正常にものごとを判断できる状態でもなかった。

「わな」だと気づけず

西山さんは〇四年、初公判を待つ拘置所で、A刑事に頼まれ「もしも罪状認否で否認してもそれは本当の私の気持ちではありません」という検事あての手紙を書かされた。そのことを聞くと、彼女は逆に「なぜAさんは私にそんな手紙を書かせたのですか？」と聞き返してきた。A刑事の意図が有罪を確実にするためのわなだと気づくことも、彼女にはできなかった。

「殺した」の供述はA刑事が書いた調書にしかなく、同じ日に西山さん自身が書いた自供書にはない。A刑事が西山さんを犯人と決めつけて書いた疑いの強いこの「自白」は、その後の七度の裁判で繰り返し、彼女自ら語った「真実」とされてしまった。

「任意の取り調べを受けていた被告人は自ら被害者を故意に殺害したと供述した。自白には極めて高い自発性を認めることができる」（一審大津地裁判決）

「窒息死」を導いた司法解剖鑑定書の誤りを見逃した二十四人の裁判官たちは、A刑事が書いた「殺した」を証拠に有罪を認定し続けた。自白偏重の司法の罪と言うほかない。

（2019年1月13日　秦融）

【冤罪の解き方】（2）鑑定もミス、権威を疑え

無実の人を十七年半も投獄した足利事件は「冤罪《えんざい》ができるまで」とも言うべきさまざまなことを教えている。その一つが鑑定を妄信する危険性だろう。二十四人の裁判官が司法解剖鑑定書の誤りを見逃した呼吸器事件は、いまだに多くの裁判官が検察側の鑑定を精査しない危うさを浮き彫りにした。

「致死性の不整脈によって死亡した可能性について問題意識を持っている」

第二次再審請求審は二〇一七年三月十四日、三者（裁判官、検察官、弁護人）協議の場での、後藤真理子裁判長（現東京高裁部総括判事）の、この一言から動きだした。

誤った前提で結論

後藤裁判長が二つのことに気づいたことがうかがえる。一つは、滋賀医科大法医学教室の教授（当時）でもある鑑定医が、人工呼吸器の管が「外れていた」という誤った前提で、窒息死と結論づけた可能性。もう一つは、鑑定医が遺体の血中カリウムの低い数値を「不整脈を生じ得る」と記入しながら、まったく検証した形跡がないことだ。

同年十二月二十日の再審開始決定では、窒息死が「証明されていないことが明らか」と断定した。

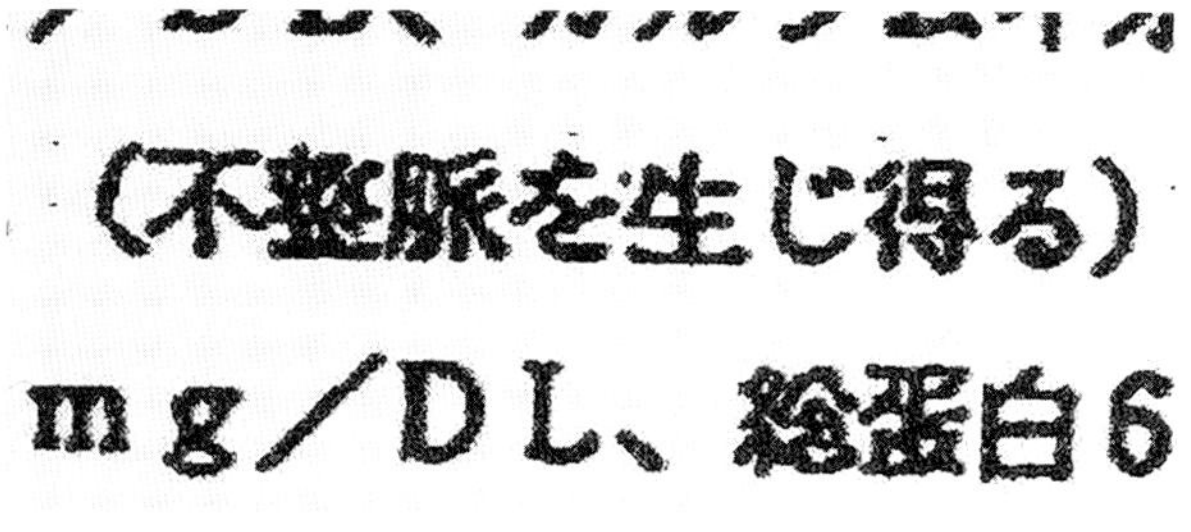
（不整脈を生じ得る）
mg／DL、総蛋白6

鑑定書は、不整脈の可能性に言及しながら、検証した形跡はなかった

検察は、窒息死の根拠は「管の外れ」ではなく解剖から分かったことだ、と主張したが、高裁は、一審（〇四年）の法廷での鑑定医の証言を突きつけた。法廷で鑑定医はこう語った。

弁護人　解剖時に「人工呼吸器（の管）が外れていた」と聞いてましたね。

鑑定医　新聞に載っていましたから。警察官からも説明は多分あった。

弁護人　他の原因は全く考えられない？

鑑定医　外れていたのを（看護師が）発見したということでしたら、（窒息死の原因は）その可能性が非常に大きいというふうに私の方は判断しました。

今ごろ否定したところで、鑑定医が一審の法廷で「管の外れ」を理由に窒息と判定したと証言していますよ、というわけだ。

いまさら窒息死を「解剖のみから判断した」という検察の主張には無理がある。そればかりか、検察は窒息死を解剖のみから判断できない、というちぐはぐな主張もしている。高裁は、検察側が提出した「特に窒息死の場合はなおさら（解剖だけで判断できない）です」という別の滋賀医大教授の意見書に言及し、〝言い逃れ〟を封じた。

「権威」といえども時にはお粗末なことをしでかす。それを教えたのもまた、足利事件だった。一九九一年に菅家利和さんを逮捕する前、警察庁の科学警察研究所（科警研）は犯人と菅家さんのＤＮＡ型が一致すると鑑定したが、二〇〇九年、専門家の再鑑定で「一致しない」ことが判明した。

不鮮明な画像採用

足利事件の再審法廷では、ＤＮＡ試料の映像で、驚くべき事実が判明した。不鮮明な画像は、科警研の所長さえも「普通であればやり直す」と証言した〝いいかげんさ〟だった。およそ「専門的な知識と技術および経験を持った者によって、適切な方法により行われた」（一審判決）と言うにはほど遠く、試料採取の未熟さがＤＮＡ型の判定を誤らせた初歩的なミスだった。

無実の人を十七年半も投獄した足利事件は、ヒューマンエラーはどんな状況でも起こり得ることを示した、といえる。裁判官にとって、その道の「権威」に誤りはない、という思い込みほど危険なことはないだろう。

足利事件では最高裁の調査官として冤罪を見逃した後藤裁判長は、その一方で、いち早くＤＮＡ鑑定の危険性に気づき、再審決定の四年前に「人の目に頼るため微妙な判定の領域が残る」と論文で指摘した。呼吸器事件での鑑定医の誤認はヒューマンエラー。自然死の可能性に着眼できたのは、「権威」も誤ることを知ってのことだろう。

足利事件　1990年に栃木県足利市で当時4歳の女児が殺害され、幼稚園のバス運転手だった無実の菅家利和さんが逮捕、無期懲役の有罪判決を受けた冤罪事件。2009年にＤＮＡの再鑑定で犯人とは別人と判明するまで投獄は17年半に及んだ。

（2019年1月20日　秦融）

【冤罪の解き方】(3) 危うい「犯人」決めつけ鑑定

権威ある組織の鑑定だからといって、人間がやることにミスはつきもの。足利事件は、科学捜査の権威でもある警察庁の科学警察研究所といえども、人為的なミスが冤罪《えんざい》を生み出したことを明るみに出した。

鑑定について、足利事件が教えてくれた、もう一つのことがある。それは、被疑者が犯人であることを前提に鑑定書がつくられることがある、ということだ。

足利事件で、犯人は四歳女児にいたずらをした末に殺害しており「小児性愛者」とみられた。弁護側は逮捕された菅家利和さんがそうなのか、宇都宮地裁に精神鑑定を請求。地裁が命じた鑑定で、精神医学の権威とされた大学教授（当時）は菅家さんを「代償性小児性愛者」と結論づけた。

つまり、根っからの小児性愛者ではないが、大人の女性とうまくお付き合いできない代償、つまり代わりとして小児に性的な関心を寄せていた人物、ということにされてしまったのだ。

前提に「無罪」入れず

警察は逮捕まで約一年、幼稚園のバスの運転手をしていた菅家さんを尾行しながら、不自然な行動を一切確認できなかった。弁護人の佐藤博史弁護士(70)が控訴審で「鑑定は間違いではないか」と問いただすと、大学教授はこう答えた。

「被告人が犯人であることを前提とした鑑定で、犯人かどうかを鑑定したものではない」

本末転倒とは、このことだろう。検察が描いたシナリオに合う鑑定結果を出せば、有罪を補強することにしかならない。鑑定した教授は「幼稚園児をかわいがっていたから、小児性愛者としての傾向は認められる」と、世の男性保育士があぜんとするようなことを法廷で言ってのけた。なのに、鑑定結果は証拠採用され、有罪判決に精神医学の権威がお墨付きを与える形になってしまったのだ。

呼吸器事件でも似たようなことがあった。

警察の描いた犯行では、人工呼吸器の管をおよそ三分間外した後、死亡するのを確認してつなぎ直したことになっていた。これに対し、弁護側は「呼吸を三分程度止めても人は死亡しないのではないか」と反論。だが、警察は当初からそこを突かれると予想していたのか「二、三分で100%死亡する」という〝お墨付き〟ともなる供述を鑑定医から得ていた。

その供述調書を読むと、鑑定医は「犯人が人工呼吸器の管を外していた時間は、二〜三分間になるということを、刑事さんからお聞きしました」と述べた上で、首つり自殺した人が自ら撮影したビデオ映像を見た体験を説明しながら、今回のケースが「脳への血流、酸素の供給が断たれたという点では（首つりと）同じ」と説明。首つり映像での死亡時間を参考に「二、三分」と割り出していた。

首をつれば頸《けい》動脈が圧迫され、脳への血流が止まるのは、その通りだろう。だが、呼吸器を外して窒息しても、脳への血流がすぐに止まるわけではない。

死因供述に疑問示す

大阪高裁（後藤真理子裁判長＝現東京高裁部総括判事）の決定文は「脳への血流が断たれた場合と同じではない」とくぎを刺し、「呼吸が先に止まっても、心臓が動いていれば、五分から七、八分の間、血中に残った酸素によって、酸素が脳に供給される」という弁護団が提出した医師の証言を引用。警察のシナリオにつじつま合わせをしたかのような鑑定医の供述の信用性に、疑問を示した。

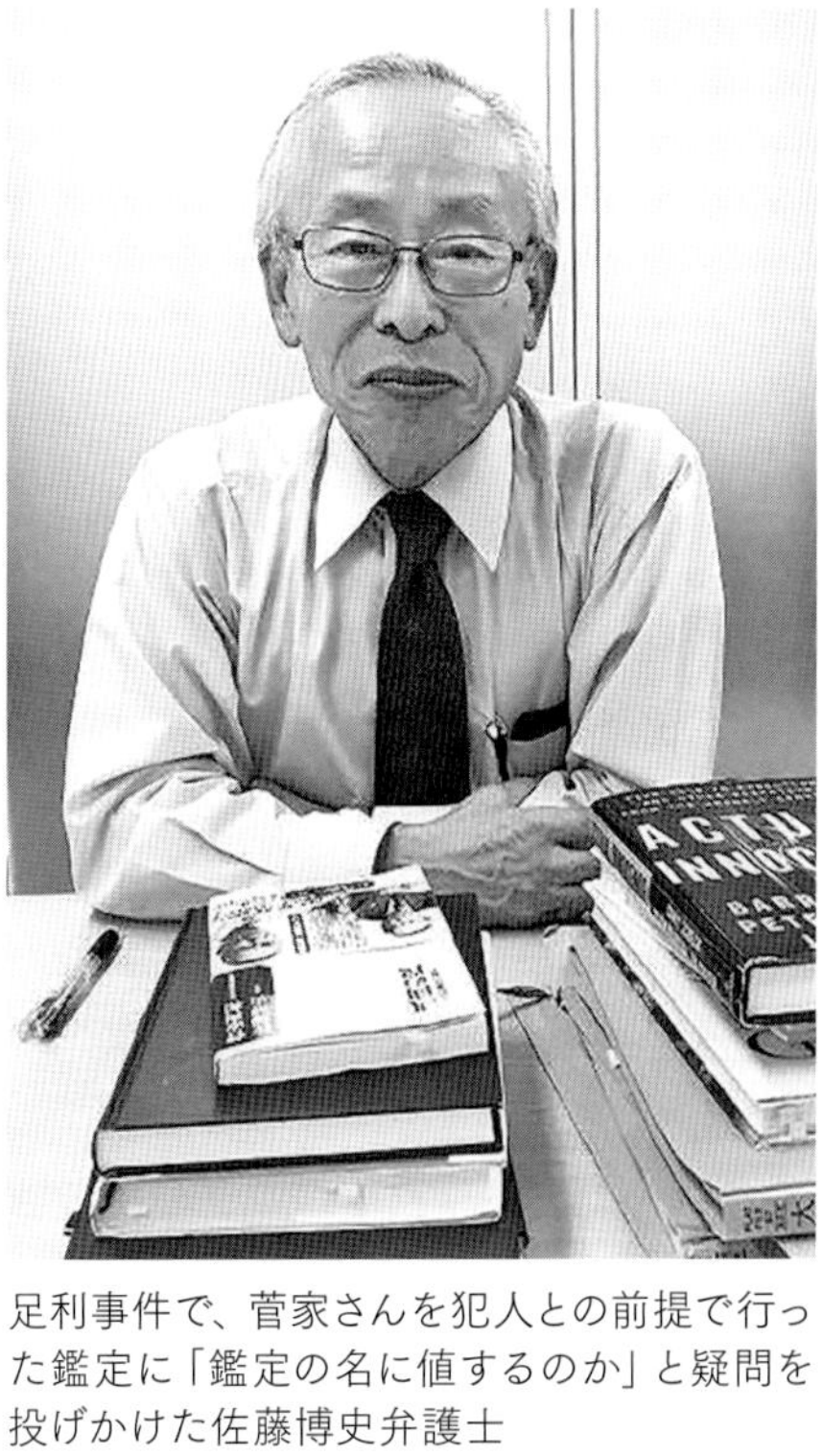
足利事件で、菅家さんを犯人との前提で行った鑑定に「鑑定の名に値するのか」と疑問を投げかけた佐藤博史弁護士

ロングセラーとなった「死体は語る」の著者で元東京都監察医務院長の上野正彦さん(90)は、鑑定の鉄則をこう説く。

「警察の言いなりでは、本当の鑑定ではない。なぜこうなったのか原因を明らかにするのが鑑定の仕事。原因はあくまで死体から引き出すもの。警察捜査も汗を流して懸命に調べているのだから、その情報を軽んじはしないが、死因がその通りかどうかは別の話です」

警察の筋書きに合わせた理屈づけなら、それは取って付けたものでしかない。そうだと知りながらお墨付きを与え、後に冤罪と判明してその見識を問われることになったのが、足利事件の精神鑑定をした教授であり、証拠として認めた裁判官たちだった。

鑑定は時に誤った警察情報に流され、無実の人を冤罪のシナリオに意図的に誘導しさえする。呼吸器事件で再審開始を決定した大阪高裁による鑑定の誤りへの着眼と精査は、その教訓を踏まえた結果と言えるだろう。

（2019年1月27日　秦融）

【冤罪の解き方】(4) 初めの一歩、死因に戻れ

冤罪《えんざい》を解く初めの一歩。それは、どのボタンから掛け違ったのか、をまずは明確にすることだ。

脳死に近い植物状態だった末期患者＝当時(72)＝の死が事件にされたのは、最初に気づいた看護師が「人工呼吸器の管が外れていた」と報告したことがきっかけだった。看護師はその夜の当直責任者で、死亡の原因が痰《たん》の吸引を怠った自分の責任にされることを恐れて、とっさにそう言ってしまった可能性がある。人工呼吸器は管が外れると、目覚まし時計並みの警報音(アラーム)が鳴る仕組みだった。なのに、静まり返った真夜中の病棟で、入院患者、付き添い家族の誰一人、アラームを聞いた人がいない。

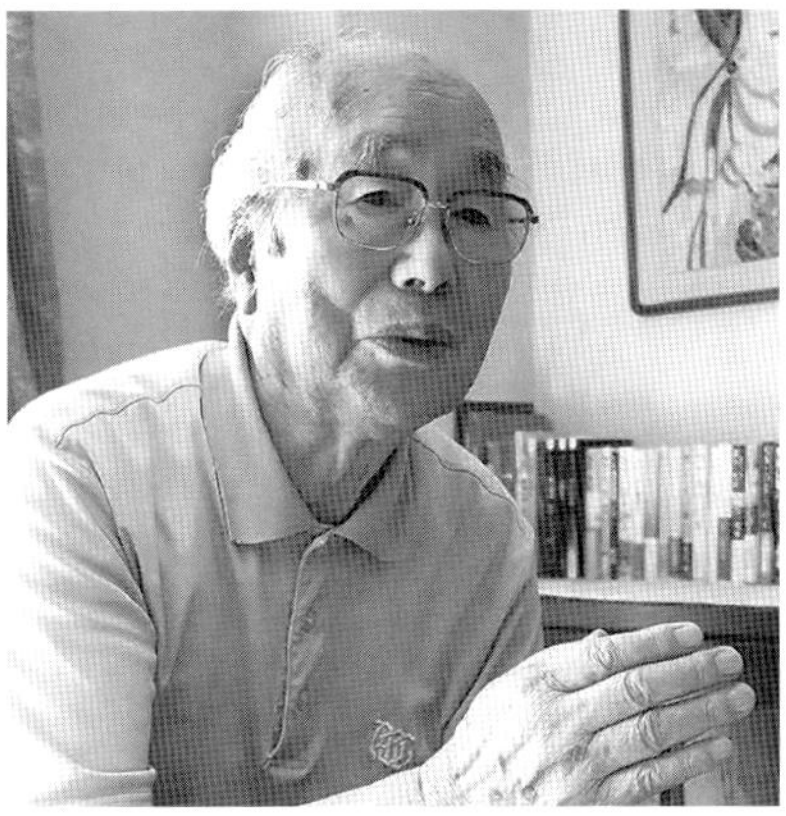
「本来は鑑定書を直すべきだ」と指摘する上野正彦さん＝東京都杉並区で

管はつながっていた

一年が過ぎ、当時二十四歳だった西山美香さん(39)が刑事に脅されて「アラームは鳴った」と言わされた。そのため看護師が厳しい取り調べを受けたことで悩み、自分のせいにしようとして「私が管を外した」と自白、逮捕された。だが「外した」と病棟内での「アラームは鳴っていない」という証言のつじつまが合わない。警察が再度、発見者の看護師に聞き直すと、もはや自分の過失で責任を問われることがない、と安心したのか「外れているかどうか目で確認していません。勝手に思い込み(略)答えてしまった」と本当のことを話した。つまり、管はつながっていた。

そこが最初のボタンの掛け違いだ。警察は「外れていた」という当初の話を真に受けて「すわ医療過誤か」と色めき立ち、憤った遺族が「真相を明らかに」と訴え、解剖した医師は警察の間違った情報で「窒息死」と判断。鑑定書が独り歩きし、ことはどんどん大きくなっていった。

再審開始を決定した大阪高裁(後藤真理子裁判長＝現東京高裁部総括判事)は「鑑定は『管が外れた状態』を併せて死因を判断した」「看護師らが人工呼吸器の管が外れていたのに気づいたという事実は、確定判決により否定された」。鑑定と一審判決の矛盾を指摘した上、死因の窒息死は「証明されていない」と断じた。そこで、最初のボタンに戻る。つながっていた、から始めるとどうなるのか—。

看護師が気づいたとき、患者はベッドの上ですでに死亡し、人工呼吸器だけが酸素を送り続ける状態だったことになる。急性死だった、と鑑定書は判断した。その場合の死因はどうなるのか。鑑定書は「窒息死」と結論づける一方で、血中カリウムの異常低値に「不整脈を生じ得る」と明記しながら、踏み込んだ検証をしていない。

高裁は三回目の三者(裁判官、弁護人、検察官)協議が行われた二〇一七年七月、検察官と弁護団に、こう問い掛けた。

自然死の可能性浮上

「急性死で原因不明の場合、死因の中で不整脈と窒息は一般的にそれぞれはどの程度の割合なのか。文献等があれば示してほしい」

この要望に、井戸謙一弁護団長は「正面から考えようとしてくれているな」と感じたという。「窒息死以外に死因がなければ、チューブを抜く以外に考えられない。しかし、別の死因の可能性があるのなら、自然死の可能性が浮上する」

弁護団は、救急搬送などのデータから急死のうちの心疾患の割合が相当程度に上ること。さらに、国立の専門病院による「急死の原因のほとんどが不整脈」との見解を示した。

高裁は、検察が再審請求一審の大津地裁に提出していた証拠も精査し、その中から、急死した高齢者の死因として「五十六例のうち、不整脈が六例だった」というデータを引用し、こう結論づけた。

「解剖しても臓器に急死を生じさせる疾病を見いだせない場合に、直接の死因が致死性不整脈である割合は、一般的には、少なくとも、死因として無視できるほどに少なくはない」

初めの一歩。「呼吸器の管はつながっていた」に立ち返ったとき、脳死に近い高齢の末期患者の死は、どう見えてくるのか。約二万体の検視・解剖の実績がある元東京都監察医務院長の上野正彦さん(90)は、鑑定書を読み込んだ上で、こう語った。

「病死前の末期患者だよね。事件死とは思えない。病死です」

死因が窒息死なのか、致死性不整脈によるのか、多方面の文献を山のように積み上げるまでもなく、ということだろう。

「最初に警察に説明を受けた状況から事実が変われば、本来は鑑定書を直すべきだ。先入観で書いた部分もあるわけだから」

誤ったその鑑定書を理由に、西山さんは今も罪を負わされ続けている。

(2019年2月3日　秦融)

【冤罪の解き方】（5）再審決定文「イチロー級」

言い得て妙な例えだった。「野球に例えると、イチローが突然現れたような感じ。振り子打法で、足を上げて、それで打てちゃうんだ、みたいな」。呼吸器事件で、大阪高裁（後藤真理子裁判長＝現東京高裁部総括判事）が示した再審決定文の論理構成を聞くと、元刑事裁判官の水野智幸法政大法科大学院教授から、そんな言葉が返ってきた。

「まず読んで、すごい構成をしているな、と。第一次再審、第二次再審の地裁決定ともまったく違う。弁護人の再審請求の構成とも外れて、高裁が独自で組み立てている。すばらしいと思った」

決定文の構成に興味を抱いたのは、司法関係者から賛辞が相次いだからだ。

三十件以上の無罪判決を出した元東京高裁判事の木谷明弁護士は「異例ですね。再審裁判でこんな訴訟指揮を見たことがない」。刑事裁判官時代に日本裁判官ネットワークの設立に携わった安原浩弁護士も「構成がすごい。後藤さんという裁判長がおられたのは例外中の例外」と驚きを隠さない。

医学的な検証優先

決定文の特徴は、最大の争点だった自白の信用性を後回しにし、チューブを「外れていた」と誤認した鑑定が導いた死因の窒息死の信用性を検証した上で「自然死」の可能性が相当程度あることを論証し、自白が誘導された可能性を立証する構成にある。

水野教授は「普通なら自白の問題から入りがち。あえて医学的な検証を優先し、自白の任意性、信用性は少し抑え気味にしている。そこで勝負してない。医学的なところで、ほとんど決まりなんだよ、とした上で、自白を論じている」。安原弁護士も「客観的証拠が成り立たないことを論証した上で、自白の信用性を検証するという逆転の発想。これなら上級審でも崩れにくい。他の裁判官も見習うべきだ」と話す。

この事件は自白の信用性を疑わせる経緯に事欠かなかった。西山さんは、取り調べ中には「もっと一緒にいたい」とA刑事に抱きつき、裁判前には「罪状認否で否認しても（略）私の気持ちではありません」とA刑事の要求通りに、検察官あての手紙を書くなど、心理的に支配されていた形跡が一審の法廷で明らかにされていた。それでも、自白を焦点に無罪判決や再審決定を導くのは裁判官にとって、危険だという。

なぜか。安原弁護士は「自白が矛盾しても、検察が理屈をつけてああだこうだと言うことができてしまう。どちらにも解釈でき、崩されやすい」。水野教授も「裁判官が疑念を抱くと、検察側は有罪の支えにする証拠を次々に補充してくる」と無罪判決に対する検察の激しい抵抗を挙げる。弁護人の主張に沿って無罪判決を出しても、上級審で逆転されてしまうリスクは高いという。

無実は罰しない

西山さんが両親への手紙で「全力で一生懸命裁判官にうったえます」と書いたように、検察の主張ばかりに寄らず、独自性を持つ裁判官こそあるべき姿と、多くの人は願うかもしれないが、現実は違うようだ。では、大阪高裁が独自の着眼点で訴訟指揮を展開できたのは、なぜか。「やはり『これは無実だ、救わなければ』と真剣に思ったからでしょう」と元裁判官の井戸謙一弁護団長は言う。

再び、イチローの打撃に戻る。まだ鈴木一朗と呼ばれていた高校三年のドラフトのとき、私はプロ野球の中日担当記者だった。その三年後、210安打のプロ野球記録を打ち立てたシーズンの印象は鮮烈だった。球史に前例のない打撃は往年の名打者らをも仰天させたが、独自の打法は、類いまれな選球眼、バットスピード、バットコントロールなくしては不可能だった。

裁判官に例えれば、独自の訴訟指揮に不可欠なのは、検察主張の矛盾を見抜く着眼、限られた時間で膨大な情報を処理する能力、無罪を立証するスキのない判決文の構成力、ということになろうか。

それに加えて、欠いてはならない必須の要素がある。裁判官として、無実の人を罰してはならない、という強い信念の持ち主であることだ。それは、イチローが海の向こうを見渡してもなお、他の誰にも勝る「安打への強烈な思い」を持つのと同じことでもある。

（2019年2月10日　秦融）

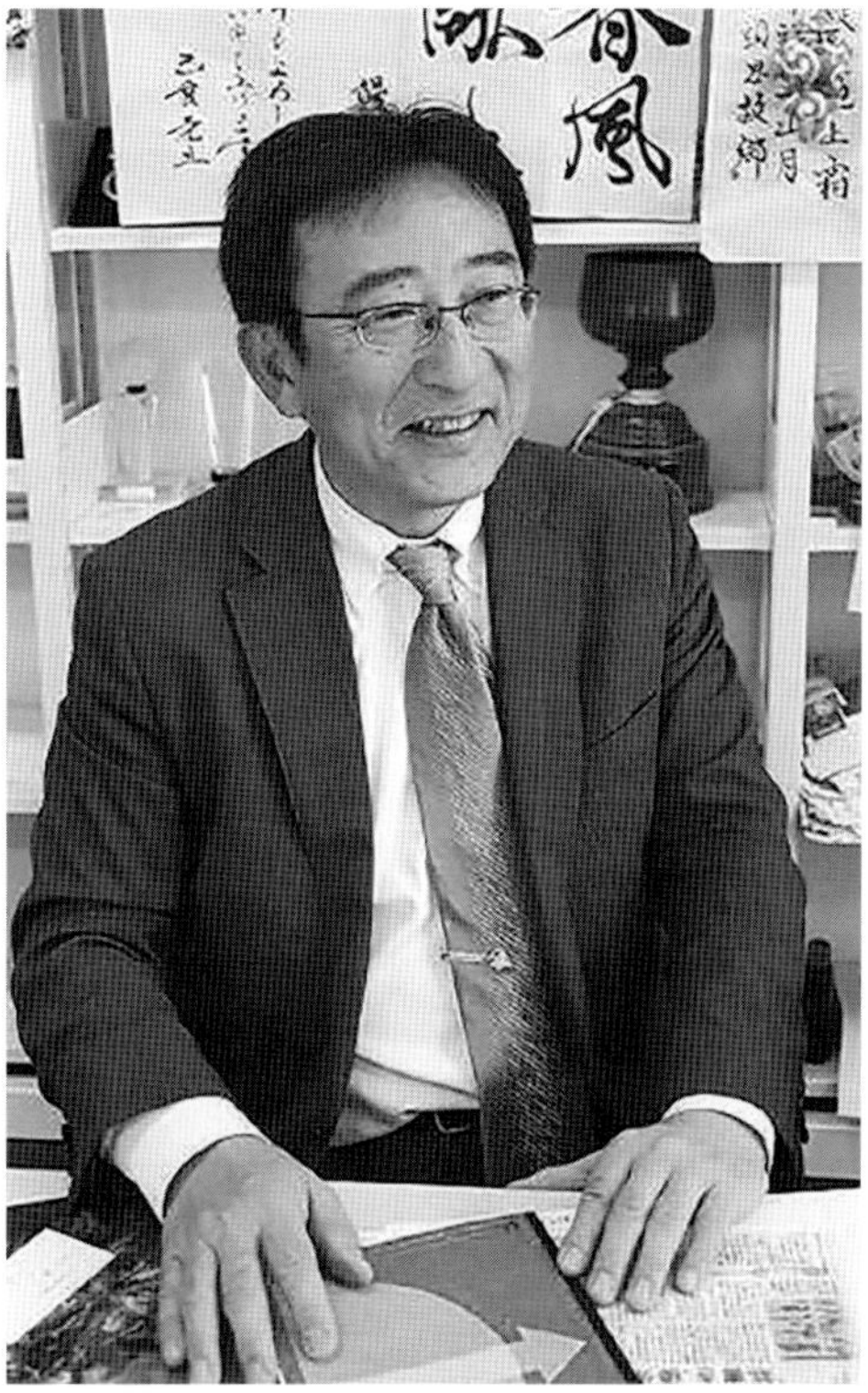

大阪高裁の再審決定文の組み立てを「イチローが突然現れたような感じ」と例えた水野智幸法政大法科大学院教授

【冤罪の解き方】(6) 暴かれた〝筋書き〟の破綻

「齟齬《そご》」。辞書によると、語源は中国語で「上下の歯がかみ合わないこと」。転じて、食い違うこと、掛け違うこと、行き違いが生じること、などとある。

呼吸器事件で、大阪高検が最高裁に提出した特別抗告申立書の中にその言葉を見つけたときは、正直、驚いた。そこには、こう書いてある。

「確かに、被害者の異常を発見した時点で人工呼吸器の管がつながっていたか否かという点で、解剖時に解剖医が得ていた情報と、確定判決が認定した事実に齟齬がある」

ここで言う「解剖時に解剖医が得ていた情報」と、一方の「確定判決が認定した事実」とは何か。患者死亡時の人工呼吸器のチューブの状態のことだ。鑑定書は「外れていた」ことになっており、確定判決は、つながっていた、と認定した。正反対だ。かみ合わない、とか、食い違う、という次元の問題ではない。

アラームの〝関門〟

「チューブの問題は、検察の致命的な欠点。それを指摘され、認めてしまったらね」。元裁判官の安原浩弁護士は、この期に及んでの検察の反論を「無理がありますね」と評した。

供述弱者の元看護助手西山美香さん(39)は、この誤った鑑定書をもとに、警察官や検察官に「うその供述」をどう誘導されたのか。再審へと導くには、そこを解くカギが必要だった。

この事件を西山さんが企てた殺人事件に仕立てるためには、避けて通れない〝関門〟があった。それは、チューブを外すとけたたましく鳴り響くアラーム(警報)音を、殺害時にどう鳴らないようにするのか、という難題だった。

呼吸器に詳しい病院内の技師に対し、警察が「殺害方法」の指南を求める驚くべき質問が、技師の供述調書に残っている。

「人工呼吸器を装着した所謂《いわゆる》、植物状態の人を誰にも知られずに人工呼吸器を操作して殺害する方法はどんな方法があるのか」

技師は、この質問に「私自身、人の命を助ける仕事に就いていますので考えたこともないのですが」と、とまどいながら「もし、殺害するとしたら」と、完全犯罪マニュアルとでもいうべき手順を、呼吸器の特殊な機能をもとに説明した。

アラーム機能はこうだ。(1)チューブが外れると一拍おいて鳴る(2)消音ボタンを押すと消える(3)一分後に再び鳴る。

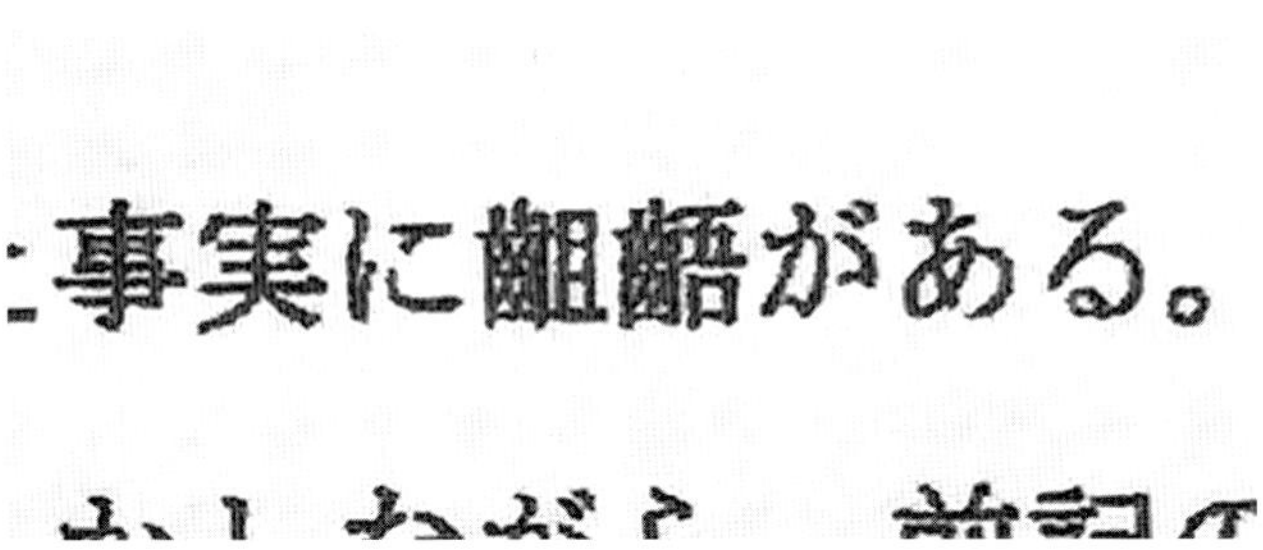
事実に齟齬がある。

検察自ら特別抗告申立書で認めた「事実」の食い違い

アラームを鳴らさないためには、チューブを外してすぐに消音ボタンを押し、一分たつ前に再び押す。これが技師の答えだった。だが、この完全犯罪マニュアルには、問題があった。

第一に、思いついてすぐに実行できるような手口ではない。「かなりの訓練が必要ではないでしょうか」と技師は補足した。第二に、成功させるには、再び鳴りだすまでが「一分」だと正確に知っている必要がある。一瞬でも遅れると鳴りだすからだ。病院内にその「一分」を知る看護師は一人もいなかった。しかし、警察はつじつまさえ合えばよかったのだろう。「鳴り続けていてもほっておきました」という西山さんの当初の供述はまるで変わり、突然キーワードの「一分」が登場する。

「消音ボタンを一回押せば、一分間アラームが消え、そのたびに消音ボタンを押した」

調書には、二度目の消音ボタンを押す前に西山さんが、頭の中で「一、二、三…」と六十まで数えた、という供述も加わった。しかし、検事は正看護師でさえ誰も知らなかった機能を看護助手が「知っていた」では、公判を維持できない、と思ったのだろう。検事による調書では「知らなかった」になった。

高裁が矛盾を発見

不自然な供述の変化の中に、大阪高裁(後藤真理子裁判長＝現東京高裁部総括判事)の三人の裁判官は、弁護団でさえ気づいていなかった決定的な矛盾に気づいた。

「知らなかったのであれば、なぜ、一分を頭で数えたのか」

再審決定文では、チューブの「外れ」をめぐる客観的な事実の誤りから、自然死の可能性を指摘。それだけで結論を導かず、供述の「誘導」があった可能性から、自白の信用性を突き崩した。チューブは「外れていた」か「つながっていた」か。一分を「知っていた」か「知らなかった」か。客観的事実、誘導された自白とも論理が破綻した検察側の申立書には、二本立ての矛盾のいずれに対しても、納得のいく明確な反論は見当たらない。

事実の誤り、供述の誘導にもとづく検察のシナリオそのものが完全に「齟齬」を来している。

(２０１９年２月17日　秦融)

【検察の思考回路】(1) 「目つぶって墨守」が正義

いったん「クロ」と決めて起訴したら、止まらない。とても正常とは思えない「正義」への固執はどこから来るのか。特異にも映るその精神構造を読み解きたい。

◇

「いつまで肩身の狭い思いをしなければいけないのですか？（略）最高裁は、いつ決定を出してくれるのですか？（略）私は、再審請求をやめようと、思っています」（二〇一八年十二月十五日）

大阪高裁で一七年十二月二十日、待望の再審開始決定を受けた西山美香さん(39)から、こんな言葉を何度聞かされたことだろう。西山さんは時には私を問い詰める口調で、行き場のない怒りをぶつけてきた。ここに示したのは通信アプリに残された彼女の言葉そのままだ。

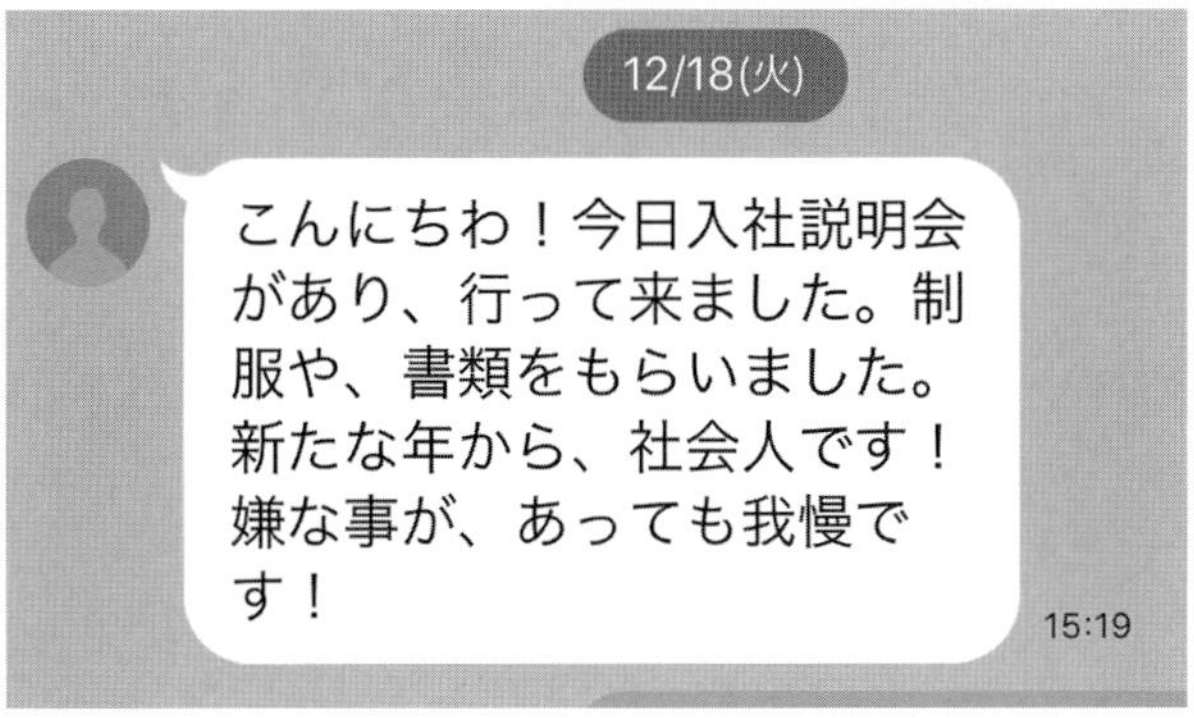
12/18(火)
こんにちわ！今日入社説明会があり、行って来ました。制服や、書類をもらいました。新たな年から、社会人です！嫌な事が、あっても我慢です！
15:19

取材班のメンバーに、新しい職場が決まった喜びを伝える西山美香さんからのメッセージ（2018年12月18日）

高裁の決定から、最高裁で今年三月に再審開始が確定するまで一年三カ月。そんなにも待たされたのは、検察が高裁の決定を受け入れず、特別抗告し、意見書の提出に不要ともいえる時間をかけたからだ。その間も西山さんは不安にさいなまれた。

「もう裁判するのに、疲れた。生きている意味がない」（一九年一月十一日）

「なんかまだ不安になってくるの。裁判所から、結果がでないから」（一九年一月十二日）

出所後、最初はコンビニのレジ係のバイトで社会復帰をスタートし、その後、ハローワークに通い続け、何社も面接試験を受けた。山あり谷ありの道中で、西山さんの足を「特別抗告」が引っ張り続けた。母令子さん(68)が同僚記者に送ったメールからは、不安定な娘の状況を案じる親の思いが伝わってくる。

「気分の浮き沈みがあるのと、職安に何度も相談に行き、だいぶ仕事の事で焦っている様です」（一八年八月二十九日）「就職が早く決まり、落ち着いて日々送ってくれればと、親として願っています」（同十一月十五日）

社会復帰果たしたが

昨年末、念願の社員としての採用にこぎつけた。これまで、本人も家族も気づいていなかった障害を、さまざまな葛藤を経て受け入れた末、障害者雇用で得ることができた職場だった。だが、不安な日々は今も続く。近く開かれる再審公判で有罪主張を検察が続けることになり、心待ちにしている無罪判決がさらに遠のいたからだ。一人の「供述弱者」を、組織をあげてこのように追い詰める必要があるのだろうか。

本欄でも再三取り上げてきた通り、西山さんの有罪判決の根拠となった死亡患者の司法解剖鑑定書には「呼吸器のチューブが外れていた」との誤認があり、窒息死の有罪主張には決定的な矛盾がある。検察は、そこに「齟齬《そご》がある」（特別抗告申立書）とまで認めながら、あきらめない。これが、果たして「正義」と呼べるのか。私が理解に苦しむのは、この一点にある。

その疑問を元検事たちにぶつけてみた。

元検事の郷原信郎弁護士(64)は「検察は、自分たちがいったんクロだと言ったら、そのままクロで突っ走る」と明言。「有罪を主張する手段さえあれば、必ずそこに駒を進めるやり方。足利事件のDNA鑑定のように客観的に否定された場合か、法的な手段が見つからない、という特別なケース以外は引き返さない。今回のケースは『正しく立証していたら有罪になったはずで、それ（立証）をやり損なっただけだ』という考えでしょうね」と分析する。

検察内部の問題を自著「検事失格」で赤裸々につづった元検事の市川寛弁護士(53)は「『検察庁の起訴に間違いはない』という幻想を信じているのが前提ですよ。なかなか『起訴そのものが悪かった』という結論を出さない」と言う。「再審はなおさらで、確定判決は絶対に崩してはいけない、目をつぶって墨守するしかない、それが正義なんだ、と考える。ほかの再審請求事件での対応を見ても、それ以外の理由では説明がつかない」と解説した。

起訴後　フリーズ状態

墨守とは中国の故事に由来し、自説をかたくなに曲げないこと。検察の頭の中は、十五年前の〇四年七月の起訴の時点から「有罪」でフリーズした状態にある。

起訴後の有罪率が99・9％の中で「検察には起訴した事件が無罪になることは大変な衝撃ですよ」と元検事の国田武二郎弁護士(71)は言う。「最高裁で確定したのになんでやり直しするのだと。『俺たちが事件のことを一番よく知っている、自信を持って起訴して有罪になったのに』という考えだろう」。特別抗告、再審での有罪立証に対し、こう苦言を呈する。

「検察はもっと謙虚であるべきだ。素直な気持ちで事件を見直す勇気が必要だ」

（２０１９年６月９日　角雄記）

【検察の思考回路】(2) 勝敗にこだわる体育会系

警察が無実の人を罪に陥れ、暴走したとき、止めるのが検察だ。だが、呼吸器事件では事実誤認、供述誘導が明白でもなお、一人の女性の人生を踏みにじり続ける。そこにある「正義」とは何なのか。検察の思考回路を分析する。

◇

「体育会系」という言葉にどんなイメージを持つだろうか。プラスの側面をとらえるなら、チームが一体となって切磋琢磨《せっさたくま》し、勝ち負けにこだわり、時には鉄の団結とも称される固い絆の組織だろう。反対に、マイナスにとらえると、上下関係が厳しく、上の言うことは絶対。疑問を差し挟まず、黙って従う、といったイメージだろうか。

「有罪立証するってニュースで見て、びっくりしたんです。検察ってすごく体育会系の組織だって、あらためて思いましたね」

そう語ったのは元厚生労働省事務次官の村木厚子さん(63)。検察が証拠のフロッピーディスクを書き換え、後に改ざんが判明した「郵便不正事件」で、大阪地検特捜部に逮捕、起訴された冤罪《えんざい》被害者として知られる。

村木さんが見たというのは、呼吸器事件の再審で検察が西山美香さん(39)に対して「有罪」を主張する、との報道。取材前日の四月二十三日に、裁判官と検事、弁護士による再審公判の事前協議の場で、検察が通告し話題になっていた。事実上、元被告に無罪を言い渡す場になっている再審で、検察が有罪主張をするのは異例のケースといえる。

非常に閉鎖的な社会

突然あらぬ罪を着せられ、無罪判決を勝ち取るまでの一年三カ月、検察との闘いを余儀なくされた村木さんから、ぽろりと出た「体育会系」という言葉は、もちろん、マイナス側のとらえ方。違反タックル事件を起こした日大アメフット部を引き合いに「非常に閉鎖的で、よく似ているなあと思いましたよ」。村木さんは、検察が引き返せない理由の一つに「勝ち負け」にこだわる特殊性を挙げる。

「一般的な官庁には通常、『勝ち負け』はない。敵なんかいないし、いろんな立場の人の言い分を聞き、落としどころを考えるのが役所の仕事です。でも、同じ公務員でも検事の場合は弁護側との勝ち負けの構図になっていますよね。裁判用語だって、勝訴、敗訴ですし」

いったん容疑者を「クロ」と判断して起訴すれば、ほとんど引き返すことをしない。その背景をこう解く。

「検察は正義の味方で、相手は悪いことをした犯罪者だという構図が前提になっていて、はっきり言えば、マスコミの応援を受けながらやっている。社会的に大事な仕事をしている、という意識と国民の期待、信頼を裏切れないと思うから、素直に間違いを認められない。止まれないんですよね、検察は」

スポーツならいざ知らず、大切なのは勝ち負けよりも真実であることは言うまでもない。いや、スポーツでさえ、時には勝負よりもフェアプレー精神が優先される。ところが、今の検察には証拠の改ざんだけでなく、証拠隠し、供述の誘導、真実を度外視したかのように徹底抗戦する姿勢に、不信の目が向けられる。検察内部の問題を自著「検事失格」で赤裸々につづった元検事の市川寛弁護士(53)は「私が現役の検事だった当時のことですが」と断った上で、こう明かす。

立証の困難さを競う

「検事の自慢話は、基本的には自分が『いかに勝負したか』という話です。仮に十の証拠が必要な事件があったとして『俺は八の証拠で起訴したことがある』と誰かが言うと『いや俺は七でも勝負した』とか。反対に『俺はこういう無罪判決をもらった経験があるから気をつけろ』という助言を聞いた記憶は、ほとんどない」

呼吸器事件で、私たちは検察の特別抗告申立書に書かれた「齟齬《そご》(=食い違い)がある」というフレーズに驚いた。呼吸器のチューブを「外れていた」と誤認したまま、司法解剖鑑定書が窒息死と判断した問題を指していた。間違いを認めながら自説を曲げない検察を象徴するような文言を、市川さんはこう評する。

「初めて見るような文じゃないですね。負けそうになれば、こういう文言も書きます。負けそうだけれど、負けを認められない。頭では負けると分かっているけど、負けるわけにいかない。だから、苦し紛れで書くんでしょう」

検察に「正義」への期待はあっても、それは「負けないこと」ではない。呼吸器事件で、この期に及んでの有罪主張に村木さんは言う。

「負けて、『だめなことはだめ』って分かってもらわないとしょうがない。負けることで、彼らも勉強になるんですよ。私の時だって、負けなければ、あの事件から何にも学ぼうとしなかったでしょうから」

(2019年6月16日　角雄記)

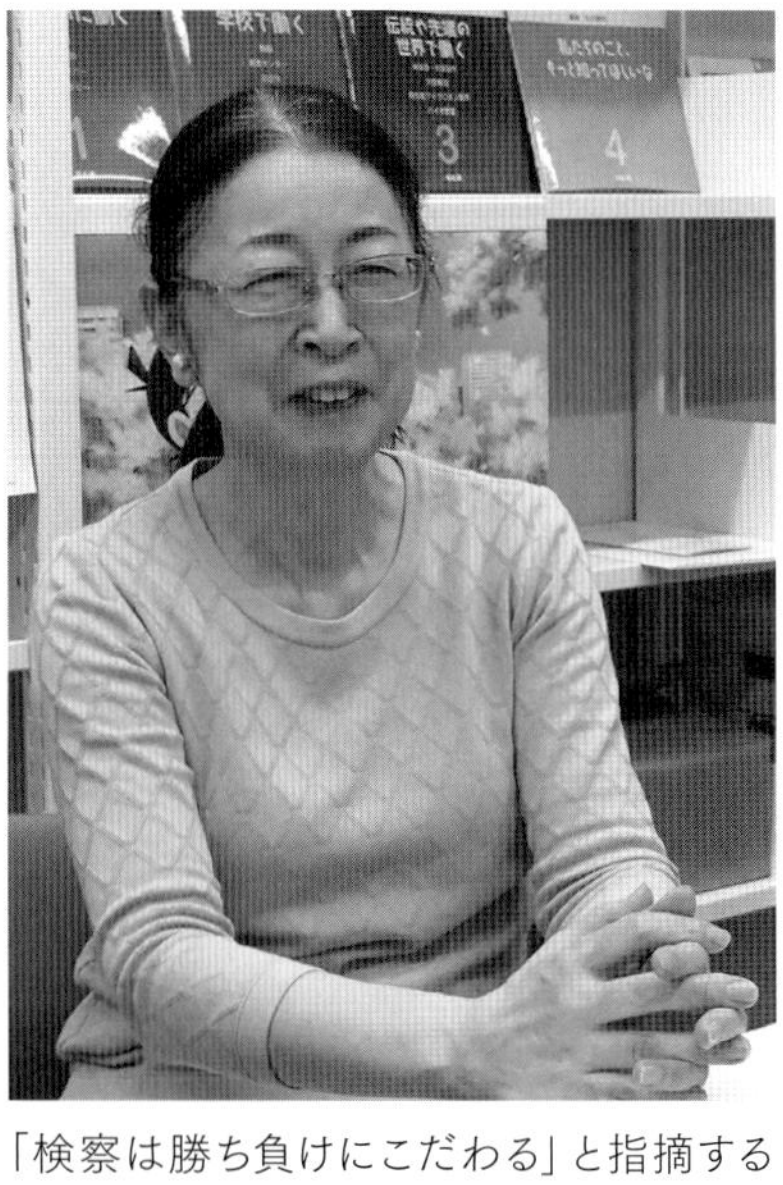

「検察は勝ち負けにこだわる」と指摘する村木厚子さん(角雄記撮影)

【検察の思考回路】(3) 不都合な〝真実〟は隠す

「それでも地球は回っている」

イタリアの天文学者ガリレオ・ガリレイがカトリック教会の権威にねじふせられながらも、そうつぶやいたとされる中世の宗教裁判のシーンは、無実を訴える冤罪《えんざい》被害者が検察という権威にねじふせられてしまう、この国の現実によく似ている。

中世のカトリック教会が「動いているのは宇宙の方だ」という迷信をごり押しするよりどころは、神という絶対的な存在だったが、現代のこの国の検察はいったい何をよりどころに正しさを主張しているのだろうか。ナゾ解きのヒントをくれたのは、元検事の市川寛弁護士(53)だった。

「証拠を見せない、という前提に甘えて自分たちを正当化しているんでしょうね」

どういうことか。市川弁護士は続ける。

「検事は裁判官も弁護士も見てない証拠を見ている。全ての証拠を見て有罪と判断しているのに、有罪でないと言うのはけしからん、文句は言わせない、という正当化です。『何にも知らない裁判官や弁護士が何を言うか』とね」

証拠を見せず優位に

証拠を見せないことで優位を保つというおかしな手法が、驚いたことに司法界ではまかり通ってきた。呼吸器事件の弁護団長で元裁判官の井戸謙一弁護士(65)は言う。

「司法修習の時も(教官役の)検事はそう言ってました。時間をかけて膨大な資料を集めているのはその通り。それに対し弁護士の接見なんて、当時はアクリル板越しに二十分程度。圧倒的な情報格差があり、検事の話に『そうだろうな』と受け止めてしまう空気はありましたね」

たとえそれが司法界の常識でも、市民にとっては非常識でしかない。

「検事が全て知っているんだ、ですか」

郵便不正事件の冤罪被害者として、検察がつくる冤罪のからくりを目の当たりにした元厚生労働省事務次官の村木厚子さん(63)が、検察の独り善がりな論理に苦笑した。事件後、司法改革の法制審議会特別部会で委員を務めた村木さんは「証拠開示には、検察・警察はものすごい抵抗でした。見せたくないものは見せないというやり方を、何としても守ろうとしているように見えました」と振り返る。

元検事の国田武二郎弁護士(71)も「表に出したらまずい不都合な証拠を持っている可能性は考えられます。墓場まで持って行きたいようなのがね。現場の検事は上層部にも不利な証拠を隠し、有罪に固執する傾向がある」と話す。

天文学が迷信から抜け出すきっかけは、望遠鏡の発明で星の動きがより正確に見えるようになったことだという。検察が集めた証拠にも「証拠開示」という望遠鏡がなければ見られないものがある。有罪に必要な証拠は法廷に出てくるが、無実を示唆する証拠のほとんどは隠される。「証拠開示」を拒否する検察の態度は、望遠鏡を独占して手放さないのと同じことだ。

決め手を覆した開示

先ごろ再審で無罪が確定した松橋事件(一九八五年、熊本県)では「シャツ片を凶器の小刀の柄に巻き付け、犯行後に燃やした」という自白が有罪確定の決め手だったが、あるはずのないシャツ片が証拠開示で出てきた。

「自白がうそだと検察は知っていたってことですよ」と憤る井戸弁護団長は、再審での証拠開示の必要性を強調する。呼吸器事件では、これまで法廷に出された病院関係者らの調書の多くは、事件発生から一年後、警察の筋書きに合わせて再聴取されたものばかり。検察が出していない、発生直後の生々しい調書の中に、無実を裏付ける証言が眠っている可能性がある。

男性二人が再審無罪となった「布川事件」(六七年、茨城県)をめぐる国家賠償訴訟で、東京地裁は元被告に有利な証拠を隠した検察のふるまいを「違法」と断じ「検察は刑事裁判で真相を追求する義務がある」と述べた。

時代の流れは変わりつつある。真実を見分ける証拠は税金によって集められたものであり、検察の権威を保つための道具でないのは、当然のことだ。「証拠を隠すことでしか成り立たない正義」という〝迷信〟にこれ以上振り回されるわけにはいかない。

(2019年6月23日　角雄記)

証拠開示で検察の対応が問題になった事例

【布川事件】(茨城、1967年)
有罪確定前に東京高裁が検察に手持ち証拠のリストを提出するよう要請したが拒否

【大崎事件】(鹿児島、1979年)
再審請求審で「証拠はこれ以上存在しない」とした回答が後に虚偽と判明

【松橋事件】(熊本、1985年)
自白で「燃やした」と説明されていたシャツ片を保管していたことが判明

【大阪強姦(ごうかん)事件】(2004、08年)
再審請求審で大阪地裁が証拠の一覧表の交付命令を出したが拒否

※西暦は発生年

【検察の思考回路】(4) 人権より組織への忠誠

「われわれの人生が懸かっているんだぞ！」

ミサイルを迎撃する「イージス・アショア」を配備する地元説明会で、居眠りをしていた防衛省の職員に対して飛んだ、住民の怒号。再審に向け、大津地裁で六月十二日に開かれた裁判官、検察官、弁護人の二度目の三者協議に同席した西山美香さん(39)も、怒号の主と似た気持ちにさせられたのだろう。協議後の会見でこう言った。

「何を考えているのか、よく分からなかった。はっきりとものを言えないあの検察官に、もう一回被告人と呼ばれるのは、腹立たしいです」

三者協議の場に出てきた大阪高検公安部の飯浜岳検事と大津地検の斎藤一馬検事。非公開の場で、何があったのか。弁護団の説明によると、こうだ。

立証を弁護側に迫る

前回の協議で裁判所は検察側に「再審開始決定で争点となった点(死因、供述の誘導など)について、どういう証拠で立証するのか、明らかにしてほしい」と要求していた。ところが今回、検察側は「この事件は検察が争点について明らかにするのは難しい。弁護側の意見を先に聞きたい」と言ったため、裁判所側も「えっ？」となった。

裁判所 「それは筋違い。検察が先に明らかにしてほしい。二週間でできますか」

検察官 「この場で言えない」

裁判所 「仮に二週間過ぎたとしても、なるべく早く出してほしい」

検察官 「最終的に出せないかもしれない」

その様子に「あきれた」という弁護団長の井戸謙一弁護士(65)は「検察の全体の方針として有罪立証をすることになり、担当検事が苦慮しているのではないか」と印象を語った。同席した別の弁護士も「現場の検事は、有罪立証に乗り気ではないんじゃないか、と感じた。検事は上意下達が厳しいから、組織の方針に従うしかない。ある意味で気の毒」と言う。

単に組織の歯車として出てくるのなら、冤罪《えんざい》を晴らすのに人生を懸けている西山さんに失礼であるばかりか、法律家として失格だろう。なぜ、そのようなことが起きているのか。

元検事の郷原信郎弁護士(64)は「検事を辞めて弁護士に転じても、生計を立てるのが難しい」と指摘し、司法改革が弁護士過剰をもたらした時代背景があるとみる。

「独立して食えない以上、組織の中で生き残っていくしかない。そう思っている検事が増えているのは確か。だから『有罪立証』の方針が上の方で先に決まってしまうと、水を差すようなことが言えないんですよ。法律家の良心に従って個々の検事が判断する検察本来のシステムが、機能しなくなっている」

無責任な有罪立証のもとをさかのぼれば二〇一七年、最高裁への特別抗告にたどり着く。その申立書には大阪高検の三浦守検事長(当時)の署名がある。三浦氏はその二カ月後、最高裁の判事に就任。自ら行った特別抗告はことし三月、同僚判事三人に三くだり半の決定文で棄却された。さぞ、ばつが悪かったことだろう。なぜ、まともな判断ができなかったのか。

事なかれ主義の判断

元検事の市川寛弁護士(53)は「世間的には『特別抗告するな』の判断がまっとうでも、特別抗告をしなかったら、検察庁では、あしき前例をつくった張本人になってしまう」という。郷原弁護士もトップとしての判断を「組織のメンツとか、事なかれ主義でしょう」と読む。

郵便不正事件の冤罪被害者で、元厚生労働省事務次官の村木厚子さん(63)は「検察に限らず、組織を変えるには大変なエネルギーが要る。それにチャレンジする勇気が持てない時には、『自分一人が組織を裏切れない』と思い、どこかで『これは必要悪だ』と自分を納得させようとしてしまうのでしょう」と分析する。

矛盾する内容に目をつぶり、一人の供述弱者の「人生」をなおも狂わせ、追い詰めるような判断が問われることはないのか。「『これ以上、被疑者・被告人を苦しめるな』と言えば止まったはず。署名した責任は重い」と特別抗告での対応を疑問視する元検事の国田武二郎弁護士(71)は、国民審査の対象でもある最高裁判事に任命された現実に目を向け、こう語る。

「今回の経緯は、審査の参考資料に出てきてしかるべきでしょうね」

(2019年6月30日　角雄記)

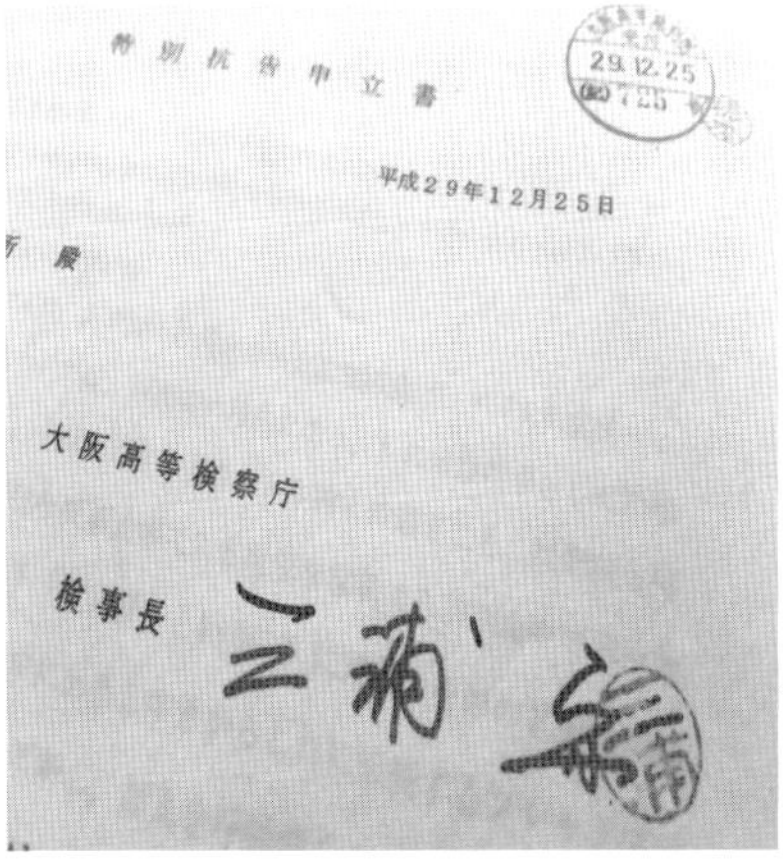

大阪高検の三浦守検事長(当時)の署名がある特別抗告申立書

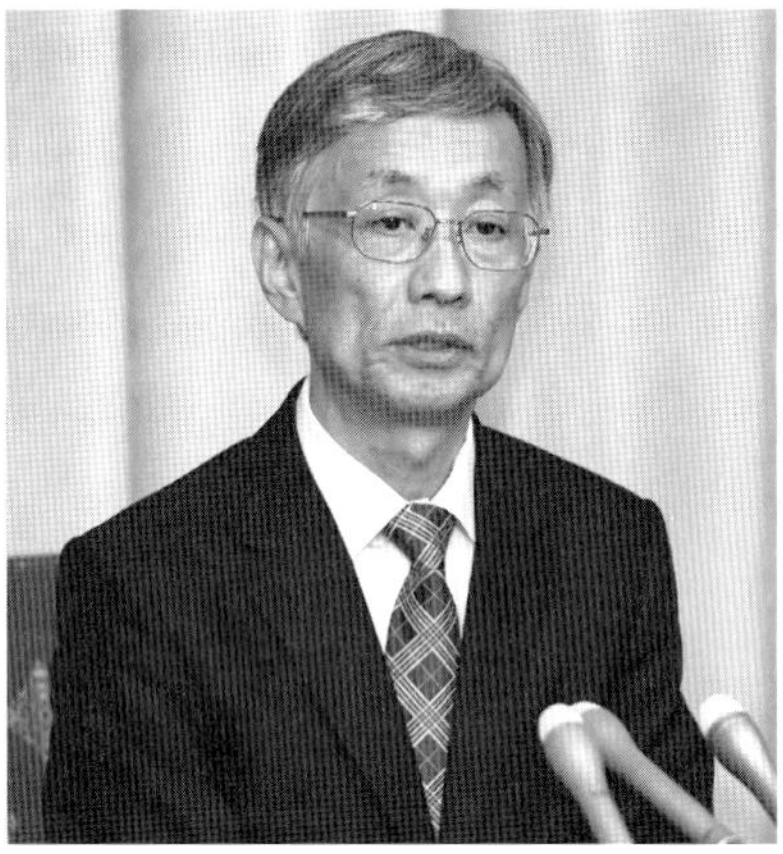

三浦守　最高裁判事(共同通信)

【冤罪を導く調書】(1) 自白の〝作文〟ためらいなし

供述弱者の西山美香さん(39)を冤罪《えんざい》に陥れたのは「うその自白」だった。取り調べや供述調書をたどると、供述弱者でなくても、無実の人を罪に陥れる古典的な捜査手法が見えてくる。トップ官僚が同じわなに陥れられた郵便不正事件と重ね合わせ、冤罪を導く捜査手法を検証する。

◇

一読したときから、その劇画チックな〝語り〟に違和感を覚えた。

「呼吸器の消音ボタンの横の赤色のランプがチカチカチカチカとせわしなく点滅しているのが判《わか》りました」

チューブを外した、という「うその自白」のところでの場面だ。小説を気取ったような表現がその後に来る。

「あれが、Tさんの心臓の鼓動を表す最後の灯だったのかも知れません」。極め付きは、殺害を告白した直後に出てくるフレーズだ。

「こんなこと、誰にも話せませんでした。刑事さん、私は本当に悪い女ですね」

昭和の刑事ドラマに出てくるような、古風な女性容疑者が名刑事に心を開く〝泣かせる〟場面を想像しそうなせりふは、平成の二十四歳の看護助手には、いかにも不似合いだった。劇画、小説、ドラマ調のどれもが、作者「A刑事」の供述調書の抜粋だ。

「裁判で『具体性、迫真性』を問われるため、それを求めたんでしょう」

そう話すのは、郵便不正事件の冤罪被害者として、検察がつくる冤罪のからくりを目の当たりにした元厚生労働省事務次官の村木厚子さん(63)。西山さんの調書を二〇〇五年の一審大津地裁は判決文で「極めて詳細かつ具体的」と信用性を高く評価している。

郵便不正事件は、同省の係長が障害者団体の証明書を単独で偽造したのに、当時課長だった村木さんの指示であるかのような供述調書が作成された。そこには二人の架空の会話がいくつも出てくる、という。

話したことないのに

「二人の会話がとてもリアルで、『ちょっと大変な案件だけどよろしくね』とか、『決裁なんかいいから早く作りなさい』とか、『ありがとう。あなたはこのことを忘れてください』とかいっぱい書いてあるんです」と振り返り、驚きの事実を明かした。

「私と彼が、裁判が終わってからたった一回だけ会いました。会ってお互いが、こう言ったんです。『私たち、口利いたことありませんよね』『僕たち、口利いたことありませんよね』って。私も、どうしても聞いておきたかったし、彼も全く同じで、どうしても確認したかったんですって。『おはよう』『こんにちは』すら言ったことなかったことを、確認したかった」

言葉を交わしたことのない二人の会話がなぜ、供述調書に記録されるのか。

村木さんは、係長から聞かされた取り調べの内容を著書「日本型組織の病を考える」でこう書く。

「証言では、ひどい取り調べの様子も明らかになりました。逮捕後、彼は検事に『証明書の偽造は独断でやった』と何度も訴えたのに、無視され、ちっとも聞いてもらえない。反対に記憶の曖昧さを突かれ、再逮捕や勾留延長をちらつかされる。いろいろなことを検事から言われるうちに、混乱し、自分の記憶に自信がなくなってしまう。眠れなくなり、精神的にも肉体的にも限界が近づく中、検事が望む通りにしなければいつまでたっても家に戻れないと思い始める。自分に負けてしまい、私の関与を認めてしまったと、涙ながらに証言しました。係長は『でっち上げです。検察官の作文です』とはっきり証言しました」

郵便不正事件を契機に、録音録画の必要性が議論され、裁判員裁判対象事件など導入されることになった。しかし、制度が前進しても、意識が変わらなければ同じなのだろう。

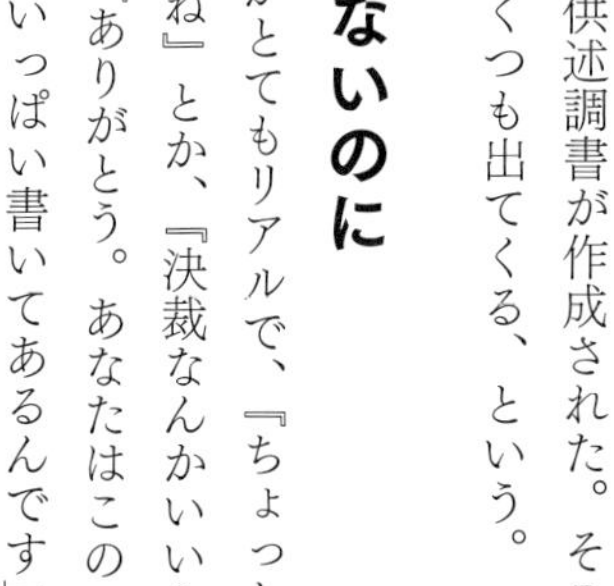

郵便不正事件で調書の「作文」があったと指摘する村木厚子さん＝東京都内で

その実例がことし三月、抵抗できない状態の実の娘と性交したとして準強制性交罪に問われた男性被告に名古屋地裁岡崎支部が無罪を言い渡した事件だった。判決の是非は別として、この事件で注目すべきは、娘が「抗拒不能」であることを認めていた父親の供述調書が検察による作文だった、ということだ。判決文はこう指摘する。

録音録画下でも強行

「録音録画したDVDを検討すると、同供述部分に対応する被告人の供述が見当たらないか、取り調べを担当した検察官が断定的に問いただした内容に対して被告人が明示的に否定しなかったことをもって被告人が供述したかのような内容として記載されていることが確認できる」

録音録画されながら、話してもいないことが供述調書になる現実は、今も変わらない、ということだ。いったん逮捕・起訴したら有罪のために手段を選ばない。そんな思考が「作文」という禁じ手へのためらいを失わせるのか。供述弱者に限らず、今なお架空の「自白」で罪に陥れられるリスクは、この国の誰にとっても人ごとではない。

（2019年12月15日　角雄記）

【冤罪を導く調書】(2) 雑談で仕立てられる動機

西山美香さん(39)を「うその自白」に追い込んだのは、自白偏重の古典的な捜査手法だった。トップ官僚が同じわなに陥れられた郵便不正事件(二〇〇九年)と重ね合わせ、無実の人を有罪へと追い込む供述調書の作り方を読み解く。

◇

動機は何か。事件が起きるたびに注目される。私自身が取材に携わった過去の大きな事件でも、動機に重点を置いて取材したり、記事を書いたりしてきたと思う。読者のみならず、事件の被害者も動機を知りたいと願うのが通常だろう。動機の解明は、事件捜査や裁判の中心を占めているとも言える。

近く再審公判の始まる呼吸器事件では、元看護助手の西山美香さんが患者を殺害した動機は「病院への不満」とされた。起訴状(二〇〇四年七月二十七日付)には、動機はこう書かれている。

「病院看護師らの自己に対する処遇等に憤まんを募らせていたところ、そのうっ積した気持ちを晴らすため同病院の入院患者を殺害しようと企て」

ストーリーありきで

西山さんによれば、看護助手への処遇に不満を持っていたことは事実だ。西山さん自身が、同年十月十九日の第二回公判で「病院や(上司に当たる)看護師にいろいろ不満を持っていたことは間違いありません。しかし、Tさんに殺意を持って、人工呼吸器のチューブを引き抜いて殺そうとした事実はありません」と述べている。

西山さんは、刑務所に収監中に捜査を振り返ってノートにつづり、殺人の動機が取り調べ刑事との雑談の中で「出来上がった」とする経緯も明かす。

「病院に対する不満もきかれたので言ったら/A(刑事)にかってにストーリーを作られ調書にされてしまい私はTさんをころそうなどとは思ってないのに」

「そしてもうこれ以上取り調べを受けてもどうせ私のことなんかわかってくれへんのやという思いとで私が病院に対する不満を弱い立場の患者さんにむけてTさんをちっそく死させたという調書に署名、なついんした」

雑談から動機が出来上がった経緯を「よく分かります」と話すのは、後に検察の証拠改ざんが明らかになった「郵便不正事件」の冤罪《えんざい》被害者、元厚生労働省次官の村木厚子さん(63)だ。取材班が呼吸器事件の動機が作られた背景を説明すると、自らの事件のエピソードを交え、こう語った。

「刑事と会話した内容の一部が抜き取られ、犯行動機にすり替わった、という話ですね。あれってただの雑談なんですよ。私の事件の時の係長も同じです。ただの雑談で『キャリア官僚との関係どうなの?』って質問に答えたら、動機になってしまって。取り調べ時の雑談はつい応じてしまいがちですが、それが材料に使われてしまうことはあります」

郵便不正事件とは、偽の障害者団体に証明書を発行したノンキャリアの元係長が、課長だった村木さんの公印を勝手に押したことに端を発する。検察は、キャリア官僚がノンキャリアを踏み台にしている、とか、係長が無断で証明書の偽造に手を染めることはあり得ない、といったストーリーに固執。冤罪を生む要因となった。

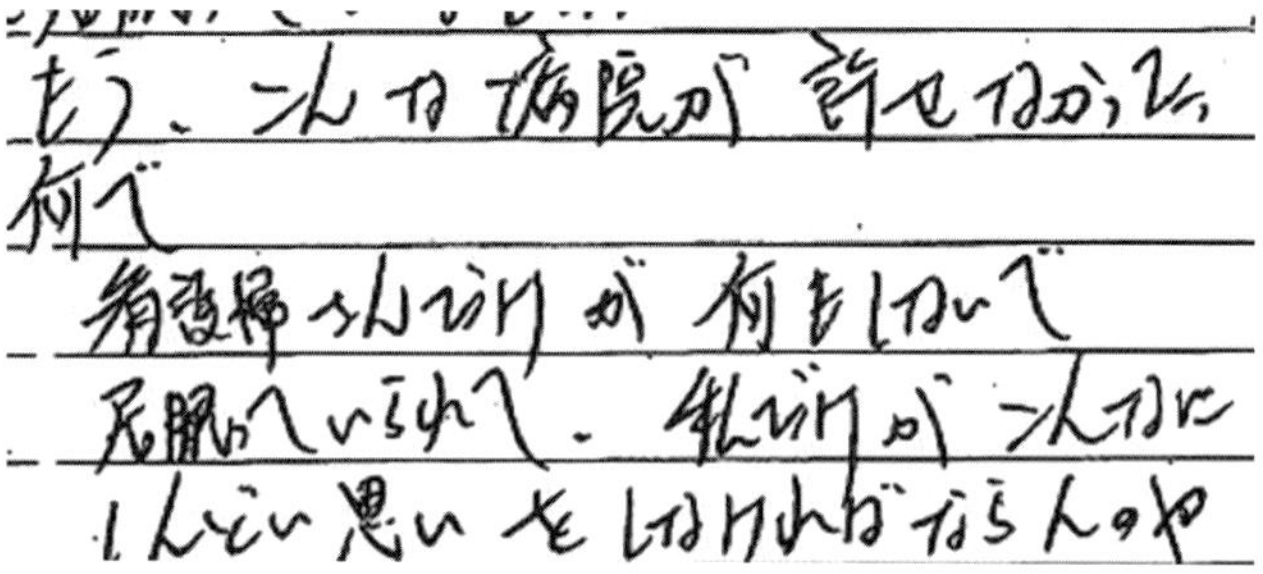

刑事に雑談で話した愚痴が「許せなかった」という犯行動機にすり替えられ〝作文〟された供述調書

村木さんは言う。「逮捕という慣れない状況に陥ればパニックになるし、密室の取調室では頼る人は取調官しかいない。優しくされたり脅かされたりと、いろいろする中で、どんどんどんどん迎合していく。調書って、真実から離れていくチャンスが何重にもあるんです」

なぜ検察は〝迎合〟を

取調官の警察官が作り上げた可能性が高いストーリーに、なぜ、検察は〝迎合〟してしまったのか。そもそも、病院への不満を晴らす方法が「殺人」というのは、少し飛躍しすぎではないだろうか。元検事の市川寛弁護士(54)も公判資料に目を通し、この動機にすぐに疑問を感じた、という。

「この動機は、そう簡単に納得できないですよね。『なんでそうなるのか』と。動機と犯行が、なかなか結びつかない」

その上で、検察に課せられた、時に暴走しがちな警察の捜査を軌道修正する役割の重さを、あらためて強調する。

「警察が自白を取ってきても、『ちょっと待て』と一歩立ち止まるのが検事の仕事です。検事はある意味で『物分かりが悪く』なければいけないと、つくづく思います」

供述調書は、時には強引に、時には都合の良い部分だけを集め、作成されることがある。冤罪事件には、被告本人にせよ、参考人にせよ、虚偽自白の供述調書が常に存在する。呼吸器事件も、郵便不正事件も、残した教訓は同じだ。

(2019年12月22日　角雄記)

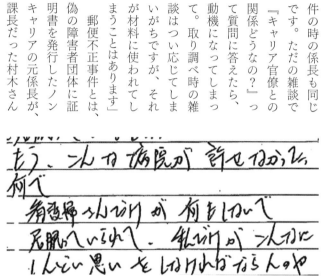

【冤罪を導く調書】(3)　「うその自白」2人に1人

刑事事件の取り調べを受ける経験は、多くの人にとって縁のないことだ。だから、うその自白に陥る心境というのは、想像するのがなかなか難しい。ましてや、その確率が「二分の一」と言われても、信じ難い、と思うだろう。

無罪判決を待つ西山美香さんは、殺害から犯行の手口に至る詳細な「うその自白」をしたことについて「最初にうそをついているからつじつまが合わなくなり、そのたびに『ああじゃないか』『こうじゃないか』と誘導されてしまった」と語っている。

障害のある人の助けになるのであれば、と取材班のインタビューに応じた元厚生労働事務次官の村木厚子さん(64)は「彼女(西山さん)は知的障害があるからって思うかもしれないけど、そうではない」と即答し、自身が巻き込まれた郵便不正事件(二〇〇九年)で、同僚たちが次々にうその証言をさせられていった事実を明かす。

厚労省職員も手玉に

「厚労省の本省で勤務していた四十～五十代の職員十人のうち、五人は『私が関与した』と証言した供述調書にサインしているんですよ。社会経験のある人たちでさえ、そうなんです」

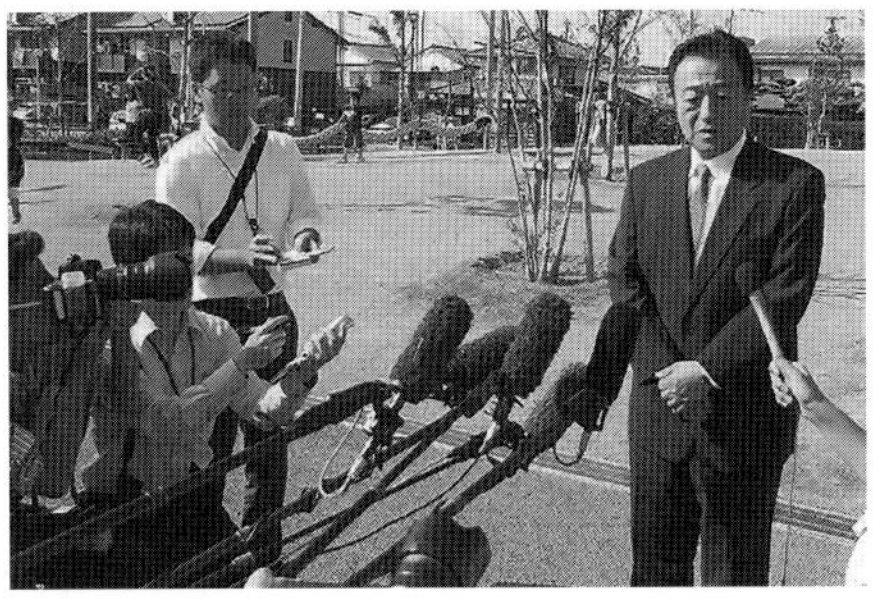

パソコン遠隔操作事件で誤認逮捕した男性への謝罪を終え、取材に応じる警視庁の幹部。郵便不正事件の反省は生かされなかった＝2012年

この職員十人のうち、一人は村木さん本人なので、実質は同僚の九人中五人。被疑者と参考人の違いはあるが、中央省庁の職員なら職務上、さまざまな組織の人を相手にしてきた経験は豊富だろうし、そのキャリアの中で培った対人関係の構築にしても、けっして苦手ではないはずだ。そんな人たちでも手玉に取られたのだから、驚かされる。

さらに事件後、密室における取り調べの抜本的な見直しの必要性が問われながら「その期待を見事に裏切る事件が起きました」と村木さんは自著「日本型組織の病を考える」で述べ、パソコン遠隔操作事件(一二年)でも、うその自白が「二人に一人」で、同じ割合だったことを指摘する。

この事件は、真犯人がＩＴを使って見ず知らずの人のパソコンを遠隔操作し、本人が気付かないうちに公共機関などへの脅迫メールを送信させ、四人が誤認逮捕された。後に冤罪《えんざい》と判明するこの四人のうち、二人は全く身に覚えがないにもかかわらず「自白」した。しかも、犯人しか知り得ない、具体性、迫真性に満ちた「供述調書」も作成され、本人がサインした。

「この四人のうち二人という確率に、なるほどと妙に納得しました。取り調べを受けた経験のない人は、この高確率を不思議に思うでしょう。しかし、今の警察、検察の取り調べを受ければ、半分の人は虚偽の自白、証言をしてしまうのが現実なのです。そして、多くの裁判では、その調書が、『具体性、迫真性がある』として証拠採用され、有罪の根拠とされるのです」(同書)

西山さんの場合は、殺人という、あまりにも重大なことだった。しかし、そこにもからくりがあったことを、私たちは出所後、西山さんから聞かされた。

「呼吸器のチューブを外した、とは言ったけど、殺したとは言っていないんです」

それを伝えると、村木さんは「よく分かります。『殺しました』と言ってなくても『同じだよね』って言われ、そう書かれた調書を見せられ『違います』って言っても『同じだよね、意味は変わらないよね』って、誘導されるんですね」とうなずき、「東住吉の事件も似てましたね。お母さんは『助けられなかったから殺したのと同じだ』と言われて『殺した』にサインしたと聞いています」と指摘した。

娘を「殺した」ことに

一六年に冤罪が確定した同事件(一九九五年、大阪市)では、後に車のガソリン漏れが原因と判明する火災を、母親と同居男性が保険金目当てで女児を殺害した、という犯行に仕立てられた。娘殺し、という恐ろしい無実の罪を自白させられた母親の青木恵子さん(55)は、当時の心境を「助けられなかったことは事実であり、ずっと自分自身を責め、やはり私が殺したことになるのだと思い込み、これ以上、耐えられない状態に陥ってしまい」などと著書「ママは殺人犯じゃない　冤罪・東住吉事件」で明かす。

冤罪被害者の多くは「こればかりは体験した者にしか分からない」と口をそろえる。村木さんは「言ってないことが書いてあることは十分にあり得る。どういう取り調べの状況で、とか、どういう文脈の中で、とかが分からないと本当は何が語られたのかは分からない。調書は、何重にも真実から離れていくチャンスがある」と訴える。

二人に一人がうその自白、だなんて。

殺してもいないのに「殺した」と言うなんて。

あなたは今もまだ、自信を持って「そんなこと、自分ならあり得ない」と言えますか。

（２０１９年1月12日　角雄記）

【冤罪を導く調書】(4) 署名〝交渉〟で追い込む

「自分からうそをついたのは、西山さんに責任がある」

ある大学で呼吸器事件をテーマに講義した後、学生から西山美香さんがうその供述をしたことを責めるような感想が戻ってきて、複雑な気持ちになった。冷静に自分を保っている状況でうそをついた、と誤解しているのだろう。しかし、密室で被疑者の立場に置かれた状況は、それとはまったく異なる。

密室で迎合させる

「人が亡くなっているという異常な事態で、すでにパニックになっている。密室では、頼れる人は取調官しかいない。優しくされたり、脅かされたり、いろいろされる中で、どんどん迎合していく。もう仕方がないんですよ」

郵便不正事件(二〇〇九年)で冤罪《えんざい》被害の経験がある元厚生労働省事務次官の村木厚子さん(64)は「厚労省に何十年も勤務している、いい年齢のおじさんたちもそうだったんですから」と西山さんを弁護する。

村木さんの言葉で最も印象に残っているのは「バーゲニング(交渉)」。同事件では、参考人として取り調べを受けた同僚九人中五人が村木さんの犯行を認める「うその供述調書」に次々にサインした。驚いた村木さんは苦悩のあまり、接見の弁護士に「どうしてみんなうそをつくのだろう」とこぼした。弁護士は「誰もうそなんかついていない」と答えた後、こう言った。

「検事が自分たちのストーリーに合う調書を勝手に作り、そこからバーゲニングが始まるんだ。弱みを突かれた人は交渉に負けて、サインしてしまう」

村木さんも今では冷静にこう理解する。

「密室では大変な圧力を心理的に受けます。取り調べられる方は、相手がすべての権限を握っているようにも見えてしまう。何でもできるようなことを取調官が言う場合もある。身に覚えがなく、何が本当なのかも分からない。新聞に書いてあることは検察のリークですから。検事が書いた調書を基に交渉が始まり、相手は交渉のプロでこちらは素人。そういう状況で同僚たちもサインさせられたんだと思います」

調書の一つ一つの文言を細かく詰め、有罪へといざなう隠れた意図をその場で理解し「ここが違う」「サインできない」と交渉する作業は「文書を作る仕事に慣れていた私ですら、ぐったりとするほど大変なことだった」と振り返る。

時には表現や事実の巧妙なすり替えもある。

「逮捕された係長たちのことを『うその供述をするとんでもない人たちだ』などと私が言ったかのように書いてあったので『すみません、私は誰かの悪口言ってませんよね』と言いました。検事は『立派な否認調書だと思いますよ。どこを直せばいいですか』と言うので『人格が違います。私とは人格の違う別の人間の調書です』って突き返しました」

公判で裁判官の心証を悪くする狙いがあったのだろうか。仮定の質問も要注意だという。

あるときは「係長さんがもしあなたを信じて、あなたの命令だったから偽の証明書を作ってしまった、としたら、どうですか?」と問われた。続いて「係長さんはそんなことをやる人ですか?」「お金のためにやる人ですか?」と問われ、「違います」と答えて出来上がった調書に驚いた。

「はじめの『もし』の部分が消え『彼(係長)がこういう不正をしたのは、私の指示がきっかけです、申し訳なく思います』という内容になっていたんです」

逮捕した時点で警察、検察が無実の可能性を検討する考えはほぼない。「自分たちに不都合なことはひと言も書かない」と村木さんは断言し、「笑ってしまった」というエピソードを明かした。

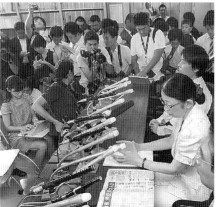

自分を冤罪に巻き込んだ大阪地検特捜部の証拠改ざんが明らかになり、会見する村木さん(右手前)＝2010年9月、東京・霞が関で

「二時間近く徹底的にやりとりしたことがあった。ようやく『分かりました、これでサインします』と言うと検事が困って『ちょっと待ってください、上と相談してきます』って言ったんです。すごく腹が立って『ここにいなかった人に見せてオッケー取らないと調書が作れないって、どういうこと?』って」

真実の追求どこに

組織の歯車になってしまった検事に真実の追求、法律家個人としてのあるべき姿を求める無意味さを象徴する話でもある。村木さんは、明言する。

「供述弱者だけではない。誰でも起こり得ることです」

体験者の、しかも、中央官庁のトップまで務めた村木さんのひと言が重く響いた。うその自白をした、いや、させられた西山さんに、それでも「責任がある」と誰が言えるだろうか。

(2019年1月19日　角雄記)

【作られた調書】（上）無垢な性格に付け込む

西山さんは、生来の「やさしさ」と障害ゆえの「無垢な」性格に付け込まれて冤罪に陥れられた。そして十五年後の今、障害ゆえに「六十を数えられない」という事実が明らかになり、取調官が「数えた」と書いた供述の〝捏造〟が暴かれようとしている。刑事と検事によって調書が作られた経緯を検証する。

◇

おばあちゃん子だった西山美香さん(40)の生来のやさしさを最も分かっていたのは、亡き祖母だった。「そんなこと(殺人)ができるような子やない」。両親が娘を信じようと決意するきっかけになった。お年寄りの気持ちをつかむのがうまく、母令子さん(69)は「近所のお年寄りとすぐに仲良くなった」と話す。そんな彼女らしい気遣いで、弁護団の誕生日にはお祝いのメッセージを欠かさない。

実は抜群の記憶力

「今日は〇〇さんの誕生日やから」と自然に口にする様子から「どうして暗記できるの？」と聞いたことがある。すると「自分にとって大切な人なら簡単に覚えられる。十月は誰と誰、というように。興味のあることならどんどん覚えますよ」と事もなげに答えた。取材班のメンバーにも同様で、記憶の正確さには脱帽するしかない。

西山さんに発達障害と軽度知的障害があることは、精神科医の小出将則医師による、獄中と出所後の二度の精神鑑定で分かった。「彼女にとって、興味があるかないかが重要で、勉強ができなかった、とすれば、興味が持てなかった、ということ。記憶力が劣っているということではない」と小出医師は解説する。

二〇一七年八月に刑期満了で出所した西山さんと直接会うまでは、私たちはかなり偏った人物像を思い描いていたように思う。中学で「兄二人は優秀だったのに」と教師らに比較され、コンプレックスに苦しみ、看護助手になってからは、仕事のミスが多く、職場で孤立しがちだった。

同僚看護師の調書でも「(患者に)配茶のときに廊下にこぼす」「仕事が雑」などのミスを指摘する内容が目につく。小出医師は「調書で同僚らに指摘されているミスや不注意のほとんどは、彼女の発達障害の特性で、手先が不器用なことに由来する」と説明。「周りが障害に気付いていないと、ミスや不注意を悪意に受け取られることが多く、悪い面ばかりが強調されてしまう」と当時の西山さんの苦悩を思いやる。

小出医師は小中学校の通知表や作文を調べ担任教師が書き込む欄に「やさしい」という言葉が何度も出てくることに着目し、「これが彼女本来の性格であるのは間違いない」とみる。

裁判資料になかった地元の農業高校での日々については、「本当に楽しかった」という。おんどりの攻撃を恐れて誰もがたじろぐ鶏舎での採卵が得意で「みんなに『すごーい！』って言われるのがうれしかった」。小中学校時代を「友達ができなかった」と振り返る言葉から暗いイメージが先行していたが、むしろ活発で明るいと今は感じる。

「正しい」と思ったときには、遠慮せずに自己主張を貫く一面もある。検察が有罪立証を断念した、との情報が弁護団にもたらされた昨年秋、井戸謙一弁護団長は西山さんに「マスコミには『知らない』と答えて」と言い含めた。

その約束を守りながらも発表後、西山さんは訴えた。「私はうそをついて冤罪《えんざい》になって、もう二度とうそはつかないと誓ったのに、うそをつくように言われたのは、つらかったです」。井戸団長も返す言葉がなく「謝るしかなかった」という。

「悪意」を見抜けず

西山さんがうその自白を誘導されたのは、彼女らしい「やさしさ」とともに、精神鑑定で明白になった「相手の悪意を見抜くことができない」という「無垢《むく》な」性格ゆえだった。悪意を持つ当事者が「信頼する人」であれば、ほとんど無防備になる。逮捕後、拘置所に来た刑事に勧められ「否認してもそれは本当の私の気持ちではありません」という上申書を書かされたのは、その典型だった。

西山さんを、自在にできる、と思ったのだろうか。取調官が、供述の誘導、さらには〝捏造《ねつぞう》〟へと手を染めた痕跡が明らかになった。チューブを外した後、消音ボタンを押してアラーム音が鳴らないようにした、という手口。調書には、障害のために「六十秒を数えられない」西山さんが、「数えた」と供述したように書き込まれた。無垢な供述弱者が付け込まれた「悪意」の解明が、再審法廷の焦点でもある。

1分間問題　滋賀県警は2004年、厳しい取り調べを受けていた西山さんが自ら「人工呼吸器の管を外した」と供述したため殺人容疑で逮捕したが、管が外れた際のアラーム(警報)音を誰も聞いていないため、矛盾が生じた。県警はアラーム無効時間(1分)を延長する方法を病院の技師から聞き出し、その通りに「消音ボタンを押し、1、2、3…と数えて1分たつ前にまた押すことを繰り返した」などという調書を作成、計画的犯行に仕立てた。

（2019年1月26日　秦融）

【作られた調書】（中）　再現ビデオにない「数えた」

西山美香さん(40)が「六十まで数えられない」と知ったのは昨年のことだった。きっかけは、タクシーの中での何げない会話。私が「警察も検察も、なぜ一分を計るのに、一、二、三…と頭の中で数えたことにしたのかなあ」とつぶやいたとき、西山さんが「本当だよね」と相づちをうち、こう言ったのだ。

「私、二十までしか数えられないのにねえ」

一瞬、耳を疑い、すぐに「本当?」と聞き返した。「うん、二十過ぎると混乱して、四十はもう難しい」。驚きだった。呼吸器事件で、供述調書に記された手口は、西山さんが「頭の中で(一分を)数えた」ことになっているからだ。

調書の「数えた」を最初に不自然だと気付いたのは、四年前、大津支局にいてこの事件を洗い直していた角雄記記者(現社会部)だった。当欄のデスクとして支局の彼を訪ねた私に、事件の概要を説明した場面を印象的に記憶している。

正確な1分　どう計る

焦点の「一分をどう計るか」というところで、角記者は「それがですね、調書では、一、二、三と数えた、ということになってるんですよ。一分たつとアラームが鳴るので、六十を数えたということなんでしょうけどね」と私に説明した。聞いた私は、思わず失笑した。消音時間を利用する、という知能犯的な手口なのに、正確に一分を計る、という最も重要な手順が「数えた」ではあまりに稚拙で、誰しも、そりゃないだろう、と思うのではないか。

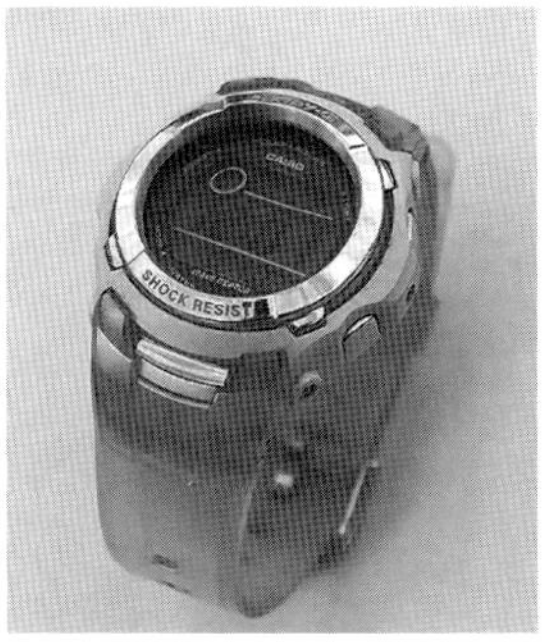

西山さんが「事件当夜はめていた」腕時計。犯行の筋書きはなぜか「(1分を)数えた」ということに

「一秒でもオーバーしたら、アラームが鳴っちゃうわけだよね」。そう確認した私に、角記者は「しかも、二回か三回、繰り返し六十を数えたことになってるんですよ」と、あきれたように話した。

供述は誘導されたものだろう。当初は、そう思った。警察が考えた手口を西山さんが誘導され、言わされた、と思ったのだ。まさか、刑事と検事が口裏を合わせてでっち上げの調書を作文するとは思いも寄らなかった。だが、調書が作文であることを警察自らが証明する証拠が残っていた。それが、再現ビデオだ。

供述調書の内容を裏付けるため、通常の捜査で踏む手順がある。それが、現場検証での犯行の再現だ。この事件でも、事件現場となった病棟で現場検証が行われた。西山さんに患者が死亡した当夜の状況を事細かく再現させたビデオが証拠として残っている。ところが、驚いたことに、そのビデオには犯行手口の核心になる「数えた」場面がないのだ。

ビデオを詳細に分析した弁護団長の井戸謙一弁護士によると、その場面は、西山さんが一回目の消音ボタンを押した後だ。すぐに、立ち会いの刑事が核心となる質問をする。

「(二回目を)どのくらいで押した?　時計を見たとか?」

供述調書の通りなら、ここで西山さんは、一分後に再びアラームが鳴るまでの六十秒を「数えた」と答えるはずだ。ところが、西山さんは首をかしげて答えない。そこで、刑事が再度、質問する。

「感覚?」

供述調書の通りなら、ここでは首を振って「数えた」と言わなければ、おかしい。しかし、西山さんは、自信なさそうにこうつぶやく。「だいたい」。それを受けて刑事が「だいたいの感覚」と念を押す。

警察が調書で描いた緻密で計画的な犯行には、一分を正確に計時することが不可欠だ。時計で計る、と考えるのが常識的だろう。事件当夜、西山さんは腕時計をしていたといい、逮捕後も警察は一時的に預かった。再現ビデオでも刑事が「時計を見たとか?」とわざわざ聞いている。しかし、西山さんは首をかしげてそれには答えず、調書の通りに「数えた」とも言わず、揚げ句に出てきた言葉が「だいたい」だった。

井戸弁護士は、その再現ビデオをパソコンで確認しながら、核心の場面で言いよどむ西山さんの様子を見て、私にこう言った。

「これを見ると、分かります。実際に自分がやっていないことだから、その場面になると、美香さんは言いよどんで、答えられないんです」

詰めの甘い予行演習

西山さんは現場検証の前に、取調官のA刑事と何度も予行演習をした、という。しかし、現場検証に立ち会い、西山さんに質問したのは、A刑事とは別の警察官だった。「(二回目を)どのくらいで押した?」。その答えは予行演習で抜けていたのか、そこまで筋書きを詰め切れていなかったのか。質問した警察官も疑問に思わず、撮影はそのまま続いた。創作した筋書きに合わせた供述調書を作ろうとしても、いずれはどこかでほころびが出る、ということだろう。

供述調書の「数えた」と決定的に矛盾する再現ビデオのこのシーンは、もはや西山さんが無実であることを証明しているというだけにとどまらず、刑事と検事が作成した供述調書が捏造《ねつぞう》であることを暴き出した「動かぬ証拠」ともいえる。

（２０１９年２月２日　秦融）

【作られた調書】(下) 冤罪は「組織」がつくる

再審初公判の三日、検察側は有罪立証しないことを法廷で明言し、西山さんの無罪が確実になった。取材着手からの経緯をあらためてたどった。

◇

冤罪《えんざい》は「組織」がつくりだす。一方で、冤罪を解く鍵は「個人」にある。それは、裁判官も記者も同じ―。この取材を通じて、つくづく思うことだ。

あらかじめ捜査側が作り上げたシナリオに沿って証拠が集められ、ジグソーパズルのピースを一つ一つ埋めていくように、供述調書が作られていく。事実ではないのに言葉巧みに誘導されたり、言ってもいないのに書き込まれたりする。そんなことが現実にある。

深刻な問題があらわ

取材班と弁護団が協力して実施した獄中での精神鑑定では、冤罪被害者の西山美香さん(40)には、軽度の知的障害と発達障害が判明した。そのため、連載「西山美香さんの手紙」では、途中から「供述弱者を守れ」というカットを付けた。障害への配慮が欠ける司法は今も憂慮する。だが、取材を進めると、問題は障害への配慮の欠落だけではないことが見えてきた。

郵便不正事件(二〇〇九年)で冤罪の被害に遭った厚生労働省元次官の村木厚子さん(64)は、事件についての取材を断り続けていたが、「障害のある方が被害者になったと聞かされたので」と特別にインタビューに応じ、同事件で見たまま、感じたままを語ってくれた。

同事件では、検察によって証拠のフロッピーディスクが不正に改ざんされたことがクローズアップされた。多くの人にはそのイメージが強烈だ。だが、むしろ問題は供述調書の作り方にあった。逮捕された同省係長の供述調書に村木さんは驚いたという。

「私と係長との会話がとてもリアルで、『ちょっと大変な案件だけどよろしくね』とか、『決裁なんかいいから早く作りなさい』とか、『ありがとう。あなたはこのことを忘れてください』とか、いっぱい書いてあるんです」

耳を疑ったのは、その後、村木さんが言ったことだ。「裁判が終わってから、私と彼(係長)は一度だけ会いました。会ってお互いが、こう言ったんです。『私たち口をきいたことありませんよね』『僕たち口をきいたことありませんよね』って。『おはよう』『こんにちは』すら言ったことがなかったことを、お互いが確認したかったんです」

言葉を交わしたことのない二人の会話が供述調書になる。そんなことがなぜ起きるのか。係長は、証明書の偽造は独断だったと何度訴えても検事が全く耳を貸さず、長期間の勾留で眠れなくなり、絶望的な心理状態で調書にサインしてしまった、と涙ながらに村木さんに語った、という。

係長だけではない。同僚たちも、村木さんが関与した、という調書に次々に署名させられていった。「社会経験のある人たちでさえ、そうなんです」(村木さん)。供述弱者だけが冤罪の被害者になるのではなく、誰もが「供述弱者」にされてしまうシステムを、この事件は露見させた。

中から変えられない

連載でこれらのことを記事にすると、多くの知人たちから「あれって本当なの?」と聞かれ、誰もが「恐ろしいね」と押し黙る。その災いが自分や家族の身に降りかかって来ないことを祈るのみ。この国の人々は、本来は自分を守るべき司法がある日突然、空恐ろしい災いになるリスクの中で生きている。

無罪が確定し、厚労省に復帰した村木さんは、検察改革などに関係する法務省の委員を務め、その際に複数の元検事総長に会い、「ありがとう」と言われたという。

「事件直後に会った二人は最初のせりふが『ありがとう』でした。『ありがとう』『中からは変えられなかった』と。『ありがとう』は本当に印象的でしたね」

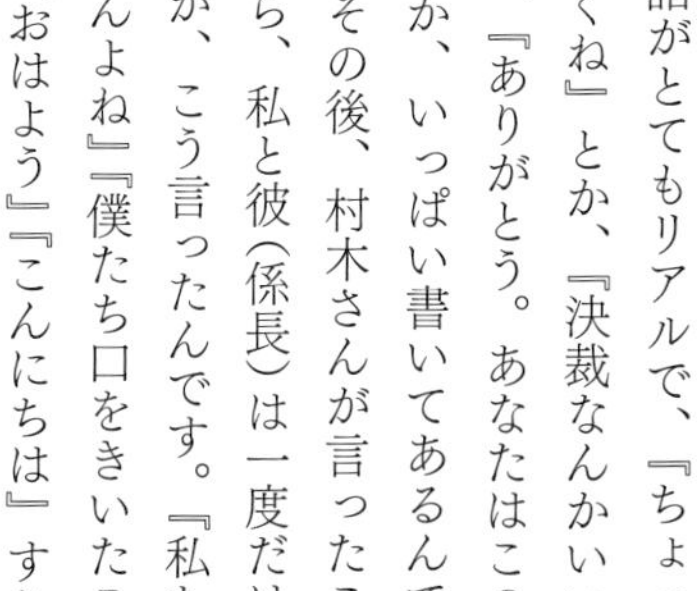

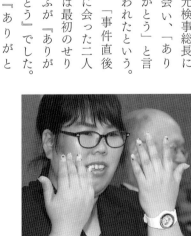

ネイルアートに弁護士バッジにあるひまわりを描いた、と初公判後の会見で示す西山美香さん。弁護団との一体感を心に秘めたという＝大津市で

強固な上意下達の組織でありながら、不正な捜査手法をトップダウンで改めることができない実態を、その「ありがとう」が示していた。村木さんは「でも、検察のこと笑えないですよね」とマスコミにも批判の矛先を向けた。

「私の事件ではずっと検察に言われたままの情報を流し続けていました。ずっとです。保釈され、私への逆取材が始まった時期は各社バラバラ。ところが、報道の論調が百八十度変わるのは、ある日突然、全社一斉です。それぞれの新聞社やテレビ局が単独で変える勇気なんかない、ということです」

そんな状況を村木さんは「検察への完璧な迎合」と評した。組織といえども、すべては現場にいる一人からしか始まらない。だが、組織に属しながら、一人で冤罪を解く道を進むことは容易ではない。それが検察もメディアも同じだという村木さんの指摘は、その通りだろう。

幸いにも、私たちが始めた連載「西山美香さんの手紙」には、一人の記者を起点に、そこから始まる「個のつながり」があった。

(2019年2月9日　秦融)

【作られた調書】（追記）「個」のつながり　冤罪解く

冤罪《えんざい》は「組織」がつくる。一方、解く鍵は個人にあると思う。私たちの報道では、その「個」がどうつながったのか。振り返ってみたい。

当欄「ニュースを問う」の担当デスクをしている私が、西山美香さん(40)の手紙を知ったのは二〇一六年秋のことだった。当時滋賀県政担当だった角雄記君(37)と、別件で打ち合わせをしているとき「実はこんな話が」と知らされた。

一読して「真実」直感

彼は、私に会う一年以上前に両親を訪ね、手紙を見せてもらっていた。つたなさと、幼さが残る文面に「借り物の言葉ではない」と直感しながらも、その後、再審の訴えが大津地裁で棄却され、書くタイミングを失っていた。私も一読して「これは本物の冤罪だ」と思った。紙面化を半ばあきらめていた角記者に「ニュースを問う、に書いてみては」と促した。

角記者は「裁判で再審の判断が出ていなくても掲載できるんですか」と聞き返した。確かに、裁判で七回も有罪を認定された事件で冤罪を訴えるのは、難しい。報道は判決を客観性のよりどころとするからだ。だが、当欄は筆者の顔写真付き、署名入り。あくまで個人の主張という体裁を取っている。

そもそもメディアにとって、必ずしも裁判の結果がすべてではない。裁判は裁判、報道は報道。大切なのは、法廷にはない独自の情報と判決とは違う視点から「真実」を伝えることだ。手元にはすでに、記者とデスクが冤罪を確信した手紙の山がある。伝える努力をするべきだと思った。だが、手紙だけでは十分ではない。裁判では自ら殺人を「自白した」と認定されている。そこが、どうにも重かった。

恩師への取材や両親の話から、発達障害があるのではないか、との印象を持った。発達障害への無理解で誤認逮捕される冤罪事件は現実に起きている。裁判で一切検証されていない。そこにかすかな可能性があった。

問題は、刑務所の中にいて取材ができない西山さんの障害を、どう立証するかだった。途方に暮れていたとき、同期入社で中日新聞の記者から精神科医に転身した小出将則君(58)に連絡すると「すぐに手紙を見たい」とのこと。手紙のコピーを見せると、誤字の特徴から「発達障害だけではない。軽度だが知的障害がある」と言下に指摘した。大きな転機だった。

「個」のつながりは広がる。弁護団長の井戸謙一弁護士の協力で和歌山刑務所での鑑定が正式にセッティングされた。和歌山に向かう特急列車には、私と角記者、井戸さん、小出君、さらに彼のつてで臨床心理士の女性が同行してくれた。二人とも、ボランティアでの協力だった。

予想どおりの鑑定結果に、誰もがこの事件が投げかける深刻さを思わずにはいられなかった。帰りの電車内で、小出君はアクリル板越しに会話を交わした西山さんの印象を語った。

気づかれにくい障害

「彼女は外見や日常生活では障害が気づかれにくいグレーゾーンの人。似た人は実は世の中にたくさんいる。本人も気づかず、周囲にも気づかれにくいだけに、コミュニケーションに失敗し、誤解され、苦しんでいる。自分の病院に来る患者さんの多くがそうだ。気づいていないだけで、自分たちの周りにもたくさんいる。だからこそ、この冤罪は絶対に解かなくてはいけない」

臨床心理士の女性がこう話した。

「小学校高学年くらいの子を持つお母さんが『うちの子がうそをついた』って深刻な顔で相談してくることがあるんです。そういうお母さんに、私はよく言うんです。『お母さん、子どもは、困ったときにつじつまの合わないうそを後先考えずに言ってしまうことなんて、普通のことですよ』って」

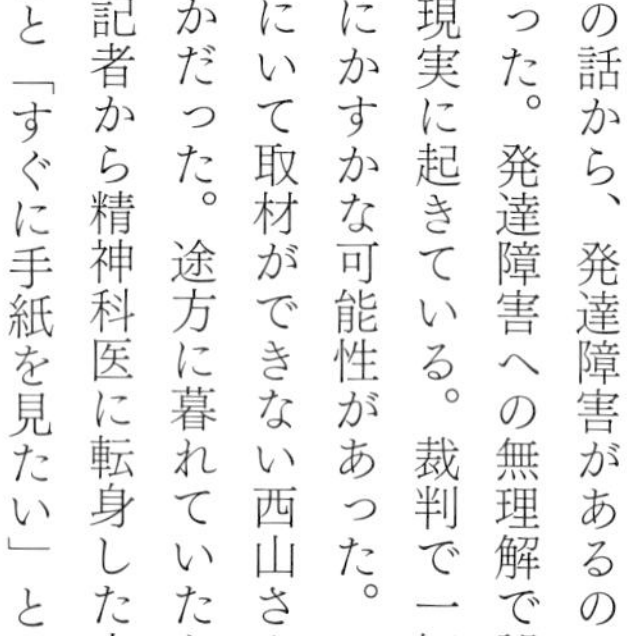

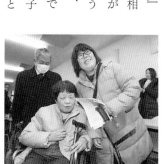

再審結審後の記者会見を終え、両親に声をかける西山美香さん（右）＝10日、大津市で

私が「西山さんが、やってもいないことを『やった』と言ってしまったことも…」と言いかけたところで、彼女が「あり得ると思います」と答えた。

小出君は「医者と弁護士とジャーナリストが力を合わせれば、できると思う。いや、これは絶対にやらなくちゃいけない。そう思う」と力を込めた。

それから、およそ一カ月。「私は殺していません」。障害の特徴でもある字余りの「ろ」を残す見だしで、角記者の署名記事を掲載。報道から七カ月後の一七年末、大阪高裁は実に八度目となる裁判で、初めて、自然死の可能性と自白が誘導された疑いを認め、再審開始を決定した。

冤罪を解くために、裁判官も「個」が問われ、そのつながりが求められることは、私たち記者と同じなのではないだろうか。裁判長と二人の陪席の中で、一人でも消極的になれば、再審開始決定という、とてつもなく困難な挑戦に向き合うことはできなかっただろう。三人の裁判官には心から敬意を表したい。

西山さんの手紙の真実が多くの壁を越え、さまざまな「個」と「個」をつなぎ合わせていった気がする。

（２０１９年２月16日　秦融）

2017年12月

呼吸器事件 再審決定

「患者 自然死の疑い」

滋賀・元看護助手 自白誘導の可能性 大阪高裁

滋賀県東近江市の湖東記念病院で二〇〇三年、患者の人工呼吸器のチューブを抜いて殺害したとして、殺人罪で懲役十二年の有罪判決を受け服役した元看護助手西山美香さん(37)＝同県彦根市＝が申し立てた再審請求で、大阪高裁は二十日、再審開始を認める決定を出した。殺人の被害者とされた患者が「自然死した疑いが生じた」と指摘し、殺害を認めた自白は「警官や検事による誘導があった可能性がある」と批判した。

高裁の審理では、確定判決が「急性低酸素状態」と認定した患者の死因の妥当性や、チューブを抜いて窒息死させたとする西山さんの自白の信用性が争点になった。

後藤真理子裁判長は決定理由で、患者は窒息ではなく「致死性不整脈で死亡した可能性が高い」とする弁護団の主張を認め、死因を窒息と結論付けた司法解剖の鑑定書は「証明力が揺らいだ」と判断。「患者の死因が致死性不整脈である可能性は低くはなく、窒息と合理的疑いなく認定できない」と述べた。

自白の信用性について「人工呼吸器の管を外したのか外れたのかなど、多数の点で（供述は）めまぐるしく変遷している」と疑問を呈した。チューブを外し、異常を知らせるアラームを消したとした西山さんの自白には、捜査当局による誘導の可能性を指摘。「犯人と認めるには合理的な疑いが残る」と結論付けた。

西山さんは、呼吸器が外れた際のアラーム音を聞き逃したとする業務上過失致死容疑で県警から任意聴取を受けていた際に殺害を自白し、〇四年七月に逮捕された。公判で否認に転じて無罪を主張し、自白の理由を「取り調べがきつくなった同僚看護師をかばおうと思った。刑事に好意を持った」などと訴えたが、〇五年十一月の大津地裁判決は「自白は自発的に行われ、迫真性もある」などと懲役十二年を言い渡し、最高裁で確定した。

西山さんの捜査段階の自白は二転三転し、供述調書は三十八通、自ら罪を認める上申書、自供書、手記は五十六通も作成された。弁護団は死因の主張に加えて心理学者の意見書も証拠提出し、西山さんは「対人関係で迎合しがちな性格」と主張してきた。

（2017年12月21日 角雄記）

速やかに再審移行を

弁護団の話 大阪高裁が鑑定書中のカリウム値に着目し、確定判決が認定した死因に疑問を示し、今回の決定に至ったことを高く評価する。検察官には本決定を真摯《しんし》に受け止め、特別抗告することなく、速やかに再審の公判手続きに移行させるよう求める。

決定内容を十分検討

大阪高検の田辺泰弘次席検事のコメント 即時抗告が認められたことは遺憾である。決定の内容を十分に検討し、適切に対応したい。

解説・供述調書の矛盾を無視

最高裁で十年前に有罪が確定したこの裁判を疑問に思うきっかけは、西山美香さんが両親へ書いた手紙だった。「殺《こ》ろしていません」（原文のまま）。つたない文字で三百五十通余に及ぶ獄中からの訴えは、心の底からの叫びだった。分析した専門家は、特徴のある誤字から生来の「弱さ」を見抜いた。取材班は四月、

西山さん再審 高裁決定要旨

西山美香さん(三七)の再審開始を認めた大阪高裁の即時抗告審の決定要旨は次の通り。＝❶面参照

【即時抗告理由に対する判断】

二〇一二年九月に申し立てられた再審請求で弁護人は①元看護助手西山美香さんの捜査段階の自白調書は信用性ないし任意性を欠く②男性患者が急性心停止で死亡したと認定した確定判決の根拠の医師の鑑定は信用できず、自然死の可能性がある—などと主張した。これらを明らかにするとして提出した各証拠に関し、大津地裁決定は、無罪を言い渡すべき合理的な疑いを生じさせるとはいえないとして棄却した。

当審で弁護人は、患者が致死性不整脈で死亡した旨の主張を補充した。原審の証拠に当審提出証拠を加えて検討すると、患者の死因が致死性不整脈であった可能性は排除されず、急死の原因が酸素供給途絶にあるとする医師の鑑定などの証明力は揺らぎ、原因が酸素供給途絶と証明されないことが明らかとなった。

【医師鑑定書などの明白性の検討】

医師の鑑定は解剖結果のみではなく、死亡前に人工呼吸器の管が外れた状態が生じたという事情を併せて死因を判断していると読める記載をしている。確定一審での医師の証言も、解剖結果に管が外れた状態という事情を加えて死因を判断した旨を述べた。

患者の異常発見時に、看護師らが呼吸器の管が外れていたのに気付いたという事実は確定判決で否定された。死亡したと思われた後に管をつないだという西山さんの自白に信用性が認められた。死因は酸素供給途絶にあるという医師の鑑定の推論部分はさらに慎重に検討する必要がある。

検察官側、弁護人側がそれぞれ当審に提出した証拠からは、患者の死亡の直接の原因が酸素供給途絶による低酸素状態であるのか、致死性不整脈が生じたことにあるのか、解剖所見のみから判定できないと認められる。

死因が致死性不整脈である可能性の程度は、明確ではないものの、無視できるほどに低い程度ではないと言える。患者の死因が酸素供給途絶による低酸素状態だったと合理的疑いなく認定するには至らない。

【供述の信用性】

患者の死亡への関与の有無や程度、呼吸器の管を外したかどうかなど、西山さんの供述は多数の点でめまぐるしく変遷し、真の体験に基づく供述を選別するのは困難である。自白は管を外したとする点も含め、体験に基づく供述ではないとの疑いが生じざるを得ない。

西山さんは自白の理由として取り調べを担当していた警察官に好意を抱いたなどと供述する。西山さんが好意を抱き、信頼していたことも間違いがないと言え、警察官との関係を維持しようとして虚偽の自白をし、弁護人を信用しきることができないまま維持したとも考えられなくはない。

確定判決が基礎とした自白は、それ単独で患者が酸素供給途絶状態により死亡したと認め得るほどに信用性が高いとは言えない。酸素供給途絶状態が生じたために死亡したとあることが合理的疑いなく認められるとまで評価できない。

【結論】

患者の死因が酸素供給途絶にあるとする確定判決が依拠した医師の鑑定などの証明力は減殺され、患者が自然死した合理的な疑いが生じたというべきである。西山さんが犯人であると認めるには合理的な疑いが残っているといわざるを得ず、原決定を取り消し、本件について再審を開始することとする。

弁護団、専門家の協力で西山さんの精神鑑定を獄中で行い、彼女が「防御する力が弱い」供述弱者とわかった。

十三年前、密室で何が起きたのか。大声で「なめるな」と脅され、机をたたかれ、死んだ患者の写真に後ろから顔を押しつけられたという。「呼吸器のアラーム（警報音）は鳴ったはずや」。怒鳴る刑事に耐えきれず「鳴りました」と言わされたことが、患者の死亡を〝事件化〟する端緒。撤回しようと真夜中に警察署へ手紙を届けても、はねつけられた。パニックになると自暴自棄に陥りやすい障害の特性が「自分が呼吸器のチューブを外した」と言わせてしまったのではないか。

刑事の脅迫、誘導、自白時のうつ状態の診断書、供述調書の矛盾は法廷で無視されてきた。指紋などの物証、目撃証言は何一つない。誤った事実を前提にした司法解剖鑑定書も見過ごされた。自白のみで構成した不自然な捜査側の主張がまかり通ったことが、不思議でならない。

物証のない計画殺人のシナリオになぜ検察は同調したのか。その主張を一審から最高裁までの裁判官たちはなぜ、受け入れたのか。構造的な問題があるのなら、徹底的な解明が必要だ。西山さんだけの問題ではない。（編集委員　秦融）

【核心】医学的根拠で「自白」覆す
高裁、解剖鑑定書に着目

滋賀県東近江市の湖東記念病院で二〇〇三年に起きた「呼吸器事件」で、冤罪《えんざい》を訴える元看護助手の西山美香さん（37）＝滋賀県彦根市＝の再審開始を認めた二十日の大阪高裁の決定。被害者とされた患者は「自然死だった疑いが生じた」と判断し、殺人事件の存在自体に疑いの目を向けた。見過ごされてきた司法解剖鑑定書の記述に高裁が注目し、窒息以外の死因の可能性を突き詰めた結果、自白の信用性も崩れた。（角雄記）

◇

第二次再審請求で、高裁での抗告審の審理が動き始めたのは今年三月十四日だった。

高裁は、弁護団長の井戸謙一弁護士と大阪高検の担当検事を呼び、「患者が致死性の不整脈によって死亡した可能性について問題意識を持っている。この点について補充的に主張、立証する意志があるかを尋ねたい」と伝達した。争点は致死性不整脈の可能性の有無に絞り込まれた。

大津地裁の棄却決定と即時抗告から一年半。審理がなかなか始まらず、関係者の間で「裁判所は再審に消極的では」という声も出ていた最中だった。高裁の思わぬ積極姿勢に、弁護団は「裁判記録を読み込んでいる印象。窒息以外の可能性に関心を示しているのは希望だ」との心証を持った。

患者の死因を「急性の低酸素状態」とした司法解剖鑑定書には、別の死因をうかがわせる記載があった。血中カリウム濃度が、かっこ書きの注釈付きで「1・5ミリmol／リットル（不整脈を生じ得る）」とあった。

カリウム濃度は「3・5」を下回ると不整脈の危険性が高まり、「2・5」以下は重篤な状態とされる。記載は低カリウムが原因の致死性不整脈の疑いを示唆していた。

弁護団は自白の不合理性を強調するため、再審請求審での医学面の主張は「西山さんの自白通りに呼吸器を三分程度外しても、人は死なない」と強調する戦略を取っていた。この高裁の訴訟指揮を受けて急きょ方針を転換する。

弁護団は複数の角度から致死性不整脈の可能性を検討。医師に意見を求め、（1）カリウム値から不整脈を起こした可能性は十分にある（2）患者は病状で不整脈の発生リスクが高まっていた―などと主張した。

七月の審理では、高裁は「病状などの点に反論はしないのか」と検察に確認。相次ぐ検察側への反論要求に、弁護団は「現時点で反論を求められているのは検察側。再審開始は有望ではないか」との感触を抱いたという。さらに「不整脈と窒息は一般にどれだけの割合なのか。文献を示してほしい」と弁護団に証拠提出を再注文。この事件は死因と自白が補完し合っていたこともあり、「これらは自白の信用性に大きく関わるとの位置づけだ」と踏み込んだ発言も出た。

八月の審理終結を前に、弁護側は高裁の再注文で要求されたデータを示す。内容は（1）救急搬送データの急死原因（2）人口動態統計の死因（3）九州の病院における突然死例―などだ。それぞれのデータを統合すると、窒息より心臓に由来する突然死の方が多く、心臓由来の突然死のほとんどが不整脈と示していた。

その結果、高裁決定は、患者が致死性不整脈で死亡した可能性を認め、「呼吸器を外して窒息死させた」とする西山さんの自白とは整合しなくなった。

井戸弁護団長は高裁の訴訟指揮に「最初の一年半は全く動きがなくもっと迅速にやってほしかったが、最後の半年の審理には満足している」と評価。「合理的な判断、決定をした裁判官に敬意を表したい」と述べた。

呼吸器事件の再審開始決定の主な判断

主な争点	弁護団の主張	大阪高検の主張	大阪高裁決定
カリウム値と不整脈	司法解剖での血中カリウム濃度は1.5ミリmol／リットルと低く、致死性不整脈を起こす危険性が高かった	血中カリウム濃度は救命時の投薬の副作用で低下したと考えられ、信用できない	血中カリウム濃度は証拠上動かない事実で、致死性不整脈の疑いは払拭《ふっしょく》できない
被害者の持病	慢性呼吸不全などを患い、医学的にみて致死性不整脈を併発するリスクが高まっていた	持病と致死性不整脈を結びつけるのは、カルテの記載から可能性や推測を述べたにとどまる	低カリウム以外の原因で致死性不整脈が生じた可能性も残る
死因の可能性	最も可能性が高いのが致死性不整脈	致死性不整脈ではない（窒息）	致死性不整脈の可能性は無視できるほど低くなく、窒息には合理的疑い

不整脈　判定しにくい死因

元東京都監察医務院長の上野正彦さんの話　不整脈は心筋梗塞などのように解剖所見からは分からず、判定しにくい死因だ。司法解剖を担当する法医学者は、臓器の状態を調べるなど形態学の観点から検討を加えることが得意だが、今回は血液検査のデータという生化学の観点からの議論が説得力を持ったのだろう。ただ、血中カリウム濃度などはデータを見れば分かることであり、検討が足りなかったのではないか。

自白で犯人確証は問題

西山さんの捜査段階供述を鑑定した大谷大の脇中洋教授（心理学）の話　西山さんは取調官の圧力をきっかけに、捜査側の物語に合うように供述を変遷させていったことは鑑定した当初から明白だった。問題は、自白してしまうと犯人だと確証してしまう取り調べにある。冤罪事件の再発防止に向け、具体的な手だてを検討してほしい。

「供述の誘導」他にないか

弁護団の要請で収監中の西山さんを精神鑑定した一宮むすび心療内科（愛知県一宮市）の小出将則院長の話　知能や発達面に問題があると、自分の不利益を考えられずに相手の言葉に誘導されてしまう人が多い。特に事件当時は発達障害という考え方が理解、浸透しておらず、他にも埋もれたケースがあるのではないか。

無罪証明し恩返し　毎朝4時起き、勉強熱心

出所後の西山美香さんは、介護事務の資格取得の勉強をしたり、通信講座でコミュニケーションを学んだりしている。もともと「勉強は好き」といい、パソコン教室にも通う熱心さ。「勉強は、答えが分かった時が楽しい。パソコンも、技術が身につけばいい」と笑う。

毎朝四時に起き、時折朝食も料理する。「お母さんのご飯を食べられるし、料理もできるし。もう何をしても怒られない。やっと自由を手に入れたなって思う」。自身の再審請求に関する取材対応や署名活動でも忙しく過ごすが、服役中に亡くなった祖母の墓参りも欠かさない。

仕事を始めたい希望もある。ハローワークに通い、すでに何度か面接を受けたが、まだ思うような結果は出ていない。落ち込んだ時は、支援者から今までに届いた手紙や年賀状を読み返して力にした。「頑張らなあかん、って。手紙読むたびに思った」

海外旅行や学校、就職など、希望は尽きないが、まずは再審が開始されて無罪判決をもらうことが何よりの目標だ。「無罪を証明して、支援してくれた人にお返しがしたい」。力強く話した。

（２０１７年12月21日　高田みのり）

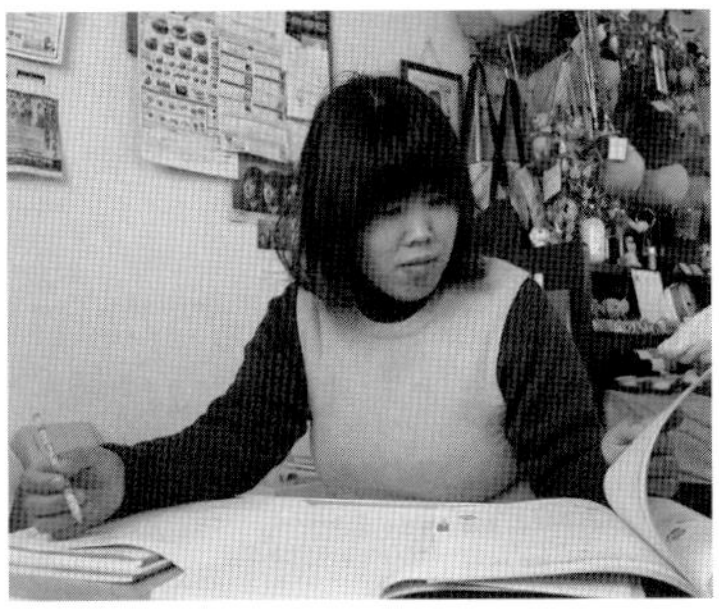

通信講座のテキストを使い、自室で勉強する西山さん（高田みのり撮影）

私は殺してません

検証　呼吸器事件

無実を訴え続けた西山美香さん（37）に対して、ようやく再審への道が開かれた。「大脳はほぼ全域が（豆腐やヨーグルトを潰《つぶ》したように）壊死《えし》状」（解剖所見）という、むしろ終末期患者の病死の可能性が高い「死」が、なぜ人工呼吸器の複雑な機能を悪用した〝計画殺人〟にされたのか。物証を軽視して捜査を進めた警察、修正できなかった検察、追認するだけの裁判所。司法の問題点を検証する。（２０１７年12月21、22、23日　呼吸器事件取材班＝大津支局・角雄記、成田嵩憲、高田みのり、横田信哉、新貝憲弘、社会部・井本拓志、編集委員・秦融）

(上)「うその供述」強要　暴走

先月末、一本の電話が西山さんの再審弁護団の団長を務める井戸謙一弁護士の事務所にかかってきた。「看護助手が人工呼吸器の操作なんて知るはずがない。最初からおかしな話だと思っていた」。西山さんの元同僚はそう話すと「再審のために力になりたい」と申し出た。

二〇〇三年五月二十二日の午前四時半、病室のベッドで植物状態末期の患者が死亡しているのを当直の看護師が発見したのが、ことの発端だった。

呼吸器を装着した末期患者の死亡では通常、病死が疑われる。ところが、この事件では病死を疑った形跡がまったくない。なぜか。死亡を確認したS看護師が「呼吸器のチューブが外れていた」と言ったからだ。一審判決では、チューブは「つながっていた」と認定されたが、警察は当初「チューブが外れ、警報音（アラーム）が鳴った」という前提で、S看護師を業務上過失致死事件の容疑者に想定し、初動捜査を展開した。

病院から警察に宛てた当時の抗議文に、事件の〝見立て〟が捜査幹部の言葉として記されている。

「この事件は勤務中にもかかわらず仮眠をとり、アラームが鳴っていることに気づかなかったSが、自らの責任を回避するため、西山、M（別の当直看護師）に圧力をかけて仕組んだ。（捜査方針は）『眠っていたS』の犯罪性を明らかにすることにある」（抜粋）

死亡発見時に現場にいたS看護師と西山さんへの取り調べは苛烈さを極めた。病院の記録によると、「Sに対し『アラームは鳴っていた』との供述をするよう、また西山に対しても『Sから鳴っていなかったことにするよう働き掛けをうけた』との供述をするよう、不当な威嚇と執拗《しつよう》な強要がなされた」。西山さんについては「不可解な身体反応を示して歩行不能になるとともに、ベッド上で『Sさんが危ない』『警察に私がいかなくては』などのうわ言をくり返す」まで追い詰められた。

病院側は「自白を強いてつじつまをあわせる類いの前時代的な捜査方法」と批判した。

当夜同じ病棟にいた他の患者やその付き添いの家族の誰も目覚まし時計並みというアラーム音を聞いていなかった。そこで「チューブは外れていなかった」可能性に目を向ければ、病死の検討もできたのではないか。

死亡から約一年。捜査に加わった一人の刑事が、自らを防御する力が弱い供述弱者の西山さんに「鳴った」と言わせた。「（死亡した患者の）写真を並べておいて、机に顔を近づけるような形に頭を押しつけました。怖くてたまらなかった」（西山さんの上申書）という。

その時点でも「外れていた」という誤った情報で捜査を続けており、強要された「うその供述」からあらぬ方向へと暴走し始めた。

(中) 行き詰まった筋書き

「検事さんへ　もしも罪状認否で否認してもそれは本当の私の気持ちではありません」

殺人罪に問われた被告が検事にあてたこんな手紙が通常の裁判に登場することはまずない。

二〇〇四年、大津地裁での初公判を三日後に控えたその日、拘置所に西山美香さん（37）を訪ねてきた取調官の刑事は「罪を軽くしてもらえる」と執筆を促したという。公判での「否認」を警戒して工作を仕組んだとみられる。

西山さんは取調官の刑事に「好意を持ってしまった」と一審

の公判で訴え、今回の再審決定文でも「取り調べの終了段階では『離れるのが寂しい』と言って抱きついた」ことなどが認定されたが、刑事の意図を見抜くことはほとんどできなかったと思われる。

　収監中に西山さんの精神鑑定を行った小出将則医師と西山さんとの間で出所後、こんなやりとりがあった。

西山「先生、刑事さんは、何で紙とペンまで持ってきて『否認するのは私の気持ちじゃないです』って書かせたんですか？」

小出「なぜだと思う？」

西山「分からない…」

　精神鑑定した小出医師は「相手の意図を見抜くことが苦手で、自分を守る意識が低い」とみている。

　逮捕後の供述の変転を追うと、早い段階で性格的な特徴を見抜いた捜査側が、供述を意のままに操ったように見受けられる。

　供述は当初「衝動的」な犯行という筋書きに沿っていた。

「以前から、今回のような事故を起こそうと思っていたわけではなく／アラームが鳴れば（当直の看護師の）Sさんも起きて飛んでくると思ったのです」（供述調書＝逮捕二日目）

　それが「計画殺人」へと変化していったのは、アラーム音を聞いたという裏付け証言が取れなかったからか。

「病院に対する不満から、かねて人工呼吸器のチューブを外して事故に見せかけて殺そうと思っていた」（同六日目）

　再審決定文は、西山さんが消音ボタンを押した後、一分を頭で数えて再び押す手順を繰り返した、という犯行手口に疑問の目を向けた。

　消音ボタンを押すと「一分間はアラームが鳴らない」消音機能を事前に把握していなければ、不可能な手口だった。

　逮捕十九日目、刑事が作成した供述調書では、消音機能を「事前に知っていた」となっていた。ところがその翌日、検事が作成した調書では「知らなかった」に変わる。看護師の誰も知らなかった機能を、呼吸器の

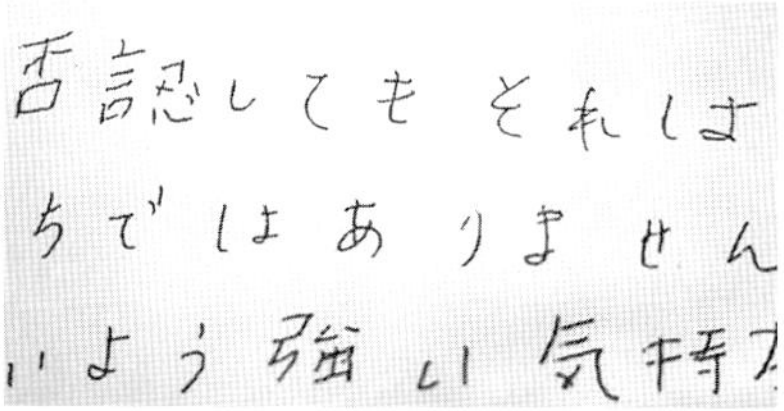

初公判３日前、西山さんが検事にあてて書いた手紙

操作を禁じられている看護助手が認識していたとするには無理がある、と思ったための〝書き換え〟だったのか。

　だが、再審決定文では「知らなかったのであれば、なぜ一分を頭で数えたのか」と矛盾を突き、「警察官または検察官もしくはその両者の誘導があり、それに迎合して供述したにすぎない可能性を示唆する」と指摘した。

　衝動的ではつじつまが合わず、計画的に転換したが、そこでも生じた矛盾。どの裁判官も気づかなかった新たな視点によって、計画的犯行のシナリオは行き詰まった状況にある。

(下)「作文」なぜ過大評価

　憲法三八条には「何人《なんぴと》も、自己に不利益な唯一の証拠が本人の自白である場合には、有罪とされ、又《また》は刑罰を科せられない」と明記され、自白のみで有罪にすることはできない。

　指紋などの物証が提出されていないこの事件で、最も重視されたのが自白だった。一審大津地裁の判決文では「とりわけ被害者の死に至る様子は実際にその場にいた者しか語れない迫真性に富んでいる」と真犯人による秘密の暴露かのように評価された。しかし、再審請求ではその迫真性が論点になった。

　患者の死の場面は、供述調書にこうある。

「口を大きく開けてハグハグさせて、目を大きく開け、瞳をギョロギョロさせていた。口をこれ以上開けない程大きく開けて必死に息を吸い込もうとしていた」

　再審弁護団は「大脳はほぼ全域が壊死《えし》」（解剖所見）の状況で、「医学的に有り得ない」と疑問視。再審開始決定文でも、死の場面の表現を「想像可能」「自白の信用性を決定づけるものではない」と一審の評価を退けた。

　一審判決文で特徴的なのは、劇画チックだったり小説風だったりする供述調書が「極めて詳細かつ具体的」と信用性を高く評価されていることだ。

「呼吸器の消音ボタンの横の赤色のランプがチカチカチカチカとせわしなく点滅しているのが判《わか》りました。あれが、Tさんの心臓の鼓動を表す最後の灯だったのかも知れません」

　再審弁護団は「取調官の作文にすぎない」と一審判決文の評価に疑問を投げかけ、再審決定文ではこれらの供述の信用性は「高くない」と認定された。

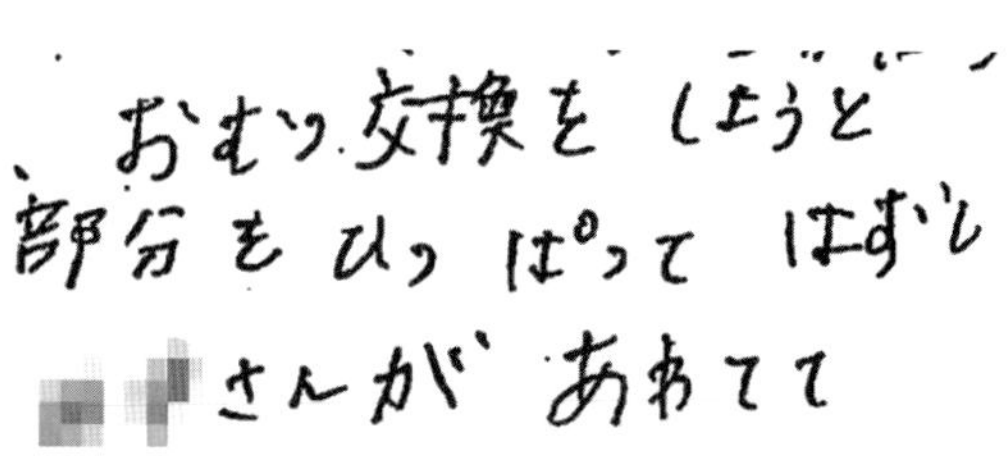

自供書には「（チューブを）はずし」とあるが「殺した」はない＝一部画像処理

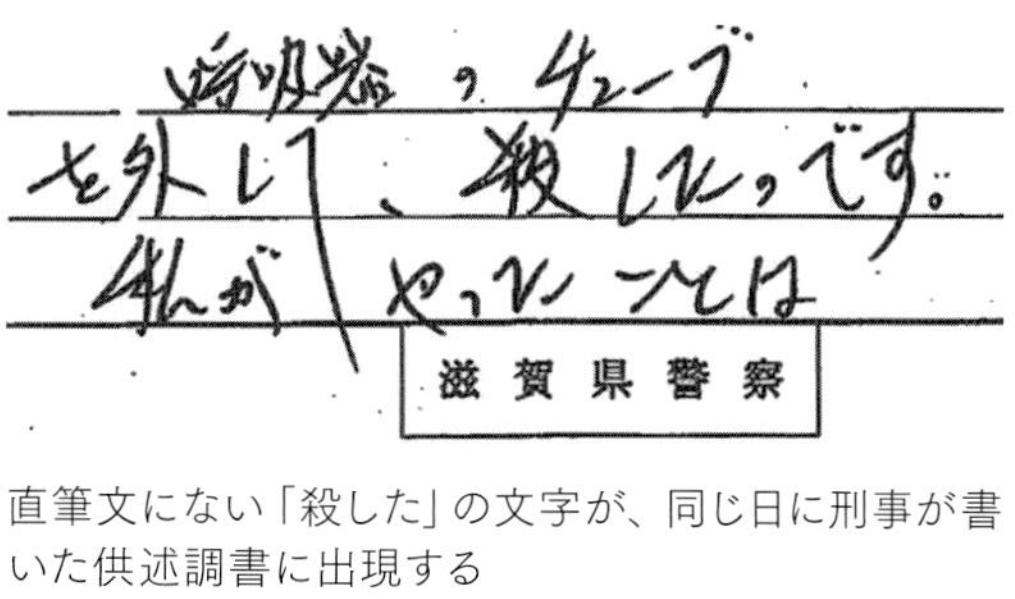

直筆文にない「殺した」の文字が、同じ日に刑事が書いた供述調書に出現する

出所した西山美香さん（37）への最初の取材で、私たち取材班は誰もが思う疑問をぶつけてみた。

「なぜ、自分から『殺した』と言ったのですか？」

　西山さんは「呼吸器のチューブを外した、とは言ったけど、殺した、とは言ってないんです。でも、刑事さんに『殺したと同じことやろ』って言われて、言い返せなかった」と答えた。

　逮捕四日前の午前中、彼女は精神科で「不安神経症」（＝うつ状態）と診断され、午後に事情聴取を受けた。その日に作成された自供書と供述調書が一通ずつある。

　確認すると、直筆の自供書には「呼吸器のじゃばらの部分をひっぱってはずしました」とあるが「殺した」という文字はない。しかし供述調書では、刑事が書き殴った文字で「チューブを外して殺したのです。私がやったことは人殺しです」と断定調の表現になっている。西山さんが自ら「殺した」と言ったのなら、殺人犯の決定的な告白に当たるその言葉を、なぜ直筆で書き留めさせようとしなかったのだろうか。

　再審決定文では迎合しやすい被告を誘導した捜査当局だけではなく、その誘導の末の「作文」を過度に評価した一審の裁判官の判断を厳しく問うているようにも読める。

「自白のみで有罪にできない」憲法の原点に立ち返るべきだろう。

2018年3月

日弁連、再審支援を決定

冤罪と判断　本紙報道で新証拠

大阪高裁が昨年十二月に再審開始を決定した滋賀県の「呼吸器事件」で、日弁連は二十八日、冤罪《えんざい》と判断し、再審請求支援事件に指定したと発表した。本紙の一連の報道を機に新証拠が出てきたことが理由の一つ。弁護活動の費用を一部負担するほか、弁護士を派遣して弁護団をバックアップする。

公判中から無実を訴えている元看護助手の西山美香さん(38)=同県彦根市=の第二次再審弁護団が日弁連に支援を要請。大津市内で会見した西山さんは「支援決定は難しいと聞いていたのでありがたい。大きな支えになる」と語った。

再審請求支援事件の指定基準は、(1)誤った判決の可能性はあるか(2)新証拠を入手する可能性があるか－など。日弁連は、本紙と弁護団の協力で実施した西山さんの精神鑑定結果(軽度知的、発達障害)を、「虚偽自白が精神医学的に説明可能」として新証拠に該当すると判断した。獄中と出所後の二度にわたり鑑定を実施した精神科医の小出将則医師(56)=愛知県一宮市=からも聞き取りをした。

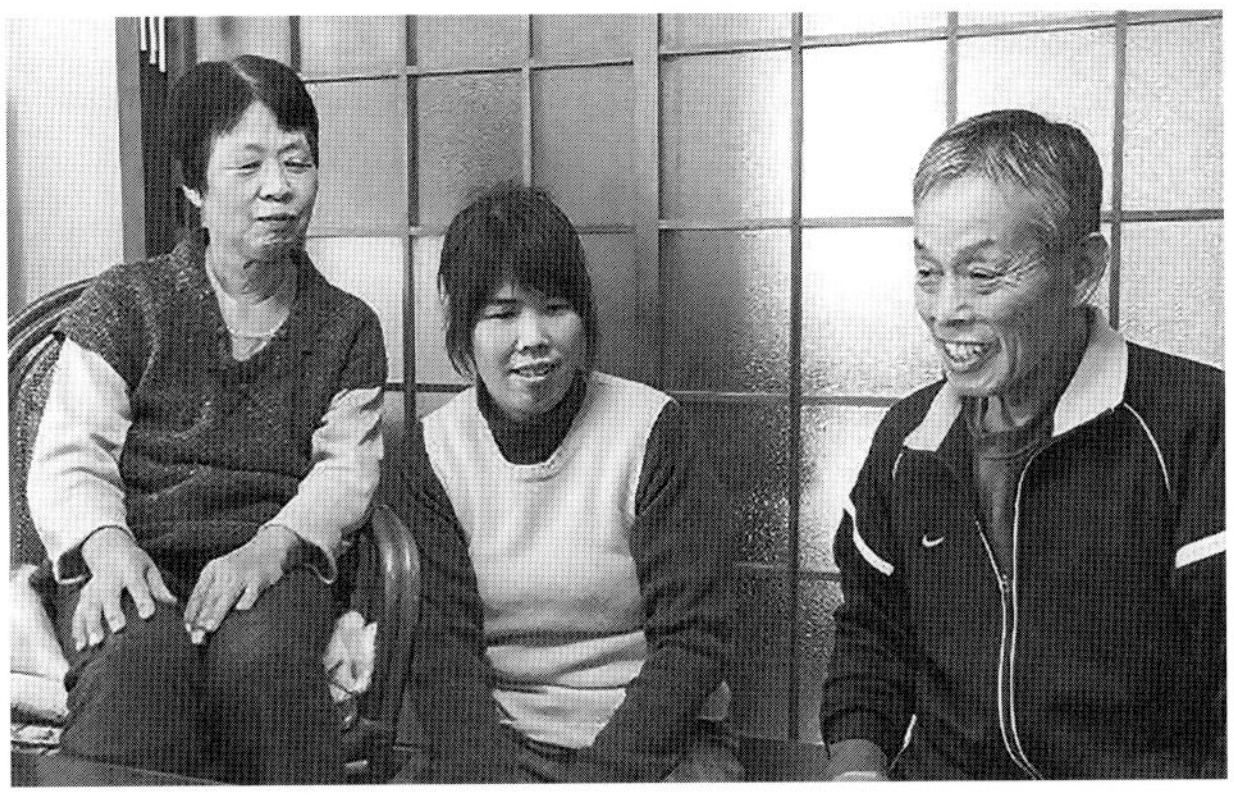

2017年８月に出所した後、家族でだんらんする西山美香さん（中）と父輝男さん、母令子さん＝同年12月、滋賀県彦根市で

死亡した患者=当時(72)=の死因についても日弁連独自に法医学者の意見を求め、「もともと重篤な症状で、窒息以外の死因で亡くなった可能性を否定する根拠はない」などの見解を得た。自然死の可能性が「排除できない」という。

日弁連人権擁護委員会の担当者は本紙の取材に、「供述が著しく変遷し、秘密の暴露もない。昨秋に聞き取った精神鑑定の診断結果が非常に重い」と説明した。弁護団長の井戸謙一弁護士は「日弁連の支援決定は『無罪は間違いない』との社会的な認識の一助になる。最高裁の判断に影響すると期待したい」と話した。

日弁連の再審請求支援事件には、一四年三月に静岡地裁で再審開始が認められた袴田事件や、名張毒ぶどう酒事件などがある。

両親、貯金崩し弁護費用　負担減「ありがたい」

冤罪を訴え続けてきた西山美香さんの逮捕から十四年。娘の無実を信じ、孤立無援の状態でも支え続けてきた父輝男さん(76)は「長い年月がかかったが、ありがたいことや」と喜びを語った。

輝男さんは、突然娘が逮捕された日のことが今も忘れられない。「取り調べを受けていると聞いていたが、まさか逮捕されるとは」。弁護士費用の負担は重かったが、「いい弁護士さんを」と長年働いてためてきた貯金を取り崩し私選で依頼。有罪確定後も「開かずの扉」とまで言われ、難しい再審請求を請け負ってくれる弁護士を探し回った。

母令子さん(67)は心労からか二〇〇九年に脳梗塞で倒れ、外出には車いすを使う身に。それでも美香さんが服役していた和歌山刑務所まで月二回以上の面会を欠かさなかった。往復七時間以上の道のりも特急を使わず、節約に努めた。たった三十分間の面会が「待ち遠しかった」と振り返る。

美香さんは「弁護士さんから、お母さんが車いすで和歌山まで通うことがどれだけ大変か、と諭されました」と感謝を口にする。

再審請求では新証拠として専門家に作成を依頼する鑑定書が、一件当たり数十万円に上る場合もある。患者の死因が争点となっている美香さんの審理でも、複数の医師が自然死を疑う鑑定書を作成。これまでは家族が負担してきたが、今後は日弁連が負担するとみられる。

（２０１８年３月29日）

2019年3月

呼吸器事件の再審確定

最高裁

西山さん　無罪公算

滋賀・元看護助手　服役12年

滋賀県東近江市の湖東記念病院で二〇〇三年、男性患者=当時(72)=の人工呼吸器のチューブを抜いて殺害したとして、殺人罪で懲役十二年が確定し、服役した元看護助手西山美香さん(39)=同県彦根市=が申し立てた再審請求で、最高裁第二小法廷(菅野博之裁判長)は、裁判のやり直しを認める決定をした。十八日付で検察の特別抗告を棄却した。裁判官三人による全員一致の結論で、事件発生から十六年を経て再審開始が確定した。

再審請求では、患者の死因と自白の信用性が争点だった。大阪高裁は、患者が自然死した疑いがあると指摘した上で、自白は警官らによる誘導があった可能性があるとして再審を認め、これを最高裁も支持した。大津地裁でやり直される公判で無罪となる公算が大きい。三者協議が半年以内に開かれるとみられる。

特別抗告審では、検察側が死亡当時の鑑定医から供述調書を取り直し、改めて窒息死を主張。弁護側は反論する形で法医学者らの意見書を提出していた。井戸謙一弁護団長は十九日「検察官の特別抗告は事実誤認の主張で、高裁決定を不当に論難するもの。検察官の主張を一蹴した最高裁の決定を高く評価する」と話した。

患者の死因を巡っては、確定判決では遺体を解剖した鑑定医の鑑定書によって、窒息死と認定していた。

再審請求審で大阪高裁は、確定判決が患者の異常発見時に人工呼吸器のチューブがつながっていたと認定しているのに対して、医師の鑑定書が、警官から事前に得ていた誤った情報を基に、チューブが外れていたという前提に立って作成されていると指摘した。

その上で、死因は解剖所見のみからでは分からず、自然死の可能性を排除できないとしていた。自白の信用性についても、「犯人と認めるには合理的な疑いが残る」と結論付けていた。

事件では、県警は当初、呼吸器が外れた際のアラーム音を聞き逃したとする業務上過失致死容疑で捜査。西山さんは任意聴取の際に殺害を自白し、〇四年七月に逮捕された。公判で否認に転じ「取り調べがきつくなり、同僚看護師をかばおうとした。刑事に好意を持った」などと訴えたが、〇五年十一月に大津地裁は懲役十二年を言い渡し、最高裁で確定していた。

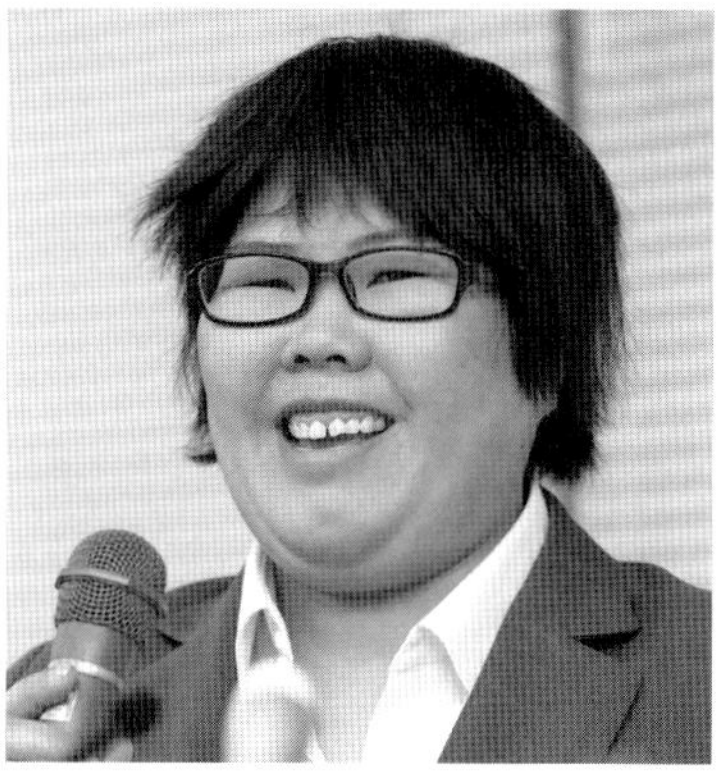

再審開始確定を受け、記者会見で笑顔を見せる西山美香さん＝19日午後、大津市で（横田信哉撮影）

殺人事件で再審が確定するのは、熊本県松橋町《まつばせ》（現宇城市）で男性が刺殺された「松橋事件」の再審が昨年十月に確定して以来。

（２０１９年3月20日　芳賀美幸）

「最後まで頑張って、冤罪を晴らしたい」

「供述弱者を知って」

特別抗告棄却の決定を受け、大津市内で十九日に記者会見した西山美香さんは「何度もあきらめそうになったが、両親や井戸謙一弁護士ら周囲の励ましで、ここまでこれて良かった」と、時折涙ぐみながらも、笑顔で報道各社の質問に応じた。

検察の特別抗告から一年三カ月。気持ちが不安定になって「再審請求審をやめたい」と周囲に漏らしたこともあった。そのたびに、両親や井戸弁護士に「殺人犯の汚名を着せられたままでいいのか」などと励まされてきたという。

「私のような供述弱者がいることを裁判所も知ってほしい」「何で検察はやたらに抗告するんだろう」と注文もした。再審公判に向けては「最後まで頑張って、冤罪《えんざい》を晴らしたい」と気を引き締めた。

解説・「尋問なし」　迅速救済へ道

患者の死因は、呼吸器のチューブが外れたことによる窒息死か、それとも自然死か。有罪を立証する唯一の証拠だった鑑定書の信用性が崩れたことを主たる根拠とした大阪高裁の再審開始決定を、最高裁が追認した。

再審請求審で特徴的だったのは、関係者の証人尋問を一切行わず、双方の意見書など書証のやりとりのみで高裁が決定を下し、最高裁が確定させたことだ。これまでの主な殺人事件の再審請求審では例がない。

福岡大の新屋達之教授（刑事法）は「これまでの再審請求審では、再審開始までの手続きが過度に重視されてきた。今回、審理を迅速に進めた判断は、他の例となりうる」と評価する。

「疑わしきは被告人の利益に」という刑事事件の原則に従えば、高裁決定で有罪の証拠が揺らいだ時点で再審が開始され、再審公判そのものの中で議論されるのが本来のあり方のはずだ。高裁と最高裁の判断は、こうした考え方に沿ったものと言える。

それでもなお、高裁の再審開始決定から一年以上も時が過ぎた。十二年もの服役を科された西山さんから、人生の大切な時間をさらに奪う結果になってしまった。今回の決定を機に、冤罪被害者の迅速な救済につながる司法判断が続くことを期待する。

（大津支局　芳賀美幸）

「早く両親に安心を」

西山さん　日常へまた一歩

滋賀県東近江市の病院で死亡した患者の呼吸器を外したとして殺人罪で十二年間服役した元看護助手の西山美香さん(39)＝同県彦根市＝が、再審公判で無罪判決を受ける公算が大きくなった。「裁判が早く終われば、両親が安心して普通の老後生活を送れる」。大津市内で二十三日に弁護団と会見に臨んだ西山さんは、平穏な日常にまた一歩近づいた実感をかみしめた。

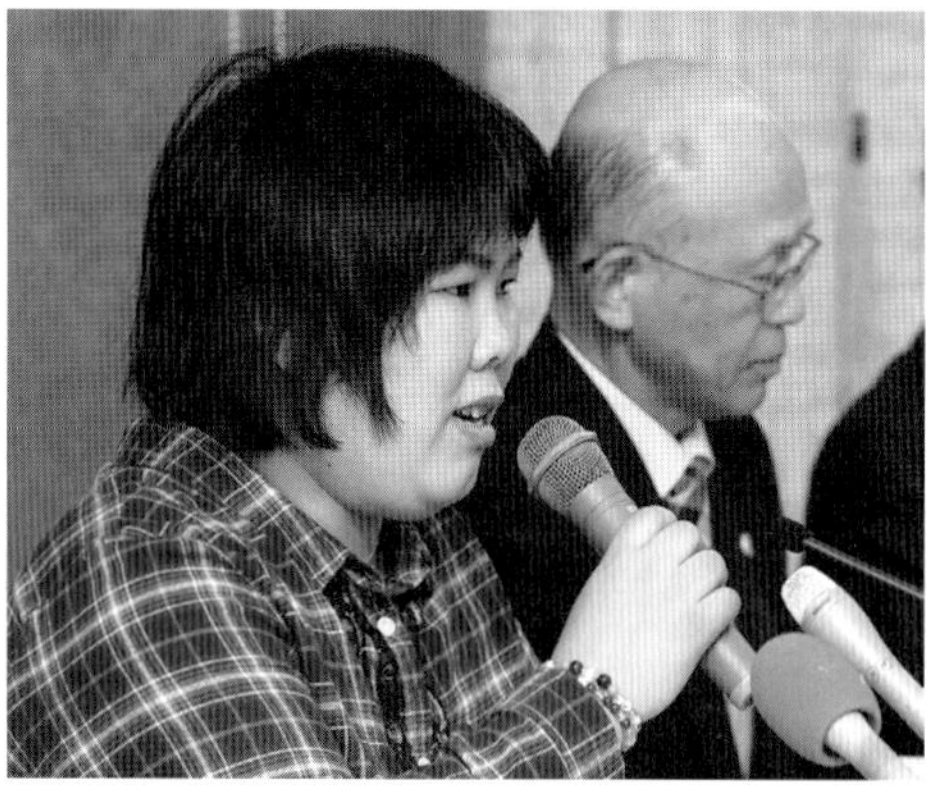

記者会見で思いを話す西山美香さん。右は井戸謙一弁護士＝23日、大津市で（横田信哉撮影）

（２０１９年10月24日　作山哲平、岡屋京佑、土井紫）

チェック柄のシャツにオレンジ色のスカート姿で登壇した西山さんは、検察側が有罪立証を実質的に断念したことについて「うれしさというよりも、びっくりしました」と明るい表情で振り返った。

検察側は再審公判を一日で結審させ、来年三月末までの年度内に判決を受けたいとの意向を伝え、弁護団も受け入れた。この点を聞かれると表情を曇らせ「（確定審第一回公判の）三日前に取調官が拘置所に来て『否認しない』と手紙を書かせた。どういう思いで書かせたのか直接聞きたいと思っていたので、ちょっと心残りだが、一回で終わるということなので」と複雑な心境を語った。

再審公判については「『もしも有罪と言われたら』と不安もある。無罪判決を早くもらい、他の冤罪《えんざい》被害者も無罪をもらえるようにしてほしい」と求めた。

一方、西山さんは二十二日に本紙の取材に応じ、二〇〇四年の逮捕以降の体験や思いなどを語った。服役中の〇九年に母令子さん(69)が脳梗塞で入院し、面会ができなくなったことを「これまで一番つらかった」と振り返った。

「二十四歳で逮捕され、社会での経験が止まってしまった。出所したときには周囲から幼く見られ、苦しい思いもした」としつつ、「それでも、この十五年間は無駄ではなかった。いろいろな人と一緒に闘う中で、正直に自分の思っていることを話せば、味方になってくれる人がいると分かった」と前向きに語った。

父「本当に良かった」

西山さんの無実を信じて約十五年間、署名活動などに駆け回ってきた父、輝男さん(77)は「もともと無罪だと信じて闘ってきた。長い道のりだったが、これでやっと安心できる」と語った。「当初は一人で署名活動していた。周囲から理解を得られず、つらかった」と振り返り、「それでも娘が罪を犯すなんてあり得ないと思ってやってきた。苦しいことが多かったが、本当に良かった」と話した。

母親の令子さん(69)は「皆さんのおかげでここまで来られた。

感謝しかない。やっと汚名をそそげるのでうれしい」と笑顔で話した。

（安江紗那子）

西山さん「うれしい」　再審確定　涙で両親に報告

無罪を訴え続けてきた元看護助手の西山美香さん（39）＝同県彦根市＝は十九日午前、父の輝男さん（77）が入院する病院に駆けつけて報告し、「両親が何より望んでいた決定を伝えることができた」と喜びをかみしめた。

（２０１９年３月19日　芳賀美幸、安江紗那子）

「待ちに待った決定。これまでの苦労が思い出される」。長年、娘の無実を訴えて署名活動などに駆け回ってきた輝男さんは笑顔で報告を聞いた。母親の令子さん（68）も、涙をこぼしながら「（興奮で）震えが止まらない。どう気持ちを表現したらいいか分からない」と感極まった。

職場で勤務中に「再審開始確定」の知らせを受けた西山さんは、「びっくりして、うれしいけど、混乱している。長い間ずっと戦ってきたので現実感がない」。その後、病院で両親と顔を合わせると、「私が刑務所にいるときも、両親は殺人犯の親として世間の目にさらされて、私自身よりつらい思いをしてきた。いい知らせができて、うれしい」と涙ぐんだ。これまで応援してくれた支援者らからの連絡で、携帯電話が鳴りやまない西山さんを、両親はほほ笑ましく見つめた。

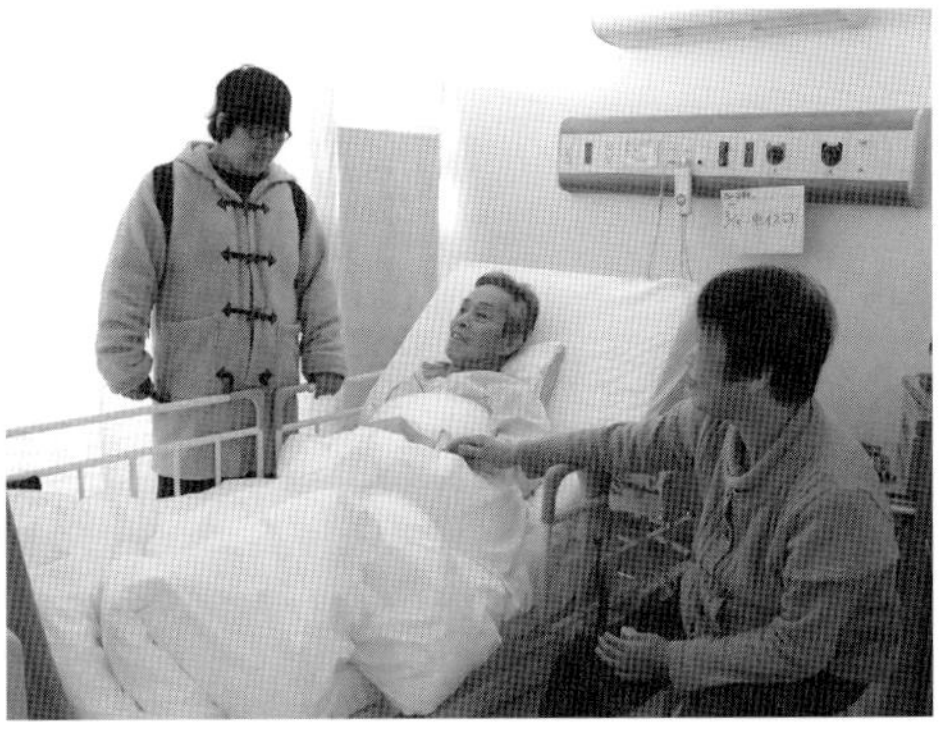

入院中の父・西山輝男さん（中）に再審開始確定の報告をする美香さん（左）と、母・令子さん（安江紗那子撮影）

検察の特別抗告から一年三カ月。西山さんには「もし最高裁が検察の主張を認めたら」と不安な思いがあり、「再審請求をやめたい」と弱音をはくこともあった。それでも、両親や弁護団、支援者らの励ましを受けて、自身を鼓舞してきた。各地に足を運び、講演や署名活動を通して無実を訴えながら、新たに仕事を始めるなど、少しずつ前に進んできた。

西山さんは一八年春から働いていたコンビニ店を辞め、今年一月からはリサイクル工場で障害者採用で勤務。彦根市の自宅から通っている。

最高裁の決定で無罪にまた一歩近づいた。輝男さんは「体の不調があったが、決定を励みに元気になれそうだ」と笑みを浮かべた。

２０１９年５月

呼吸器事件　調書作文か
警報回避の60秒「数えた」

西山さん「できない」

近く再審が始まる滋賀県の呼吸器事件で、事件当時に作成された供述調書で、看護助手（当時）の西山美香さん（39）が消音ボタンで人工呼吸器のアラーム（警報）音が作動しなくなる一分間を「数えた」ことにされたのは、刑事と検察官による作り話の可能性が高いことが分かった。西山さんが「私は六十まで数えられない」と本紙と弁護団に告白した。

一分を数えた、という供述は、再審開始を決定した大阪高裁（二〇一七年十二月）が「誘導の疑いがある」と指摘したが、弁護団長の井戸謙一弁護士は「数えられないのに数えたことにしたのは、捜査当局による作り話でしかない。明白な違法性があり、誘導とは次元が違う話だ」と指摘。再審の法廷で真相を追及する。

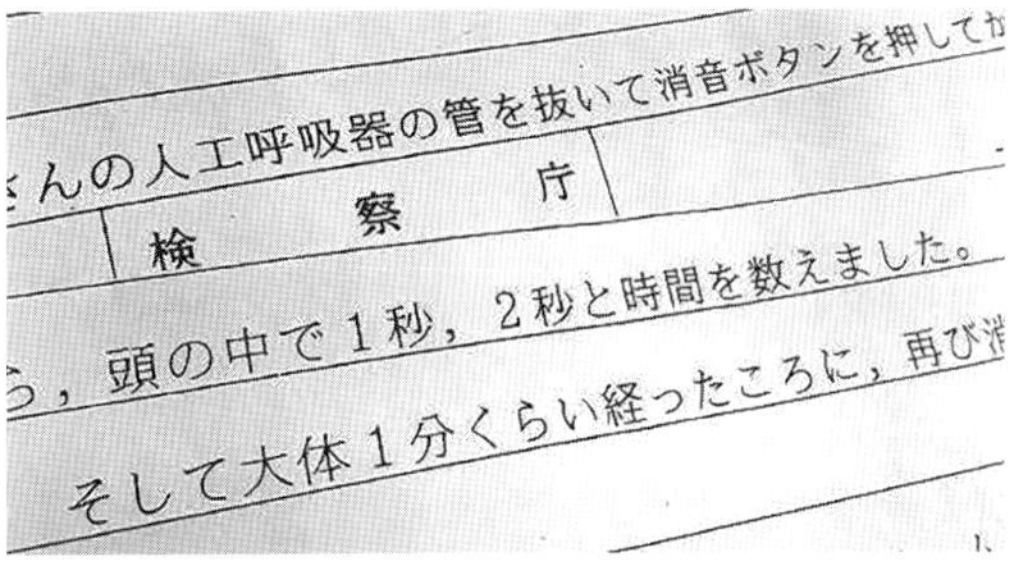

さんの人工呼吸器の管を抜いて消音ボタンを押して

検　察　庁

ら，頭の中で１秒，２秒と時間を数えました。

そして大体１分くらい経ったころに，再び

西山美香さんが１分を数えた、と語ったように書かれた検察官面前調書

西山さんは「私は頭の中では、二十までしか数えられません。絶対自分からは、言っていません。裁判でも、きちんと言います」と証言。大きな数を暗唱できない自分の特性について、「将来、もし再就職の必要がある時に、仕事が見つからないと困る」と秘密にしてきたが、弁護団の方針に納得し、公表を決意した。

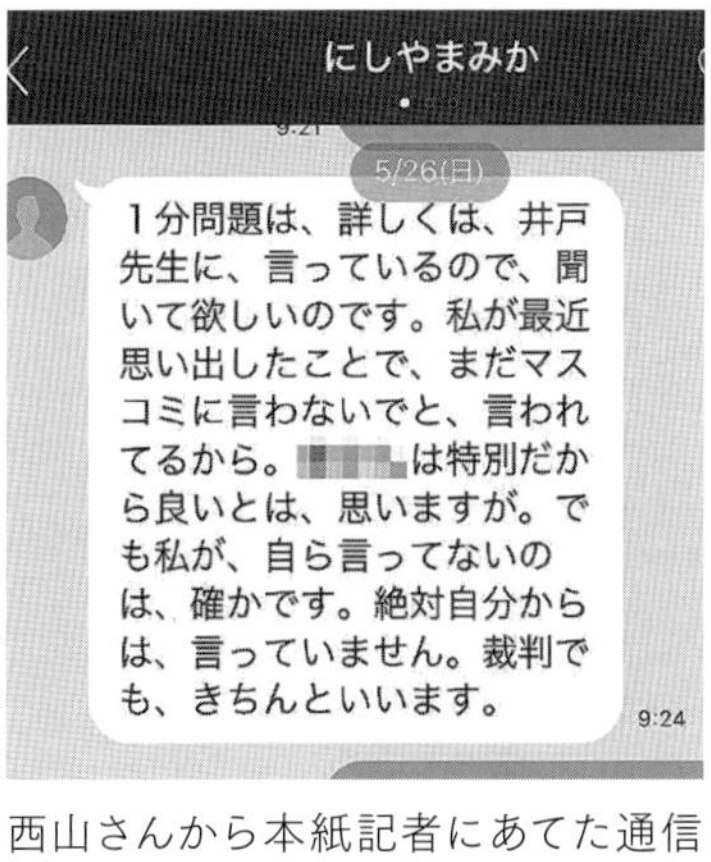
にしやまみか
5/26(日)
１分問題は、詳しくは、井戸先生に、言っているので、聞いて欲しいのです。私が最近思い出したことで、まだマスコミに言わないでと、言われてるから。[redacted]は特別だから良いとは、思いますが。でも私が、自ら言ってないのは、確かです。絶対自分からは、言っていません。裁判でも、きちんといいます。
9:24

西山さんから本紙記者にあてた通信アプリのメッセージ＝一部画像処理

西山さんは収監中の一七年四月に本紙と弁護団が協力して実施した精神鑑定で、軽度知的障害と発達障害が判明している。

〇三年に起きた事件では、患者＝当時（72）＝の死亡発見者で業務上過失致死罪を追及されていた同僚看護師をかばおうと、西山さんが「私が呼吸器の管を外した」とうその自白をしたため〇四年、滋賀県警が殺人容疑で逮捕。しかし、管が外れた際に鳴るアラームが鳴らなかったため、県警は逮捕後、病院の技師に「誰にも気づかれずに患者を窒息死させる方法」を聞き出した。

技師は、アラームの無効期間（一分）は、一分経過する前にもう一度消音ボタンを押すとさらに一分延長できる機能を説明。県警、大津地検とも、西山さんがその機能を利用して犯行を行ったかのように供述調書を作成した。

一七年十二月に再審開始を決定した大阪高裁は、アラーム無効期間の延長機能について、医療現場で使わない特殊な機能を「なぜ事前に知り得たかが不可解」「知らなかった場合は数を数えて一分の経過を計る理由が見当たらない」と指摘。「警察官または検察官もしくは、その両者の誘導」の可能性を認定した。

検察官面前調書を作成した早川幸延検事（現福島地検検事正）は本紙の取材申し入れに地検広報を通じ「コメントはできません」と回答した。

（２０１９年５月30日　秦融、角雄記）

2019年6月

呼吸器事件 県警の再現ビデオ「1分数える」場面なし

西山さんの証言と合致

近く再審が始まる呼吸器事件（滋賀県）の供述調書作文疑惑で、二〇〇四年の起訴前に県警が犯行状況を再現したビデオに、調書の「一分を数える」場面がないことが分かった。障害のために六十まで暗唱できず「自分から『数えた』とは絶対に言ってない」と冤罪《えんざい》を訴えている元看護助手の西山美香さん(39)の証言とも合致。確定審で有罪の証拠だったビデオが、再審では無罪を立証する証拠に転じる可能性が出てきた。

確定審で検察は、西山さんが人工呼吸器のチューブを数分間外して植物状態の男性患者を窒息死させたとした。チューブの外れを感知して鳴る警報音を回避する方法として、一分間無音状態になる消音ボタンを押し、一分後に鳴りだす前に再び消音ボタンを押すことを二、三回繰り返した、と主張。早川幸延検事（現福島地検検事正）は、西山さんが一分間を計るため「頭の中で一秒、二秒と時間を数え(た)」と供述調書に記述した。

弁護団によると、ビデオは逮捕十六日目の現場検証の際に撮影。一回目の消音ボタンを押した後、立ち会いの刑事が「(二回目を)どのくらいで押した？ 時計を見たとか？」と質問。西山さんが首をかしげて答えなかったため、刑事が「感覚？」と聞くと西山さんは「数えた」とは言わず、自信なさげに「だいたい」と答え、刑事が「だいたいの感覚」と念押ししているという。

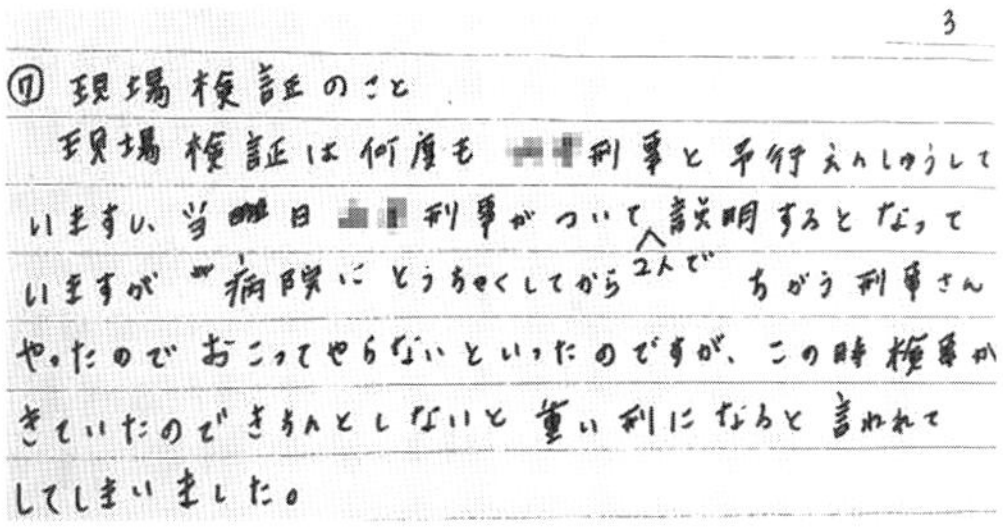
3
⑦ 現場検証のこと
現場検証は何度も[redacted]刑事と予行えんしゅうしています、当日[redacted]刑事がついて2人で説明するとなっていますが"病院にとうちゃくしてから ちがう刑事さんやったのでおこってやらないといったのですが、この時検事がきていたのできちんとしないと重い刑になると言われてしてしまいました。

西山さんは獄中にいた２年前、高田記者（大津支局＝当時）にあてた手紙で「何度も〇〇刑事と予行えんしゅうしています」と再現ビデオ撮影に至る経緯を伝えてきた＝一部画像処理

弁護団長の井戸謙一弁護士(65)は、「西山さんは撮影する前に取調官の刑事に予行演習させられた。映像のほとんどは誘導された結果」と証拠能力を一蹴。その一方で「『一分を数えた』のが本当なら、即答できるはず。突然聞かれて答えられないのは、自分が体験していないから。捜査側の作り話なのは明らかだ」と語った。再審で検察が再度、証拠提出した場合は、逆にビデオをもとに無実を立証できるとみている。

消音ボタンを使ってアラーム無効期間の一分を延長する方法は当時の病院スタッフでは技師一人しか知らず、県警が「誰にも気づかれずに患者を窒息死させる方法は」と技師に聞いて把握した。早川検事はその後に供述調書を作成。一七年に再審開始を決定した大阪高裁は「一分を数えた」という調書の内容について「供述が誘導された」可能性を認定した。

（2019年6月30日 秦融、角雄記）

再現ビデオ 有罪主張の根拠一転 調書の作文疑惑裏付け

滋賀県の呼吸器事件の自白調書を巡り、県警による犯行の再現ビデオに、真犯人を立証する最も重要な場面がなかったことが判明。捜査経験豊富な元検事たちも一様に驚きを示す捜査上のほころびにより、有罪主張を支えた根拠が一転して無罪への有力な証拠になりつつある。

「ビデオを見れば分かる。あの子は本物(真犯人)」

冤罪《えんざい》を疑ってこの事件の取材を始めた当初、逮捕当時を知る滋賀県警の幹部は言い切った。

ビデオで西山美香さん(39)は、ベッドの脇に立って人工呼吸器の管を外し、消音ボタンを押してアラームを消すという一連の〝犯行手口〟を、大半の場面でよどみなく再現しているとされる。県警幹部が「有罪を示す証拠」と自信を示すように、弁護団も「最初見た時は驚いた」と言う。

しかし、本紙担当記者はビデオの信ぴょう性に疑問を持っていた。西山さんがまだ服役中だった二〇一七年七月、大津支局の高田みのり記者(現愛知・半田支局)との文通で、ビデオについて「何度も(取調官の)〇〇刑事と予行えんしゅうしています」「検事がきていたので、きちんとしないと重い刑になると言われて、してしまいました」と打ち明けていた。

同年十二月に再審開始を決定した大阪高裁は「一分を数えた」という供述について「警察官と検察官による誘導の疑いがある」と指摘し、文通での証言を裏付けた。さらに最近、西山さんは「六十まで頭で数えられない」と告白(五月三十日付朝刊で既報)。誘導どころか、供述してもいないことを作文した疑いが浮上していたが、ビデオがそれを裏付けた。

（角雄記）

肝心な場面ない 証明力希薄 元検事が批判

再現ビデオで供述調書通りの「一分を数える」場面がないことについて、元検事の市川寛弁護士(53)は「六十秒を正確に数えること自体が簡単ではない。しかも、初めて人を殺そうという緊張の中で、冷静にできるのか。私が取り調べるなら、目の前でやってもらう。自分で確認しなければ危なくて起訴などできない」と言う。

元検事の国田武二郎弁護士(71)も「普通は『時間を計りますから犯行状況を再現してください』と言って、消音ボタンを押す場面からやる。その肝心な場面がないビデオの証明力は極めて希薄。逆に、無実の証拠になるのでは」と指摘。ビデオが先に撮影され、供述調書が後になっているところに着

再現ビデオと供述調書の変遷

2004年7月6日	滋賀県警が西山さんを殺人容疑で逮捕
逮捕8日目	県警が「誰にも知られずに殺害する方法」を病院技師に質問、技師が消音時間（1分）の延長方法を説明
同 15日目	西山さんの供述調書（県警）に初めて「（1分の）時間を数え」の記述
同 16日目	県警が病院で現場検証、犯行の再現ビデオ撮影で西山さんが「数えた」と言わず「だいたい」
同 19日目	供述調書（県警）に「時間を1、2、3、4、5、と冷静に数え」の記述
同 20日目	供述調書（大津地検）に「頭の中で1秒、2秒と時間を数え」の記述
同 22日目	地検が殺人罪で西山さんを起訴

目し、食い違いの背景をこう分析する。

「検事は犯行を立証するため、それが自然な流れで合理的かつ臨場感があるような印象を裁判官に持たせようと思う。しかし、ビデオで彼女が『だいたい』と言った時点で合理性も臨場感もなくなった。そこを調書で補おうと無理やり『数えた』という供述を作ってしまったのではないか」。国田氏は、ビデオの「だいたい」という場面を見過ごし、有罪判決を下した裁判官に対しても「刑事裁判官なら気づいて当然だ」と批判した。

（角雄記）

2019年10月

西山さん無罪確実
検察が有罪立証を断念

弁護団　冤罪の解明目指す
未開示の全証拠277点請求

滋賀県東近江市の湖東記念病院で二〇〇三年、入院患者男性＝当時（72）＝の呼吸器を外して殺害したとして、元看護助手の西山美香さん（39）＝同県彦根市＝が殺人罪で懲役十二年の判決を受けて服役した「呼吸器事件」の大津地裁の再審公判について、弁護団が二十三日に大津市内で会見し、検察側から実質的に有罪立証を断念する旨の文書が送付されたことを明らかにした。西山さんの無罪がほぼ確実となった。

文書は、一七年の大阪高裁の再審開始決定を覆す証拠提出は「困難である」として、新たな有罪立証や証人尋問を行わないとし、一回結審で年度内に判決を出すよう求めている。弁護団は一回結審の提案に応じる方針。井戸謙一団長は「事実上、有罪立証を断念したと理解した」と述べた。

弁護団は、未開示の証拠品二百七十七点全ての開示を請求したことも明らかにした。中でも、男性の死亡直後の〇三年当時の捜査報告書などを重視。一年後の〇四年の逮捕時の調書などとの食い違いを明らかにし、西山さんが犯人とされた経緯の解明を目指す。

大阪高裁の再審開始決定後、検察側は即座に特別抗告。ことし三月に最高裁が再審を確定させた後も、四月に有罪立証する方針を表明していた。姿勢を一転させた形の検察側に対し、会見に同席した西山さんは「（検察が）今まででしてきたことは何なのか。特別抗告しなければ良かったのでは」と批判した。

（２０１９年10月24日　作山哲平）

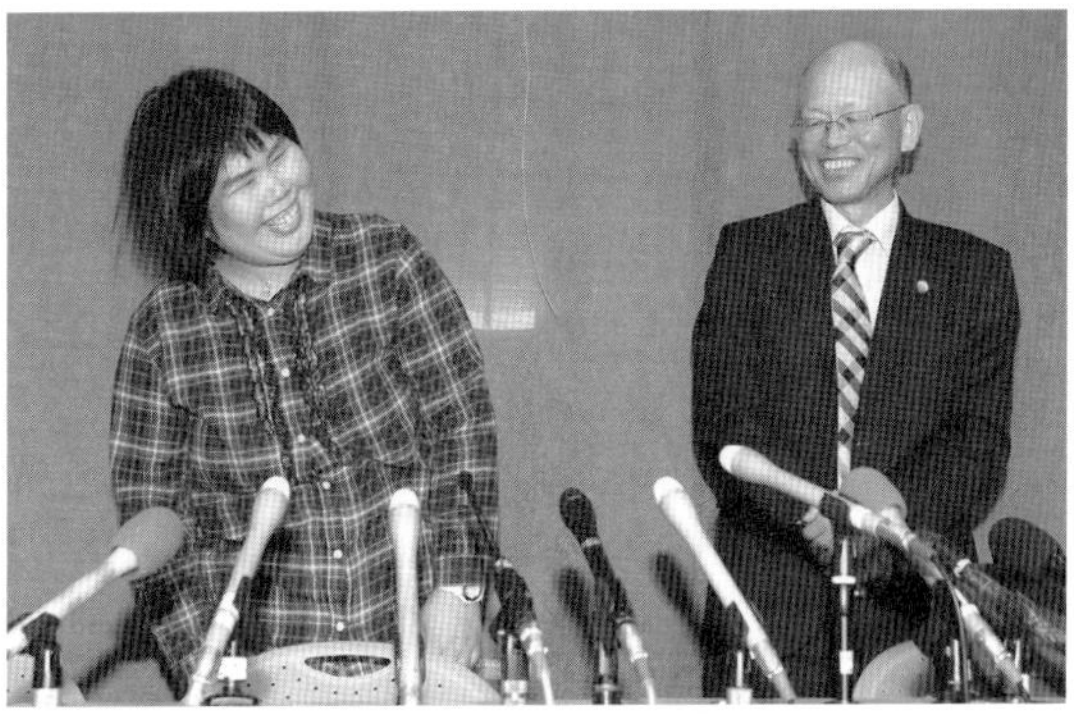

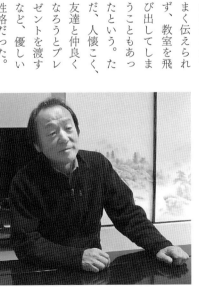

「呼吸器事件」で検察側が有罪立証を事実上断念したことで無罪が確実となり、記者会見で笑顔を見せる西山美香さん（左）と井戸謙一弁護士＝23日、大津市で（横田信哉撮影）

適切な判断求める

大津地検の高橋和人次席検事の話　有罪のための新たな立証はせず、確定審などで取り調べられた証拠などに基づき、裁判所に適切な判断を求めることとした。

解説・検察　遅すぎた決断

西山美香さんの再審開始が三月に確定してから七カ月余り。滋賀県の呼吸器事件でようやく検察側が実質的に有罪立証を断念し、無罪がほぼ確定した。

松橋《まつばせ》事件など近年の主な再審公判と異なり、今回は検察側が当初有罪立証へと進もうとした。しかし大阪高裁の再審決定では、自白のほかに「窒息死」とされた死因にも疑いがあるとされ、求められる立証のハードルは高かった。

元刑事裁判官で法政大法科大学院の水野智幸教授は「有罪立証の方針自体が無理筋だった。現段階で無罪論告すると表明するべきだった。検察は（西山さん側に）余計な手間をかけさせるべきでない」と断じる。

検察側の有罪立証方針により、四月からの半年間で再審公判前の三者協議が計五回も開かれ、西山さんの公判は遅れることになった。結果的に、憲法が保障する迅速な公開裁判を受ける権利が損なわれたとも言える。

一方で、再審公判が一回結審になることも固まった。「捜査の闇」を解明する場がなくなる副作用も伴うが、第三者委員会など捜査の不正を検証する外部機関を設けることも可能だ。冤《えん》罪《ざい》の疑いが強い事件の真相解明と迅速な公判実施が求められる。

（大津支局　作山哲平）

2020年2月

呼吸器事件再審
あす初公判

「無念　やっと晴れるね」
優しい性格信じ　支える恩師

「美香さんの無念、理不尽さがやっと晴れる」。西山美香さんの中学時代の恩師、伊藤正一さん（72）＝滋賀県米原市＝は再審公判の開始を前に、感慨深く語った。

伊藤さんは西山さんの中学時代、生徒指導を担当していた。「気持ちを言葉で表現したり、感情をコントロールしたりということが得意でなく、人と関わるのが上手ではなかった」。言いたいことがうまく伝えられず、教室を飛び出してしまうこともあったという。ただ、人懐こく、友達と仲良くなろうとプレゼントを渡すなど、優しい性格だった。

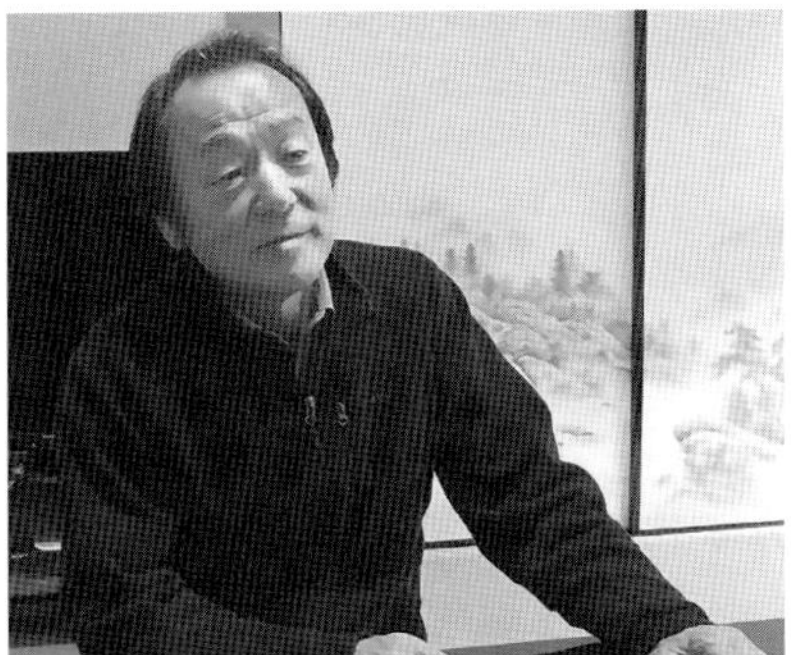

西山さんを支えてきた恩師の伊藤正一さん＝滋賀県米原市で

そんな教え子の逮捕から十年近くたった二〇一三年、西山さんの両親が冤罪《えんざい》を訴える活動をしていると知った。教員を退いていたが、すぐに退職した教員仲間たちと弁護士を招き、勉強会を開いた。男性患者が不整脈で死亡した可能性がある上、刑事に好意を抱いた西山さんがうその自供をしたと訴えていると聞き、頭をかすめていた「衝動的にやってしまったのかも」という考えは、消え去った。

それから「西山美香さんを支える会」の代表として、七年間寄り添ってきた。会のメンバーとスーパーや駅前で再審開始を求める署名集めをし、地域の祭りに足を運んではチラシ配りに汗を流した。服役中だった西山さんにも、手紙を送って励まし続けた。

待ちに待った再審では、検察側が有罪立証を事実上断念しており、無罪となる公算が大きい。「美香さんは二十、三十代という大切な時間を奪われてしまった」と嘆きつつ「それでも、多くの支援者との出会いや経験を、今後の人生に生かしてほしい」と願う。

（2020年2月2日　安江紗那子）

【再審　初公判（2020年2月3日）】

西山さん無罪確実

検察、新たな立証せず

滋賀県東近江市の湖東記念病院で二〇〇三年、男性患者の呼吸器を外し殺害したとして、殺人罪で懲役十二年が確定、服役した元看護助手西山美香さん（40）＝同県彦根市＝の再審初公判が三日、大津地裁（大西直樹裁判長）で開かれた。罪状認否で西山さんは「（患者を）殺していません」と改めて無罪を主張した。検察側は冒頭陳述で「有罪の新たな立証をせず、確定審や再審での証拠に基づき、裁判所に適切な判断を求める」と主張。事実上の立証断念で、西山さんの無罪は確実となった。

弁護側は冒頭陳述で「人工呼吸器のチューブを外した事実はなく、患者の死因は自然死だ」と主張。殺害を認めたとする自白については、めまぐるしく変遷している点を指摘し「取り調べ担当の刑事に対する西山さんの恋愛感情を利用し、誘導した」として、信用性はないと訴えた。

西山さんは弁護側の被告人質問で、うその自白をしたことについて、当時三十代の男性刑事に強い恋心を抱き「関心を引こうと思った」と説明。一方で、死亡した患者の写真を見せられるなどの脅迫を受け、「怖くなって」自白したと述べた。検察側は被告人質問を行わなかった。

閉廷後に西山さんは記者会見し、検察側の姿勢について「拍子抜けした。特別抗告してきた意味は何だったんだ」などと批判した。

再審公判は十日に弁護側の最終弁論や検察側の論告求刑を経て結審し、判決は三月三十一日の予定。

（2020年2月4日）

西山美香さんの手紙

元記者の心身カルテ　小出将則

元看護助手西山美香さん（三九）の呼吸器事件で、再審開始決定が大阪高裁でなされてから二年。再審請求に関わった立場で振り返る。

西山さんは十六年前、滋賀県の病院で人工呼吸器の管を抜いて患者を殺害したとして、翌年に逮捕された。取り調べで自白したが、獄中から「私は殺《こ》ろしていません」と訴える手紙三百数十通を両親に送り続けた。真実の叫びと感じた中日新聞記者によって取材班がつくられ、キャップの編集委員が元同期という縁で、私は手紙を渡された。障害があると直感した。

大いなる味方は井戸謙一弁護団長だった。裁判官時代に原発運転差し止め訴訟で原告勝訴の判決を出したベテランだ。弁護団の依頼で、臨床心理士と服役中の西山さんに面会し、精神鑑定をした。両親の話や通知表の担任の所見なども考慮し、軽度知的障害・注意欠如多動症（ＡＤＨＤ）と診断した。

障害の影響もあり、幼少時から孤立しがちだった西山さんは、友人を得ようと虚言癖を身に付けた。取り調べの刑事に好意を寄せてした嘘《うそ》の自白を捜査側は利用した。調書作成のたびに供述内容が変わることによって生まれる矛盾を、中日新聞は繰り返し指摘した。

本音を隠さず何事にもまっすぐに向き合う西山さん。今は冤罪《えんざい》で失われた二、三十代を取り戻そうと懸命に工場で働く。来春の無罪判決を待ちながら。（心療内科医）

解説・虚偽自白の原因　検証を

多くの冤罪《えんざい》事件は「うその自白」から生まれた。だが、なぜうその自白に至ったかは十分に明らかにされていない。

西山美香さんは、発達障害と軽度の知的障害があり「相手に迎合しやすい」性格がある「供述弱者」だ。ただ、井戸謙一弁護団長は「考え方や気持ち、社会経験の乏しさなどが影響した。供述弱者だけでなく一般の人も虚偽の自白をする危険性はある」と指摘。健常者も冤罪被害に遭っており虚偽自白は「障害ゆえ」では説明できない。

近年は、心理学の視点から「人間関係の産物」として、うその自白を分析する研究が進んでいる。ただ、大津地裁は三日、大谷大の脇中洋教授（法心理学）が心理学の視点から供述を鑑定した意見書について、証拠排除の決定をした。心理学者の自白分析は証拠採用されない傾向が続く。

脇中教授は「法曹三者以外は首を突っ込むなという感じがする。自白の経過を分析する必要がある」と指摘した。うその自白がなぜ生まれ続けるのか。多角的な検証が求められている。

（作山哲平）

検察冒陳わずか30秒
西山さん「何のための裁判」

患者の呼吸器のチューブを外したとして元看護助手西山美香さん（40）＝滋賀県彦根市＝が逮捕されてから、約十五年半。大津地裁で三日に開かれた「呼吸器事件」の再審初公判で、被告人質問に立った西山さんは、うその自白を重ねた理由を説明。刑事が飲食物を提供するなど不適切な取り調べがあったことも明らかにした。一方、検察側の冒頭陳述はわずか三十秒で事実上有罪立証をしない方針が明白に。「長すぎた」。親族は失われた時間を嘆き、傍聴席からはやじも飛んだ。

この日の西山さんは、黒いスーツ姿で、爪にヒマワリ柄のネイルを施して入廷した。「自由と正義」を意味する弁護士バッジのヒマワリにちなみ、この日出席できなかった弁護士の思いを込めたという。

罪状認否で改めて無罪を主張した後、被告人質問では、うその自白を重ねた理由を説明。最後に「応援してくれるたくさんの人のおかげでここまでこれた。感謝しています」と語り、「検察にはこれ以上、他の事件で特別抗告、即時抗告をしないでほしい。裁判所にも被告人の気持ちを聞いてほしい」と訴えた。

検察側の冒頭陳述は、早口で「裁判所に適切な判断を求める」などと述べ、わずか三十秒程度で終了。被告人質問も実施せず、傍聴席から「意味が分からない」などとやじが飛んだ。

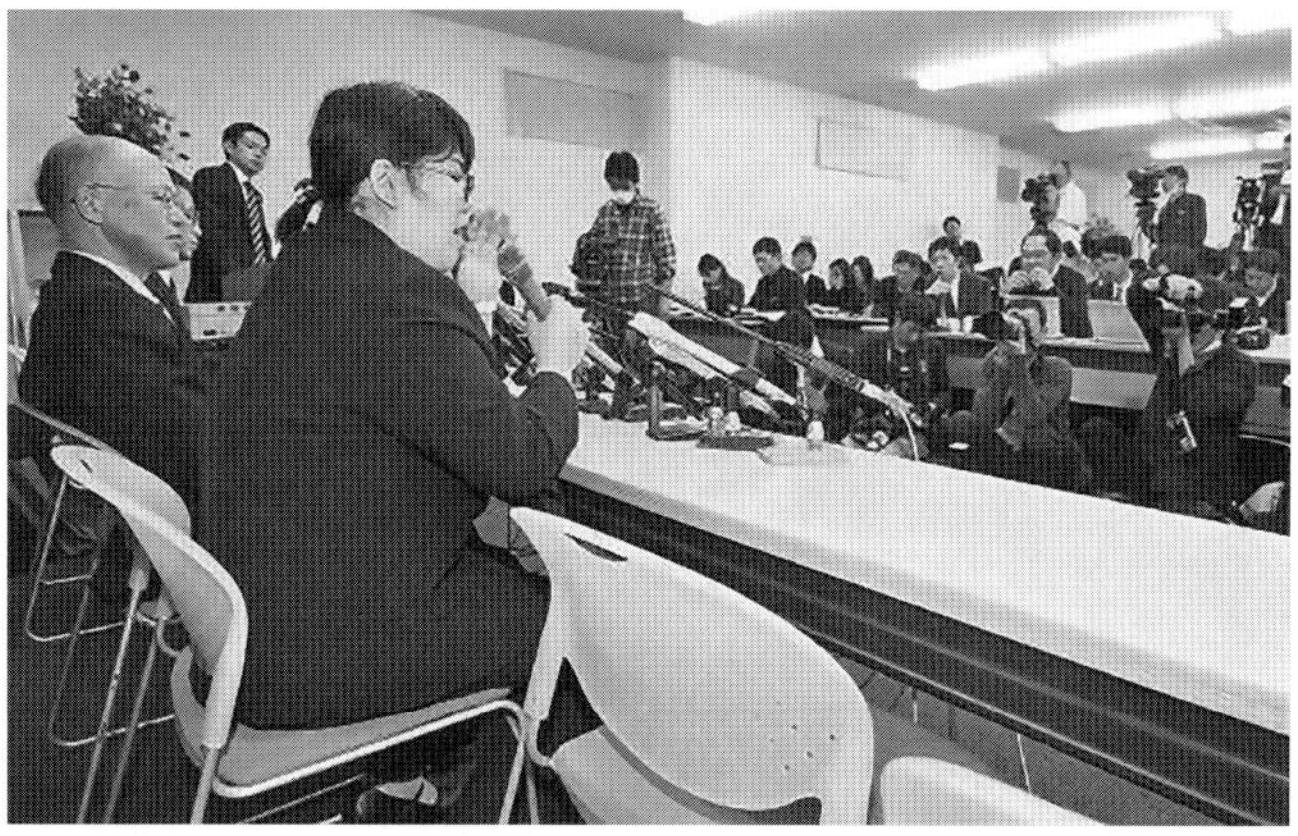

再審初公判を終え、大勢の報道陣を前に記者会見する西山美香さん（左手前）＝３日午後、大津市で

閉廷後に弁護団が開いた記者会見で、西山さんは「検事が質問をしなかったのは、何を考えているのか分からない。何のために、あの席にいるのかと、疑問に思った」と憤った。

弁護団は、患者の死因が「たん詰まり」だった可能性を示す鑑定書などが、地検に未送致だったことについて「起訴前にその証拠が送致されていれば、起訴がなかったと言えるほど、重要な証拠だった」と指摘した。

井戸謙一弁護団長は「検察が闘う気がないのが明らかになった。早期の判決はうれしいが、なぜ闘う意欲をなくしたのかは見えてこない。それが明らかにならずに判決が出るのは残念」と語った。

飲食提供　自白保つ
不適切な取り調べ明らか

西山さんは弁護側の被告人質問で、「(刑事は)ケーキやハンバーガーをくれた。私の好きなオレンジジュースは毎日差し入れてくれた」と不適切な取り調べの実態を供述。

西山さんが公判の直前に否認する姿勢を見せた際には、刑事が「拘置所での懲罰を取り消してやる」と約束したと説明し、好意の利用や脅迫などで引き出したうその自白を、利益供与を通じて維持しようとした実態が浮き彫りになった。

「被告人」でなく呼称は西山さん
公判で裁判長

大西直樹裁判長は三日の公判で、西山さんを被告人ではなく「西山さん」と呼んだ。日本弁護士連合会によると、冤罪《えんざい》事件の再審であっても裁判長が被告人を名前で呼ぶのは珍しい。裁判で被告人をどう呼ぶか明確な規定はなく、裁判所や裁判長の裁量によるという。

布川事件で再審無罪が確定した桜井昌司さんは「自分は被告人と呼ばれ続けた。今回は、無罪がほぼ確定している中で、裁判所の姿勢が見えた」とコメント。東住吉事件で再審無罪となった青木恵子さんは「公判ではずっと被告人と呼ばれ、判決の時だけ『青木さんは無罪です』と言われた。裁判官次第だと思うが、今回は良心的だと感じた」と話した。

父「あまりに長すぎた」　母「本当に無罪か心配」

西山さんの無実を信じ、署名活動や街頭活動に力を尽くしてきた父親の輝男さん(77)は公判終了後、これまでの道のりを振り返り「あまりにも長すぎた」と声を絞り出した。

母親の令子さん(69)は、西山さんの無罪がほぼ確定している状況に「やっと無罪になると思う半面、本当にそうなるのか心配で実感が湧かない」と漏らしつつ、「ここまで来られたのは支援者の皆さんのおかげです」と涙をぬぐい、最後は笑顔を見せた。

利益供与極めて問題

法政大法科大学院水野智幸教授の話　取り調べでの飲食物の提供は極めて問題で、まだそんな捜査があったのかと驚きだ。留置されて弱っている人に利益誘導は効く。自白を維持するための卑劣な取り調べだ。仮に被告人質問の信用性に問題があれば検察側が反対質問をしてただすのが普通で、それを放棄した以上、被告人質問での供述は認定するのが相当だ。

双方の主張要旨

【弁護側】
▽患者の死因は不整脈による自然死の可能性が高く警察は事件のないところに事件をつくり上げた　▽西山さんが患者の人工呼吸器のチューブを外した事実はない　▽当時の西山さんは取調官に恋愛感情があり、取調官はそれを利用して虚偽の自白を誘導し、西山さんを殺人犯に仕立て上げた

【検察側】
▽被告人が有罪である旨の新たな立証は行わない　▽確定審で取り調べ済みの証拠と、再審公判で新たに取り調べられる証拠に基づき、裁判所に適切な判断を求める

西山さん一問一答
うその自白「関心ひくため」
刑事への恋心　強い影響

弁護側の被告人質問では、西山さんが取り調べにあたった刑事に恋心を抱き、心理的に強い影響を受けていたことが浮き彫りになった。西山さんは警察、検察、裁判所に対して再発防止を求める一方で、支えてくれた人々に感謝の思いを述べた。

（呼吸器事件取材班）

【事件当時の行動】

弁護人　平成十五年五月二十二日のことを尋ねます。男性患者のベッドに行ったのはいつですか

西山さん　四時半になって同僚看護師がおむつ交換に回ろうと言ったので、二人で訪れました。

弁護人　どちらが先に男性患者の異常に気づいたのですか

西山さん　同僚看護師です。「あっ」と言って「アラーム鳴ってなかったよね」と言いました。(西山さんは)「はい」と言いました。

弁護人　人工呼吸器のチューブが外れていたかどうか、あなたは見ましたか

西山さん　見ていません。

【取り調べについて】

弁護人　二〇〇三年七月八日、九日に取り調べを受けていますか。どのようなことを聞かれましたか

西山さん　アラームが鳴っていただろう、同僚看護師が居眠り

していただろうと聞かれました。アラームは鳴っていないと言いました。

弁護人　その後、ずっと取り調べはなかったのですが、〇四年五月から再開しました。このとき、はじめてA刑事に取り調べを受けたのですね

西山さん　はい。（アラームを）聞いていないというと、A刑事は、男性患者の写真を机に並べ、「これでも責任を感じないのか」と言いました。机の脚を蹴り、怖くなって、アラームを聞いたと認めてしまいました。

弁護人　アラーム音を聞いたことを認めた後に、刑事のあなたに対する態度は変わりましたか？

西山さん　ものすごく優しくなりました。兄にコンプレックスを持っていると話したら、「あなたもすごく賢い」と言ってくれました。

弁護人　刑事を好きになったのですか

西山さん　そうです。

弁護人　そのような思いに刑事は答えてくれたのですか

西山さん　（個人の携帯番号を教えてくれ、）いつでも電話をかけてきていいと言ってくれました。

【自白に至る経緯】

弁護人　七月二日の取り調べで、どうして故意にチューブを抜いたと言ったのですか

西山さん　新しいことを言えば、A刑事の関心をひきつけられると思ったからです。

弁護人　殺人の犯人になって逮捕されると思わなかったのですか

西山さん　逮捕ということも分かりませんでした。故意にチューブを抜いたといえば、どうなるかも考えていませんでした。

【逮捕後の経緯】

弁護人　あなたは毎日、刑事から長時間の取り調べを受けましたね

西山さん　ルンルンな気分でした。調べがあると房から出してもらえるので、白馬の王子様が迎えにきてくれるという物語みたいに考えてしまいました。

【最後に】

弁護人　あなたの訴えは、大阪高裁で再審開始決定が出るまで認められることはなかった。警察、検察、裁判所に言いたいことはありますか

西山さん　私は自分でうその自白をしてしまい、長い懲役を受けたが、その間に応援してくれるたくさんの人のおかげでここまでこれた。検察にはこれ以上、他の事件で特別抗告、即時抗告をしないでほしい。裁判所にも被告人の気持ちを聞いてほしい。でも私は、他の冤罪《えんざい》事件の人より早く解決することができ、裁判所はじめ皆さんのおかげだと思うので感謝しています。

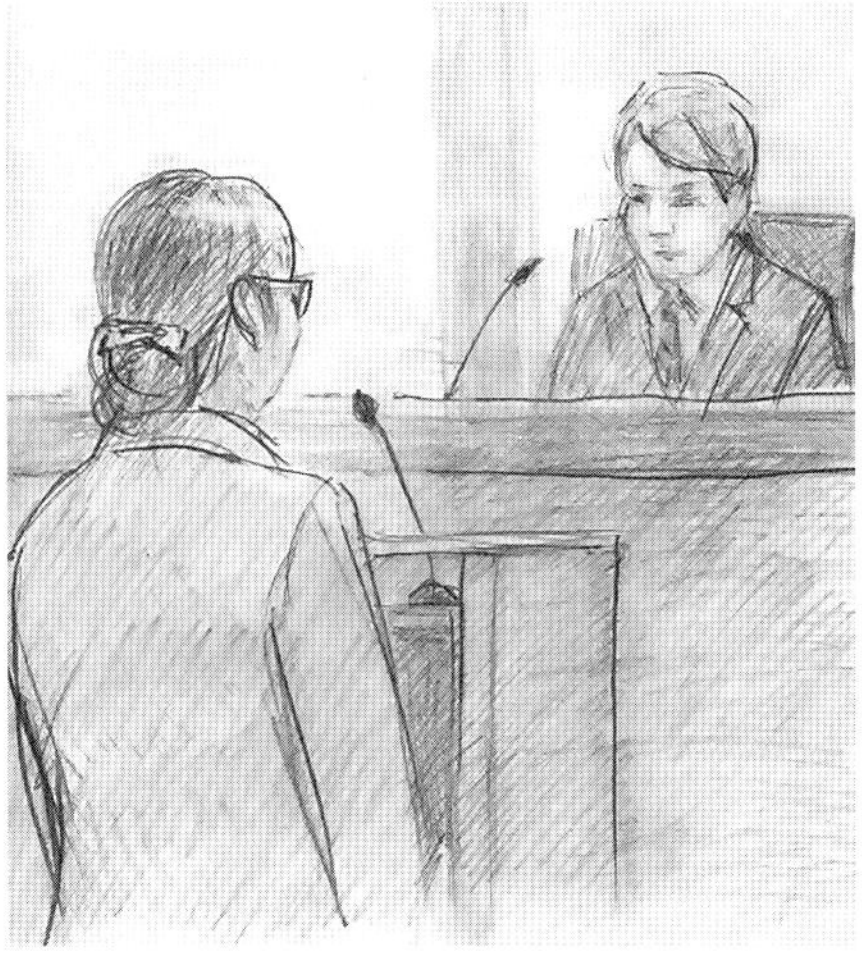

証言台に立つ西山さん＝いずれも大津地裁で（イラスト・もりかつ）

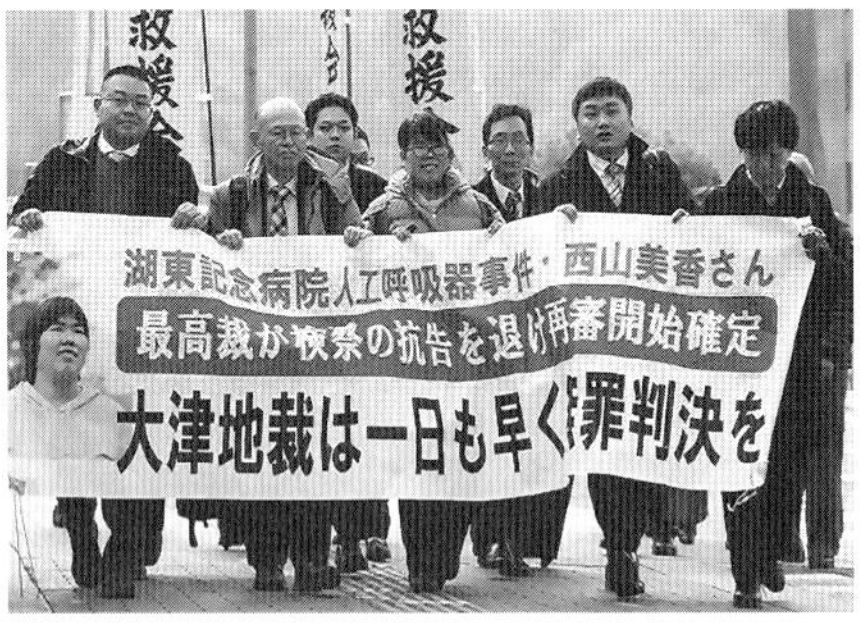

横断幕を手に、弁護団や支援者と大津地裁へ向かう西山さん（中）＝大津市京町

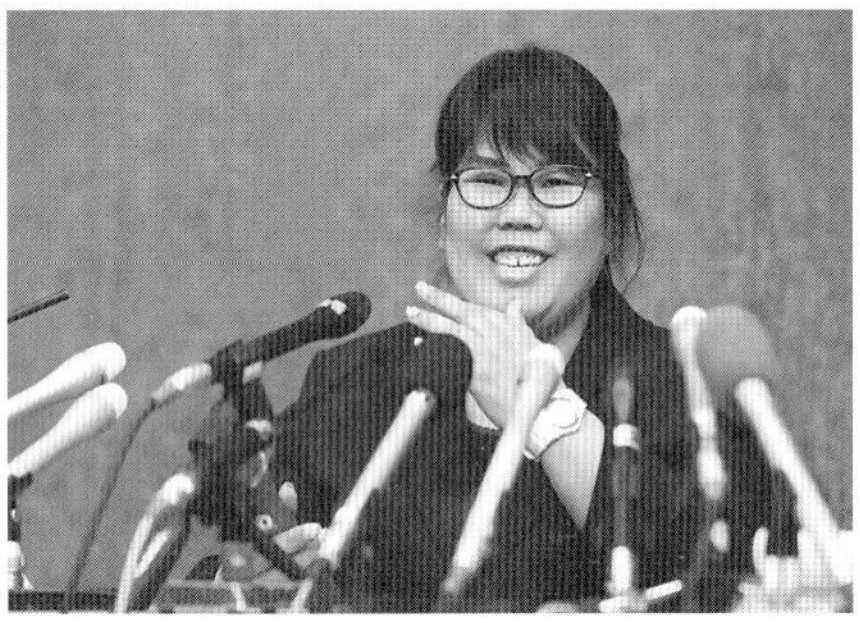

再審初公判を終え、記者会見で笑顔を見せる元看護助手の西山美香さん＝3日、大津市で

一般傍聴　倍率7倍超

西山さんの再審公判を見届けようと三日朝、大津地裁前では、四十四席ある一般傍聴席の抽選に三百三十一人が並び、七倍を超す高い倍率となった。

日本国民救援会の片岡道博さん(78)は「西山さんは青春を失っている。公平な司法のあり方をしっかり考えてほしい」と訴えた。大津市の大学教員箱田徹さん(43)は「十二年間も刑務所に入れられ、ひどいと感じる。西山さんとは同世代でもあり、無罪を勝ち取ることを期待したい」と願っていた。二〇一八年七月に大津地裁で再審開始の決定が出た日野町事件で、服役中に死亡した阪原弘さん＝当時(75)＝の長男・弘次さんも、地裁を訪問。地裁に入る前に西山さんと握手し、励ましていた。

【再審　第2回公判（2020年2月10日）】

検察側　求刑せず結審

来月31日再審判決

滋賀県東近江市の湖東記念病院で二〇〇三年、男性患者の呼吸器を外し殺害したとされる「呼吸器事件」で、殺人罪で懲役十二年が確定、服役した元看護助手西山美香さん(40)＝同県彦根市＝の裁判をやり直す再審の論告公判が十日、大津地裁（大西直樹裁判長）であった。検察側は論告で「証拠に基づいて、裁判所に適切な判断を求める」と述べるにとどまり、求刑せず結審した。判決は三月三十一日午前に決定。西山さんに無罪判決が言い渡されるのは確実とみられる。

検察側は、論告で「改めて慎重に検討した結果、新たな有罪立証は行わない。適切な判断を求める」と従来の主張を繰り返した。

法廷に立った西山さんは、最終意見陳述で「無罪（論告）としてくれても良かったのではないか。大阪高裁で再審が決まった後も特別抗告をしたが、家族がどんな思いで過ごしてきたと思いますか」と検察側の姿勢を批判。裁判所には、迅速な審理に感謝した上で「ほかの冤罪《えんざい》事件で苦しんでいる人たちの声も聞いてほしい」と付け加えた。

弁論で弁護側は「人工呼吸器のチューブを外した事実はなく、患者の死因は自然死だ」と改めて無罪を主張した。

西山さん「あいまいな論告」

「有罪でもない、無罪でもない。あいまいな論告」。西山さんは十日、求刑せず裁判所に判断を委ねた検察側の態度を強く批判した。

最終意見陳述で西山さんは「みんな、私が入院患者を殺したと思っていた。しかし、私が中学時代に迷惑をかけた先生たちは、初めから、私が殺していないと信じてくれた」と、長年抱いてきた思いを口にした。

公判後の記者会見で、裁判所に判断を委ねた検察側の論告を「あいまいで、はっきりしない」と改めて批判。弁護団の井戸謙一団長も「本来許されるべきではない。内実は無罪と思っているけど、建前上、無罪とは言えない（ということ）。メンツにこだわっているにすぎない」と非難した。

判決公判で無罪が言い渡されるのは確実となったが、西山さんは「裁判所から（冤罪《えんざい》にされた経緯などについて）どのような説明をしてもらえるか、心配している」と懸念を示した。

立証放棄相次ぐ

近年の主な再審事件の公判では、検察側が求刑せず、事実上、有罪立証を放棄し、裁判所に判断を委ねるケースが相次いでいる。

求刑がなかったのは、熊本県で男性が刺殺された「松橋《まつばせ》事件」と、大阪市で女児が焼死した「東住吉事件」。いずれも、自白に追い込まれた被疑者が逮捕され、公判中に否認。自白と証拠の矛盾点や弁護側の実証実験などで殺害の事実が疑われ、再審公判の論告で検察側は「裁判所に適切な判断を求める」旨を告げた。

一方、栃木県で女児の遺体が見つかった「足利事件」では検察側が無罪論告した。「東電女性社員殺害事件」でも検察側は無罪を主張。いずれも最新のDNA鑑定で別の犯人の存在が浮上するなどして、被告の無罪が確実になっていた。

大津地検は三日の冒頭陳述で「裁判所に判断を求める」と主張。地検は論告前、本紙の取材に「被告人が無罪であると積極的に裏付ける証拠が提出されている訳ではなく、検察として積極的に無罪を主張する事案ではないと考えた」と理由を説明した。「別の犯人の存在が科学的な鑑定で判明した」というほどには、西山さんの無罪は明らかでない、という趣旨の主張とみられる。

ただ、元検事の市川寛弁護士（54）は「法廷で証拠を出して有罪を証明することをせず、（争う）立場だけを崩さないのはアンフェアだ」と指摘している。

無罪判決が出た近年の主な再審事件

（発生年、場所）	自白の状況／再審前の確定判決	検察側の対応
2010年３月 足利事件 （1990年、栃木）	一審の終盤まで自白、以降は否認／殺人罪などで無期懲役	無罪を論告し、謝罪
2011年５月 布川事件 （1967年、茨城）	逮捕時に自白、公判は否認／強盗殺人罪などで無期懲役	改めて無期懲役を求刑
2012年11月 東電事件 （1997年、東京）	否認／強盗殺人罪で無期懲役	「被告人は無罪」と主張
2016年８月 東住吉事件 （1995年、大阪）	逮捕時に自白、公判は否認／殺人罪などで無期懲役	裁判所に適切な判断を求める
2019年３月 松橋事件 （1985年、熊本）	一審の終盤まで自白、以降は否認／殺人罪などで懲役13年	裁判所に適切な判断を求める

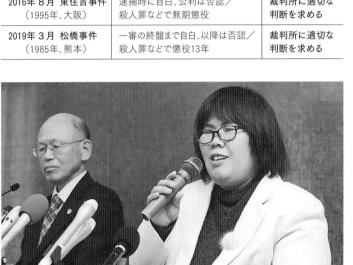

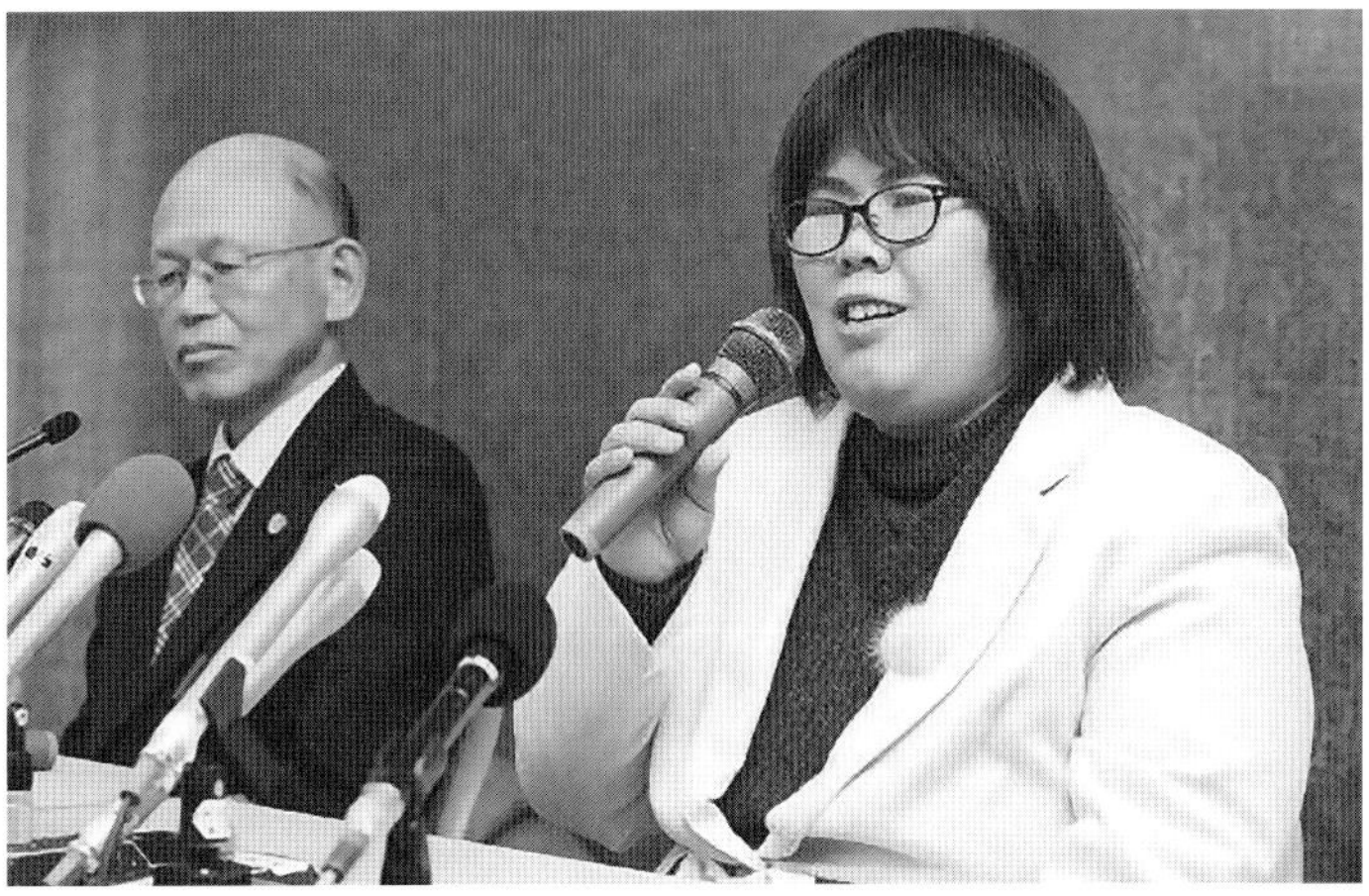
再審公判を終え、記者会見する西山美香さん（右）。左は井戸謙一弁護士＝10日午後、大津市で

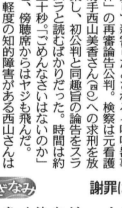

被告一人一人の声聞いて
最終意見陳述で西山さん

逮捕されてから、約十五年半後に開かれたやり直しの裁判が十日、結審した。最終意見陳述で西山さんは、検察側のあいまいな態度への怒りを表した。一方で、家族や弁護団、支援者など、支えてくれた人たちには感謝の気持ちを語った。

西山さんの最終意見陳述は、次の通り。

検察側は今日の論告で、無罪論告または確定審のように求刑十三年と言ってくると思ったが、どちらもなく、有罪、無罪でもない。それなら、無罪にしてくれてもいいのではないかという思いがある。大阪高裁で再審開始決定が出た後に特別抗告をされて、どんな思いで私たち家族が過ごしてきたかというのを、分かっていただきたいです。他の冤罪《えんざい》事件でも（検察側が）抗告を何度もする。どういう風にその人たちが傷つくかというのを、もう少し考えていただきたい。

裁判所に一言いいたい。私の場合、他の冤罪被害者よりも短い期間で、無罪判決がもらえる。迅速な裁判をしていただき、ありがとうございます。しかし、世の中には、冤罪で苦しんでいる人がたくさんいる。その人たちの声も聞いていただき、無罪判決をもらって、みんなで喜び合いたい。被告人一人一人の声を聞いていただき、審議していただきたい。

あと、支援者と家族に対して。私は最初から支援者がいたわ

さざなみ

謝罪は？

「新たな立証は行わない。裁判所に適切な判断を求める」。東近江市の湖東記念病院で、患者の呼吸器を外して殺害したとされる「呼吸器事件」の再審論告公判。検察は元看護助手西山美香さん（四〇）への求刑を放棄し、初公判と同趣旨の論告をスラスラと読むばかりだった。時間は約三十秒。「ごめんなさいはないのか」と、傍聴席からはヤジも飛んだ。

軽度の知的障害がある西山さんは担当の男性刑事に恋心を抱き、うその自白をしたという。死因を誤った鑑定、刑事による虚偽自白の誘導、裁判所の誤判、検察側の証拠隠し…。数々の問題が指摘されているが、検察側は無罪論告はせず、かたくなに争う体裁を取り続ける。

再審公判では刑事の証人尋問などは行われず、「なぜ冤罪《えんざい》が生まれたか」は不明のまま、三月末に無罪判決が言い渡される見通しだ。組織のメンツにこだわる県警や検察、誤判を続けた裁判所は、自ら誤りを認めて、市民に説明することができるだろうか。注目したい。（作山哲平）

けではなかった。みんな、私が入院患者を殺したと思っていた。しかし、私が中学時代に迷惑をかけていた先生たちは、初めから私が殺していないと思ってくれた。なんとかしようと弁護士に相談に行き、支える会を作ってくれた。その後、日本国民救援会も全面支援してくれ、大きな心の支えとなった。私は心を入れ替えて、拘禁生活をすることができた。獄中では同じ冤罪事件(の被害者)で青木恵子さんと一緒になり、いろいろアドバイスをくれ、本当に心強い仲間です。いい獄友です。

ささいな嘘《うそ》が、こんなに大きくなるとは思っていませんでした。なぜ嘘をついたらいけないのか、支援者、弁護士、いろんな方から教えてもらいました。最後に、弁護団のみなさんに、一言述べさせてもらいます。こんな私で、嘘ばかりついて、大変な事件なのに投げ出さずに…。私は何回も、再審をやめたいと思ったこともありました。両親との関係が悪くなったときにも、弁護士さんは真剣になって話を聞いてくれた。本当に、ありがとうございます。

目《もく》耳《じ》録《ろく》 真っ白な無罪

「何回も再審をやめたいと思った」。滋賀県の病院で、呼吸器を外し患者を殺したとして、懲役十二年の判決を受け、服役した元看護助手西山美香さん(四〇)。再審公判でこれまでの苦難を訴えた。

三年前、大阪高裁は患者の死因が不整脈だった可能性を認め、「開かずの扉」とされる再審開始を決定したが、苦難は続いた。検察側は特別抗告した上、再審でも当初は争う意向を表明。「一日も早く無罪を」と願う心は何度も傷つけられた。「(私たち家族が)どう傷つくか、考えていただきたい」。再審公判で西山さんが検察側に訴えた言葉は、もはや悲鳴に近かった。

取調室という密室で「自白」を誘導された。取り消しても、何人もの裁判官に期待を裏切られた。そんな西山さんに三十一日、判決が言い渡される。傷ついた心を癒やす「真っ白な無罪判決」になってほしい。(作山哲平)

判決に望む

呼吸器事件再審

東近江市の湖東記念病院で二〇〇三年、男性患者の人工呼吸器のチューブを外して殺害したとされる「呼吸器事件」で有罪判決を受け服役した元看護助手、西山美香さん(40)=同県彦根市=の裁判をやり直す再審の判決が、大津地裁で三十一日に言い渡される。検察側は事実上、有罪立証を断念し、無罪判決が確実な状況だが、今後の冤罪《えんざい》撲滅に向けて判決や制度改革に期待する点は何か。識者二人に聞いた。初回は再審制度の問題点について、「えん罪救済センター」に関わる甲南大法学部の笹倉香奈教授(42)に語ってもらった。

(2020年3月27日朝刊)

(上) 甲南大・笹倉香奈教授に聞く 再審への法整備 必要

証拠開示制度を

再審に関する法律が整備されていないのが、一番大きな問題としてある。再審請求審や証拠開示の手続きをどのように進めるか、曖昧な状況だ。

再審請求をするためには新証拠が必要だが、(捜査機関が収集した中に)どのような証拠があるのかも分からない。再審請求をする前段階で、証拠開示を求められる制度が必要だ。再審請求審でも、証拠開示がされるかどうかは、担当した裁判官や検察官に委ねられていて、非常に不安定な運用になっている。呼吸器事件でも、これまで出ていなかった(鑑定医が男性患者の死因は他殺ではない可能性を指摘する)捜査報告書が、再審公判の証拠開示で明らかになった。米国ワシントン州では、有罪確定後、証拠は公的な資料として情報公開請求の対象となり、誰でも入手できる。米国では、DNA鑑定で無罪になる事件が多く、DNA鑑定ができるような生体試料については、有罪判決を受けた受刑者の求めに応じ、再鑑定を行うという法律がある。

民間組織が救済

米国では、一九九二年に『イノセンスプロジェクト』がニューヨークで始まった。現在は六十を超える同様の団体があり、DNA鑑定などの手段を用いて、えん罪救済が組織的に行われている。こうした取り組みが広がったこともあり、米国ではこれまでに二千五百件以上の事件で、雪冤《せつえん》が果たされている。冤罪の原因を分析する州の調査委員会や研究データベースなどもあり、実務に生かす、立法を変えるという司法改革が進んでいる。

検察も調査

検察庁の中にも、冤罪を究明《きゅうめい》、調査する部門が出てきている。検察としても、自分たちが冤罪をつくってきたということに、ちゃんと取り組んでいるということを、社会に見せようとしている。この研究をしていて、日本と諸外国、何が一番違うかというと、問題が起こったときにそれに対する取り組み方の態度。海外では同じような類型のことが起こったときに、過去の事件についても共通する問題を検証する動きが出る。日本の刑事司法は、民間企業などに比べて、アカウンタビリティー(説明責任)が欠けやすい。時代の流れから取り残されている。判決では事件の手続きの問題点、警察と検察の姿勢についても指摘してほしい。なぜ誤った判決が繰り返されてしまったのか、踏み込んだ言及を期待したい。

(聞き手・芳賀美幸)

◇

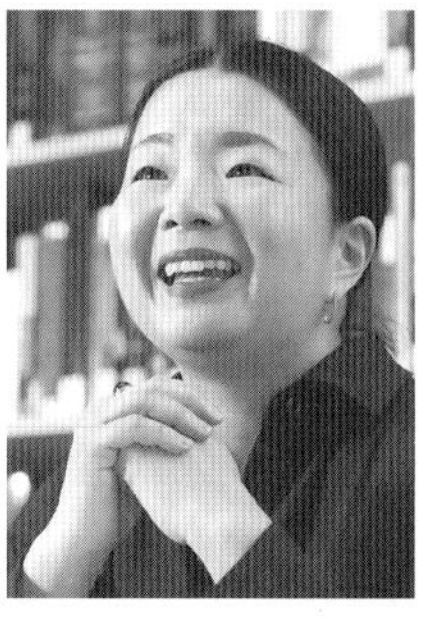

ささくら・かな 甲南大法学部教授。1978年、奈良市出身。刑事訴訟法、米国で民間団体が冤罪の救済を担う「イノセンス・プロジェクト」などを研究。2016年に設立した冤罪被害者を支援する研究者らの団体「えん罪救済センター」に関わる。

(下) 元検察官・市川寛弁護士に聞く 自白頼みの検察 反省を

「呼吸器事件」の再審請求審では、大阪高裁が二〇一七年に死因などの疑問点を指摘し再審開始を決定した後も、検察側は特別抗告。再審公判でも一時、有罪立証をして争う姿勢を見せた。弁護側が求めた証拠開示も、開示されたのは一部にとどまった。元検察官の市川寛弁護士に、検察の組織風土や体質を聞いた。

（3月28日朝刊）

徹底して戦う

検事にとって、裁判は勝ち負けの戦い。弁護士のことは下に見ているので、負けると頭にくる。そういう組織風土に染められてしまう。再審事件は最初の起訴からも時間がたっていて、起訴した検事は出世している。その人の事件をつぶすわけにもいかなくなる。組織や人を守るために特別抗告を続けてしまう。呼吸器事件は、法廷にすでに出ている証拠だけで明らかに無罪。それでも（特別抗告をして）最高裁まで行った。

証拠開示

捜査をまじめにやるほど、当然、マイナス（無罪方向）の証拠は出る。検事からすると「マイナスの証拠も見た上で公平に評価して起訴しているのに、弁護士はそのマイナスを針小棒大に言って、裁判官もそれに影響されてしまう」という感覚。それなら見せないようにしようと考える。

逮捕後の二十日間の勾留期間で、すべての真実が明らかになることはあり得ない。だから、安易に自白に頼ってしまう。未解明の部分があるからといって起訴を避ける検事は、弱気だと思われる。国民の期待も背景にある。「早く犯人を捕まえろ、早く有罪にしろ」という民意や報道がある。検事はそれを気にする。

第三者調査委を

判決は、「いいかげんな自白をとるな」とか、手続き違反があったことを書くべきだ。そうでないと、検察は反省しない。とはいえ、本当に冤罪《えんざい》をなくすためには判決だけでは限界がある。第三者の調査委員会を作る必要がある。

冤罪防止のためには、国民全体で考えなければいけない。「逮捕されたら犯人」という価値観を変えて、「法廷で無罪になってもいいじゃないか」という民意にならないと、冤罪はなくならない。人間だから間違いはある。「次からは気を付けなさい」という叱り方をしてほしい。

（聞き手・岡屋京佑）

◇

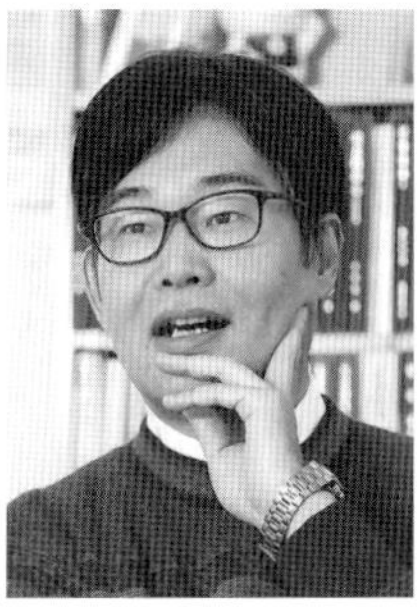

いちかわ・ひろし　1965年生まれ、神奈川県出身。90年に司法試験に合格し、93年から検事に任官。横浜、徳島、大阪などの地検を経て、2000年には三席検事として佐賀地検に勤務。当時担当した佐賀市農協背任事件で、冤罪を作り出したと著書で語り、法廷でも不当な取り調べを証言した。05年に辞職し、07年に弁護士登録。「再審法改正をめざす市民の会」で運営委員を務めるなど、冤罪被害救済の取り組みを続けている。54歳。

2020年3月
あす再審判決

滋賀県東近江市の湖東記念病院で二〇〇三年、男性患者の呼吸器を外して殺害したとされる「呼吸器事件」で、殺人罪で懲役十二年が確定、服役した元看護助手西山美香さん（40）＝写真、同県彦根市＝の裁判をやり直す再審公判は三十一日、大津地裁で判決が言い渡される。検察側は有罪立証を事実上断念し、無罪が確実視されるが、自白の誘導など捜査の問題点にどこまで踏み込むかが焦点になる。

無罪の喜び　彼女にも
東住吉事件の青木さん
共に服役した「獄友」励まし続け
次は他の人の力になって

二〇一六年に「東住吉事件」で再審無罪となった青木恵子さん（56）＝大阪府＝は、西山さんと共に刑務所で服役し、無罪を目指してきた「獄友《ごくとも》」だ。同じ道を歩んだ仲間に「無罪の喜びを味わってほしい」と期待する。

青木さんは無期懲役が確定した後の〇七年、和歌山刑務所に移送された。台所などのスポンジを包装する刑務作業で偶然、西山さんの隣になり、長テーブルで二人一組の袋詰め作業をした。普段は自由に会話できない環境。最初は互いに知らなかったが、別の入所者や新聞記事を通じて「再審無罪を目指している」と知るようになった。

刑務所の職員とたびたびもめ事を起こし、懲罰を受けていた西山さんに「職員を相手にエネルギー（を使うの）はもったいないよ。敵は裁判所、警察でしょ」と助言も。東住吉事件の再審開始決定で西山さんより二年先に出所した後も便せんで手紙を書いたり、本を送ったりして励ました。

西山さんの満期出所時には、和歌山まで駆けつけた。その後、精神的に疲れて「再審をやめたい」と弱気になる西山さんに「刑務所の中の（冤罪《えんざい》の）人に、『次は自分の番だ』と思わせよう」と励まし続けた。

今年二月の西山さんの再審公判は、二日間とも傍聴席から見守った。法廷で西山さんが「青木さんは本当に心強い仲間です。いい獄友です」と感謝の言葉を述べる姿に、涙が止まらなかった。「社会で働きながら再審開始を闘った彼女は、（出所時に再審が始まっていた）私以上に大変だった」と思いやる。

かつて取調室内で警察官から自白に追い込まれた自身の体験は、西山さんと重なる。「狭い取調室で、時にどなられ、つばを飛ばされ（亡くなった娘の）写真を見せつけられた。『おまえ、戒名知ってるか』と言われた」。絶望の末、「自白」に追い込まれる苦痛は、「体験した本人にしか分からない」と語る。

三十一日は、西山さんに無罪が言い渡される見通しだ。「私の時は、裁判長が目を見て『青木さんは無罪です』と言ってくれ、喜びで涙が出た。今までのことが全て忘れられるほどの喜びだった」と振り返り、「西山さんも、その喜びを味わい、次はぜひ他の人が味わえるよう力になってほしい」と願う。

（3月30日　作山哲平）

◇

あおき・けいこ　1995年7月、大阪市東住吉区の自宅が火災に遭った「東住吉事件」で長女＝当時（11）＝が死亡。元同居相手と保険金目的で放火、殺人をしたとして逮捕、起訴された。2006年に無期懲役が確定したが、12年に大阪地裁が再審開始決定（15年確定）。16年8月に「捜査段階の自白に証拠能力は認められず、自然発火の可能性がある」として無罪が確定した。現在、捜査の違法性を訴える国家賠償訴訟などを係争中。

【再審判決　2020年3月31日夕刊】

西山さん再審無罪

「呼吸器事件」で大津地裁判決
「事件性の証拠ない」　逮捕から15年9カ月

滋賀県東近江市の湖東記念病院で二〇〇三年、男性患者の呼吸器を外して殺害したとされる「呼吸器事件」の裁判をやり直す再審で、大津地裁は三十一日、殺人罪で懲役十二年が確定、服役した元看護助手西山美香さん(40)=同県彦根市=に、「不当性を伴う捜査があった疑いが強い」として、無罪判決を言い渡した。〇四年の逮捕から約十五年九カ月ぶりに、名誉が回復された。

大西直樹裁判長は判決理由で、患者の死因は「致死的不整脈を含む原因で死亡した具体的な可能性がある」として、「事件性を認める証拠がない」と弁護側の主張を認めた。

「チューブを外して殺害した」などとする、西山さんの捜査段階での自白の信用性には「大きな疑義がある」とし、任意性にも「疑いがある」と結論づけた。一七年の大阪高裁の再審開始決定では自白の任意性は判断しておらず、より踏み込んだ判断となった。

判決では、取り調べをした警察官が西山さんの自身に対する恋愛感情や、迎合しやすい特性に乗じて、強い影響力を独占し、供述をコントロールする意図があったと指摘し、捜査に不適切性があった疑いが強いとまで示した。西山さんが刑事に抱きつき、指を触ったりしたことを拒まなかったことにも言及した。

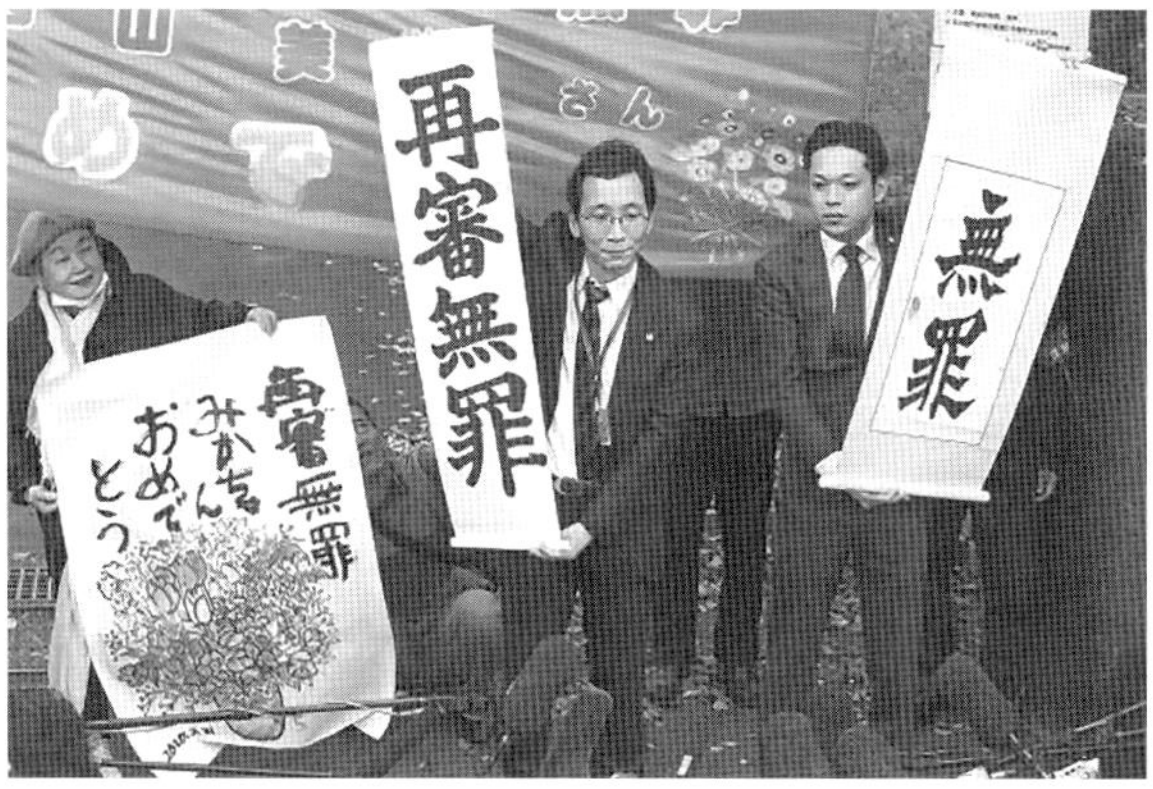

再審無罪判決を知らせる弁護士ら＝31日午前、いずれも大津地裁前で（黒田淳一撮影）

今年二月に始まった再審公判で、西山さんは「(患者を)殺していません」と無罪を主張。弁護側は初公判で「人工呼吸器のチューブを外した事実はなく、患者の死因は自然死だ」と主張した。自白については、西山さんは取り調べをした刑事に恋愛感情を抱いており「関心を引くためだった」として虚偽だと説明。取り調べでは、規則に反して飲食物の提供があったと指摘していた。

検察側は、再審公判前の昨年十月に「新たな有罪立証をしない」旨を弁護団などに通知。公判では「証拠に基づき、裁判所に適切な判断を求める」として求刑せず、無罪判決は確実となっていた。

（3月31日夕刊）

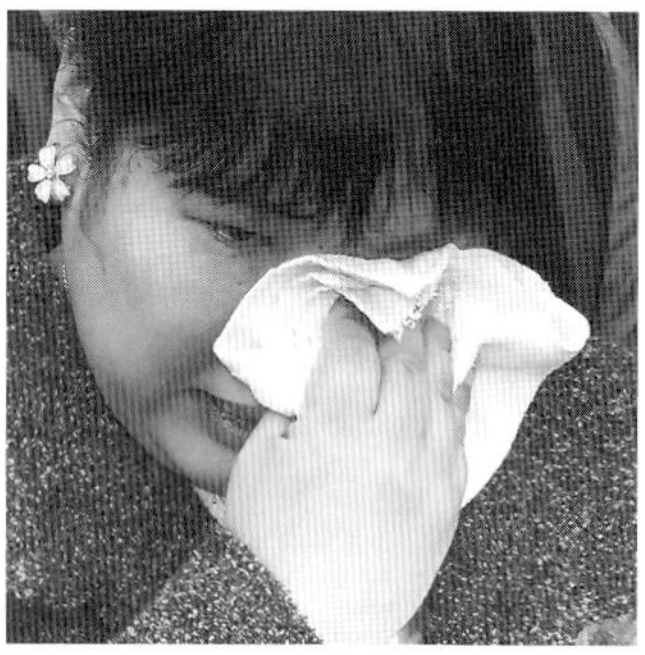
再審で無罪となり涙をぬぐう西山美香さん＝31日午後

裁判長「裁判官の1人として責任重く」

大西直樹裁判長は判決言い渡し後、「西山さんが逮捕され、今日に至るまでの十五年という歳月を無駄にせず、刑事司法を改革していく原動力にしていかねばならない」と力を込めた。

西山さんが再審公判で、取り調べ刑事にうその自白をしたことを「後悔し、悔やんでいる」と述べたことに触れ、「西山さんが有罪になったのは、西山さんのうそではなく、自白に疑問を挟まなかった捜査手続き上の問題」と指摘。今回の再審公判の証拠開示で初めて明らかになった証拠が複数あったことにも触れて、「捜査や裁判のあり方、刑事司法制度に改善の余地がある」と述べた。

西山さんが最終陳述で述べた「裁判官には被告人一人一人の声を聞いてほしい」との訴えについて、「私自身、当たり前だと思っていたことを指摘されて衝撃を受けた。裁判官の一人として、責任を重く受け止めている」と述べた。

大西裁判長は最後に、西山さんの顔を見つめ、時折声を詰まらせながら、「家族や弁護人、獄友《ごくとも》と貴重な財産を手にした西山さんに、もううそは必要ない。自分自身を大切にして生きていってほしい」と語りかけた。西山さんは大きくうなずき、涙をふいた。

西山さんは閉廷後、「裁判官が『西山さんはもううそをつく必要はないから、自分を大切に生きていってください』と涙ながらに言ってくれて、本当にうれしかった」と、あふれる涙をぬぐった。

（3月31日夕刊　芳賀美幸）

【解説】長期化招いた証拠不開示

西山さんが初めて再審を請求してから九年半、再審開始が確定してから一年余りで、ようやく冤罪《えんざい》が晴らされた。これだけの期間を要しながら、検察官の手元には依然として未開示の証拠三百点があり、冤罪が作り上げられた捜査過程は明らかになっていない。昨年十二月、井戸謙一弁護団長は「検事が(証拠を)出さないと言うと、それ以上を求める手続き上の権利はない」と、規定上の限界を述べていた。

刑事訴訟法では、再審の審理の手続きについては「事実の取り調べができる」とあるのみで、進行方法や証拠開示の規定は一切ない。このため、裁判所の裁量次第で審理が長くなり、検察官が証拠を開示しないなど、「格差」が生まれてしまうのが実情だ。

判決では、人工呼吸器の管が外れた際に鳴るアラームの消音機能を西山さんが利用して犯行に及んだとした供述調書なども含め、捜査側に誘導があったと指摘した。西山さんが消音機能を事前に知っていたのかなどの真相を知るためには、呼吸器の機能を捜査機関がどのように把握したのか、当時の捜査資料が不可欠だが、これを示す証拠は開示されなかった。

検察側が「ない」と言っていた証拠が出てきたり、開示された証拠で捜査側の捏造《ねつぞう》が明らかになったりした事件は、後を絶たない。ドイツや英国では冤罪防止のため、議会の主導で調査委員会などがつくられ、法改正につながった。冤罪被害者が長く苦しむ現状を変えるため、日本でも速やかな法整備が求められる。

（3月31日夕刊　岡屋京佑）

やっと真っ白　判決に涙、支援者に感謝

逮捕から約十五年九カ月をへて、やっと手にした「真っ白な

無罪」―。大津地裁で三十一日に開かれた「呼吸器事件」の再審判決で、「殺人犯」とされてきた元看護助手の西山美香さん(40)の名誉が回復された。長い苦しみから抜け出した西山さんは、法廷を出ると支援者に囲まれ「皆さんのおかげで無罪判決をもらうことができました。ありがとうございました」と感謝した。

「被告人は無罪」。大西直樹裁判長が主文を言い渡すと、西山さんは前を見据えて「はい」とうなずいた。訴えてきた「真っ白な無罪判決を」という思いを込め、白いワンピース姿で入廷した西山さん。約一時間半に及んだ判決の言い渡しに落ち着いて聞き入り、閉廷すると深々と頭を下げて、書記官から手渡されたティッシュペーパーで涙を拭いた。法廷を出る際には、傍聴席で涙を流す母の令子さん(69)に「良かったな」と声を掛けられ、手を取り合って喜んだ。

判決は、捜査側に不当な取り調べがあった疑いを指摘し、捜査段階での自白の任意性も否定した。井戸謙一弁護団長は「非常に素晴らしい判決。これをきっかけに、刑事司法を変えていく決意を新たにした」と評価した。

同地裁には、ともに闘ってきた仲間や支援者も多く駆けつけ、三百二十六人が一般傍聴席の抽選に並んだ。新型コロナウイルスの感染防止対策で一般傍聴者を十五人に制限したため、多くの支援者は法廷前に待機。午前十時三十五分ごろ、法廷から飛び出した弁護士が「無罪」と書いた紙を広げると、支援者らは拍手で出迎え、「みかちゃんおめでとう」

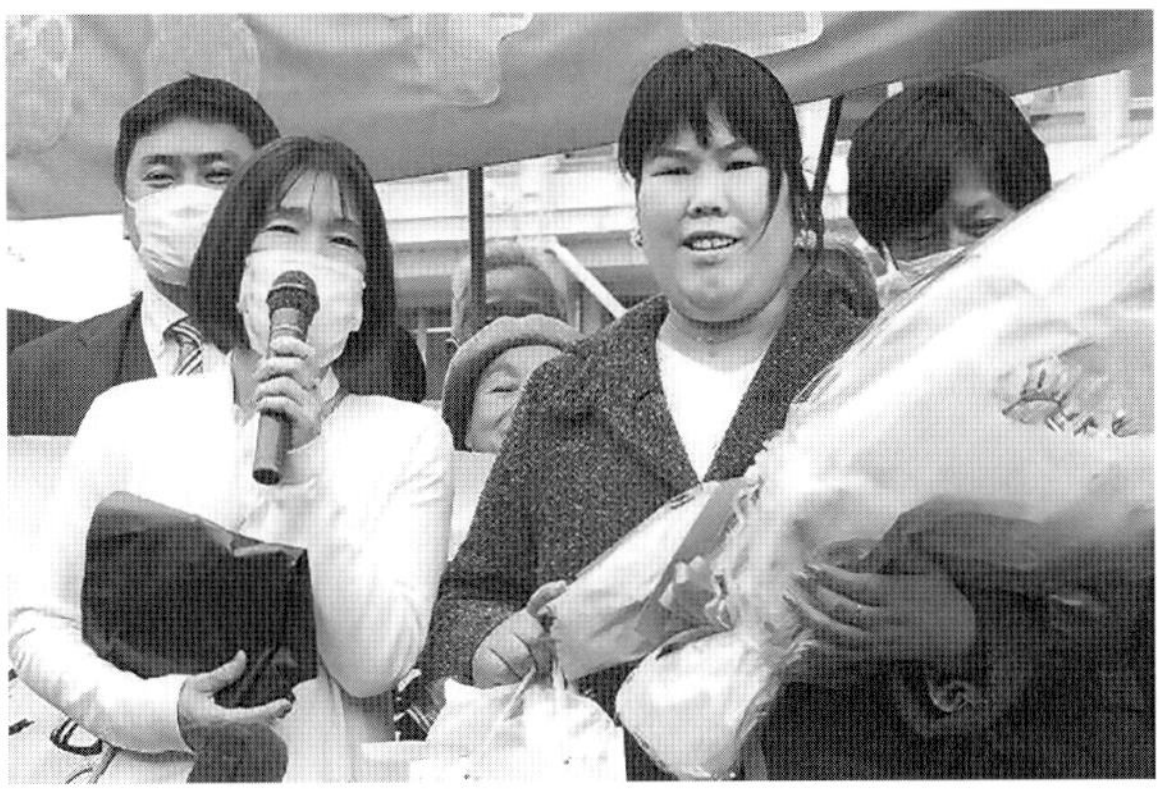

再審で無罪となり、青木恵子さん(左)から祝福の言葉を受ける西山美香さん=31日午後、大津地裁前で

と書かれた手製の旗を広げた。

西山さんと共に刑務所で服役し、二〇一六年に「東住吉事件」で再審無罪となった青木恵子さん(56)=大阪府=は「よかったね、おめでとうと言いたい。これからは楽しく自分の人生を歩んでほしい」と喜んだ。布川事件で再審無罪となった桜井昌司さん(73)は傍聴し「裁判長は『なぜ冤罪《えんざい》を生み出したのか、考える契機にしなくてはいけない』と、きちんと反省の姿勢を示し、涙が出た。判決通り、この事件が裁判所、警察、検察を変えるきっかけになってほしい」と語った。

服役中に発病し、亡くなった後の一八年七月に大津地裁で再審開始決定が出た「日野町事件」の阪原弘さん=享年七十五=の長男弘次さん(58)=彦根市=は「再審無罪への道筋をつけてくれた。同じ立場として心の励ましになっている」と喜びをかみしめた。

西山さんの中学時代の恩師で「西山美香さんを支える会」の代表を務める伊藤正一さん(72)は「何としても冤罪を晴らしたいと思って活動を続けてきて、ようやくこの日が来た。美香さんには、正々堂々と人生を送って、幸せになってほしい」と願った。

(3月31日夕刊　岡屋京佑、塚田真裕、小沢慧一、柳昂介)

呼吸器事件 再審判決要旨

湖東記念病院での患者死亡を巡る再審公判で、元看護助手西山美香さんを無罪とした大津地裁の判決要旨は次の通り。

=㉗面参照

【主文】

被告は無罪。

【経緯】

被告は看護助手として勤務していた二〇〇三年五月二十二日、病室で入院患者の男性=当時(七二)=に対し、殺意をもって、装着された人工呼吸器のチューブ(管)を引き抜いて酸素供給を遮断して呼吸停止の状態に陥らせ、急性低酸素状態により死亡させ殺害した、として起訴された。

【患者の死因】

解剖医の鑑定のうち死因に関する判断は、人工呼吸器の管が外れ、酸素供給が途絶したこと以外の死因を排斥する合理的理由が示されず、管が外れていたという真偽が疑わしい事情を前提に導かれた疑いがあることなどから信用できない。

複数の専門家の意見書を含む関係証拠によれば、致死性の不整脈や、たん吸引が行われなかったことによる遷延性低酸素状態が死因となった可能性がある。自白供述を除いて検討した場合、事件性を認めるに足りない。

【自白供述の信用性、任意性】

被告の供述は患者の死亡への関与の有無や、呼吸器のアラームが鳴り続けていたかどうかなどの重要な点でめまぐるしく、かつ大幅に変遷している。自白供述は客観証拠とも矛盾し、信用性に重大な疑問がある。

自白供述の任意性は、人権侵害や捜査手続きの違法性などを総合考慮して判断するのが相当だ。捜査機関側の事情のみならず、供述者側の年齢や精神障害の有無も考慮しつつ判断すべきだ。

取り調べをした警察官は被告の迎合的な供述態度や、自らに対する恋愛感情などを熟知しつつ、これを利用して供述をコントロールしようとする意図の下、長時間の取り調べを重ねた。被告に対し強い影響力を独占的に行使し得る立場を確立し、捜査情報と整合的な自白供述を引き出そうと誘導するなどした。

知的障害や愛着障害などから迎合的な供述をする傾向が顕著である被告に誘導的な取り調べを行うことは、虚偽供述を誘発する恐れが高く不当だった。諸事情を総合すると、自白供述は自発的になされたものではない。防御権の侵害や捜査手続きの不当によって誘発された疑いが強く、「任意にされたものでない疑いがある」というべきであるから証拠排除する。

【結論】

自白供述以外の証拠では、そもそも事件性を認めるに足りず、患者が致死性不整脈その他の原因により死亡した具体的可能性がある。自白供述は任意性に欠け、証拠とすることができないから、被告の犯人性以前の問題として、患者が何者かに殺害されたという事件性すら証明されていない。

障害向き合い　両親と前へ

再審無罪を目指す西山美香さん(40)の道のりは汚名をすすぐ闘いだけでなく、本人も家族も気付いていなかった障害と向き合う日々だった。

獄中で「うその自白」の背景に軽度知的障害と発達障害があることが分かったものの、本人は受け止めきれずにいた。出所間もない2017年秋の冤罪を訴える集会では、講演で自らの「障害」に触れることはなかった。

当時から、取材班の一人として、同僚たちと自宅に何度も通うなどして西山さんと交流した。講演で障害に触れない理由を聞くと、「障害のせいで就職ができなくなる」と打ち明けてくれた。

貫いたのは「両親にたくさん迷惑かけたから、早く働いて支えてあげたい」との思いだった。そして、18年末、リサイクル工場の社員になった。面接試験で何社も不採用となった末、障害者枠で就職を決めた。

ただゴールの見えない再審と仕事の両立に「裁判疲れました」「早くふつうに暮らしたい」と苦しんだ。それでも、19年秋に軽乗用車を購入し、週末には同居する両親のために買い物に出掛けているという。

2月、名古屋市であった講演会で「障害」を自らきっぱりと語っていた。「精神鑑定で分かって、そのおかげで前より生きやすくなった。周囲に感謝したい」（3月31日夕刊　成田嵩憲）

【再審判決　4月1日朝刊】

西山さん再審無罪
「これから司法が変わると思う」

滋賀県東近江市の湖東記念病院で二〇〇三年、男性患者の呼吸器を外して殺害したとされる呼吸器事件の裁判をやり直す再審で、大津地裁は三十一日、殺人罪で懲役十二年が確定、服役した元看護助手西山美香さん(40)＝同県彦根市＝に「事件性を認めるに足りる証拠はない」と無罪を言い渡した。〇四年の逮捕から約十五年九カ月ぶりに、西山さんの名誉が回復された。検察側が上訴権を放棄すれば、控訴期限（十四日間）を待たずに判決が確定する。

大西直樹裁判長は判決理由で、患者の死因について「解剖医の鑑定は信用性に疑問があり、致死性不整脈を含む、他の原因で死亡した可能性がある」と述べた。

「呼吸器を外した」とする捜査段階の自白は「信用性のみならず、任意性にも疑いがある」と認定。取り調べた刑事は、西山さんの迎合しやすい特性や恋愛感情に乗じて供述をコントロールしようとし、弁護人への不信感をあおるような言動を繰り返すなど強い影響力を与えたと指摘し「虚偽の供述を誘発する恐れの高い、不当なものだった」と断じた。自白の供述調書は証拠から排除した。

大西裁判長は判決言い渡し後、「自白に疑問を挟まなかった捜査手続き上の問題。刑事司法を改革していく原動力にしていかねばならない」と述べた。

西山さんは判決後の記者会見で「とてもうれしい。これから司法が変わると思う」と話した。

再審公判で弁護側は「人工呼吸器のチューブを外した事実はなく、患者の死因は自然死だ」と無罪を主張。自白については、西山さんが刑事に恋愛感情を抱いており「関心を引くためだった」として虚偽だと訴えていた。検察側は「証拠に基づき、裁判所に適切な判断を求める」として求刑しなかった。

（4月1日朝刊）

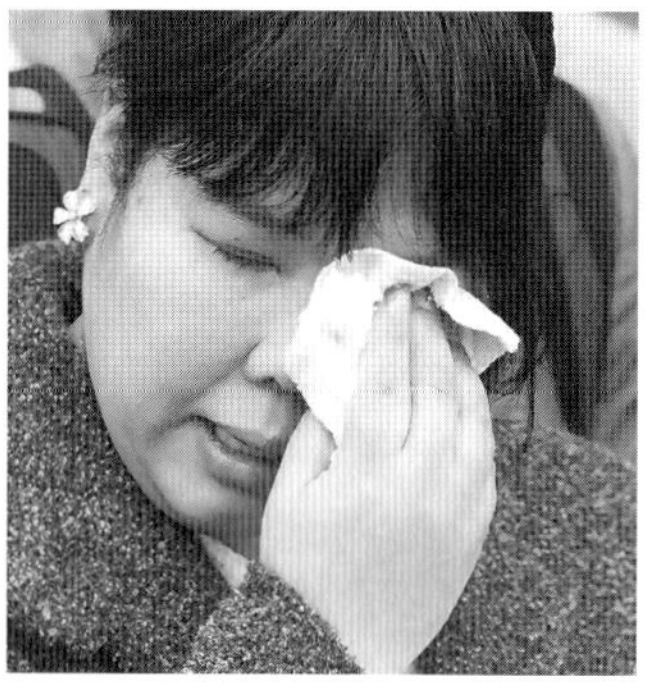

再審で無罪となり、涙をぬぐう西山美香さん＝31日午後0時21分、大津地裁前で（黒田淳一撮影）

【大津地検の山上真由美次席検事の話】
適切に対応したい

自白の任意性を否定した指摘には承服しかねる点も存在するが、被告が有罪であるとの新たな立証はしなかった事案であることも踏まえ、慎重に判決内容を検討して適切に対応したい。

捜査適切だった（滋賀県警、大津地検）

西山美香さんの無罪判決を受け、滋賀県警刑事企画課の石居高広総括管理官は取材に応じ「真摯《しんし》に受け止め、今後の捜査に生かす」と話した。判決は、取り調べた刑事が西山さんの好意を利用して自白を誘導したなどと捜査の不当性を指摘したが「あくまで取調官と被疑者の関係を保っていた」とし、捜査過程は「適切だった」と述べた。今後の新たな検証も実施しないという。大津地検の山上真由美次席検事も取材に応じ、冤罪防止策について「再審公判の準備中などに検討しており、今後の公判に生かしていきたい」とした。控訴の有無については方針を明らかにしなかった。

冤罪に桜咲いた
西山さん「普通の人生」望む

「満開の桜の中、無罪判決をもらう。その花びらが全国に散って、冤罪《えんざい》に苦しむ人に希望を与えられるように」――。そう願いを込めたピンク色のネイルが、手元で輝いた。呼吸器事件の再審で無罪判決を受け、逮捕から約十五年九カ月ぶりに名誉が回復した西山美香さん(40)。判決後の記者会見では「これから司法が変わると思う」と改革が進むことを願った。

（井本拓志、土井紫、小沢慧一）

「あらためて、被告人の声を聞く重要性を認識させられた」。大西直樹裁判長の説諭に、被告人席に座る西山さんの目から涙があふれた。自省を込めた言葉に「裁判長が謝ってくれた」と感じたという。会見では「無罪判決をもらえて、とてもうれしい」と語った。

一審から一貫して「殺していない」と言い続けてきた。それでも、裁判官は自分の声に耳を貸さず、取調室という密室での供述調書を信じた。「なんで分かってくれないんだろうと悲しくて、絶望することもあった」。自暴自棄になったこともあったが、両親や弁護団、支援者の支えで、この日を迎えた。

両親は法廷内で傍聴。車いすで見守った母令子さん(69)は閉廷後、ハンカチを目頭に当て、弁護団や大西裁判長に何度も頭を下げ「ありがとうございました」と繰り返した。「裁判長の『未来を考えてください』という言葉が、一番うれしかった。長かったこと、一生懸命頑張ってきたことを言ってくれた」と、父輝男さん(78)と共に喜びをかみしめた。

西山さんは「今まで悔し涙を流して必死に頑張ってきた分、喜んでもらえてうれしい」と二人に感謝。これからどう過ごしたいか問われると「普通の人生を暮らしたい」と答えた。

井戸謙一弁護団長は「想定していた以上に内容の豊かな、素晴らしい判決だった。あっという間の気もするし、長かった気もするが、八年前に依頼を断らないで良かったな、と思う」と振り返った。

判決は定員七十人の法廷で開かれたが、新型コロナウイルスの感染防止対策で一般傍聴者を十五人に制限。ともに闘ってきた仲間や支援者ら三百二十六人が傍聴席の抽選に並び、法廷に入れない支援者たちは法廷前で吉報を待った。主文言い渡し直

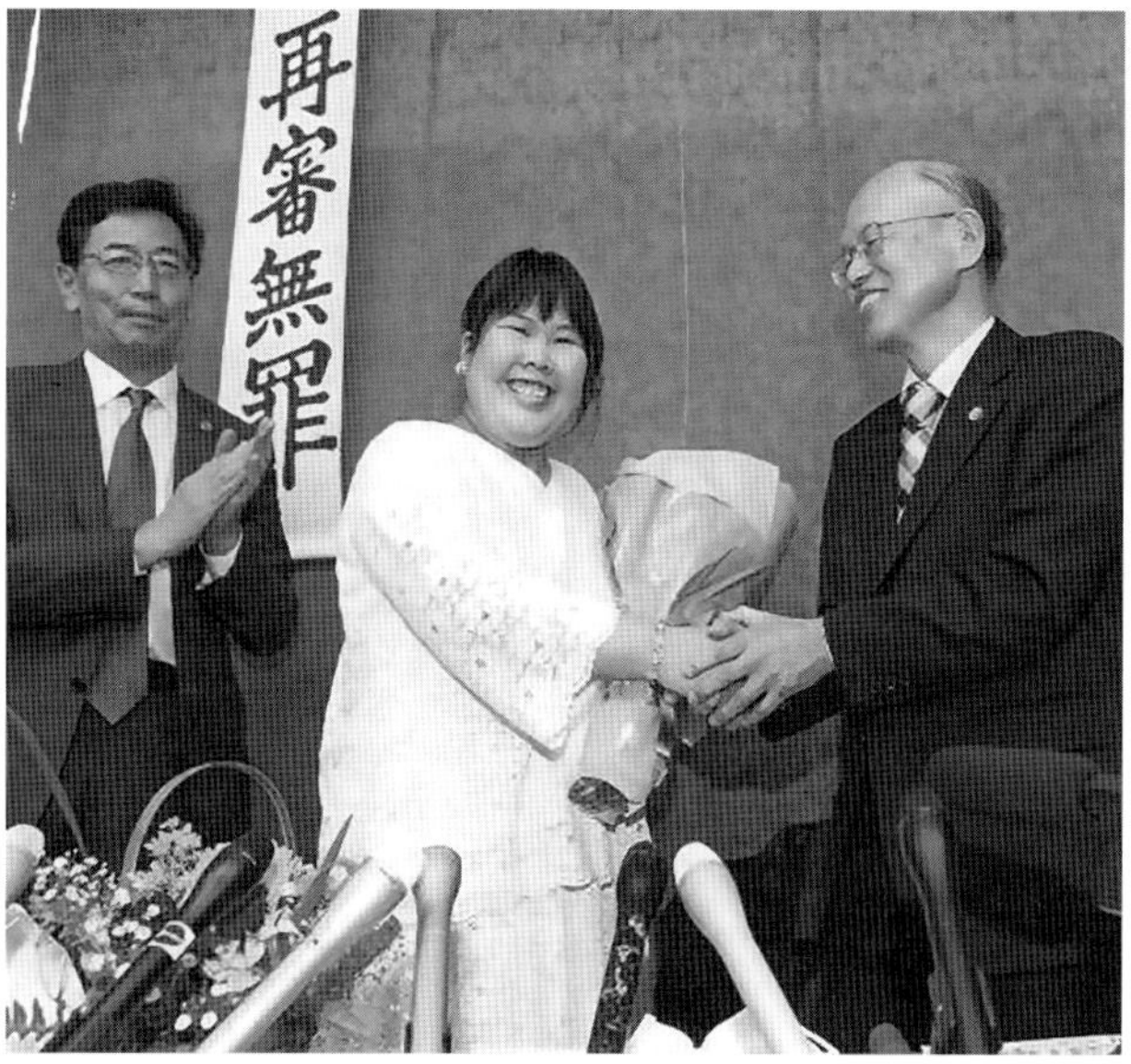

再審で無罪となり、井戸謙一弁護士（右）と握手を交わす西山美香さん（中央）＝31日午後、大津市で

後の午前十時三十五分ごろ、法廷から飛び出した弁護士が「無罪」と書いた紙を広げると、支援者らは大きな拍手を送った。

西山さんと共に刑務所で服役し、二〇一六年に「東住吉事件」で再審無罪となった青木恵子さん(56)＝大阪府＝は「よかったね、おめでとうと言いたい。これからは楽しく自分の人生を歩んでほしい」と語った。

（4月1日朝刊）

支援の輪　少しずつ　両親も苦闘の16年

呼吸器事件の取材に携わって五年たつが、忘れられない取材場面はたくさんある。一時間半にも及んだ判決言い渡しの間、そのうちのいくつかをふと思い出していた。西山美香さんの両親のことだ。

西山さんの満期出所まで残り一年を切った二〇一六年冬。曇り空の寒い日に行われた支援団体の署名活動に、父輝男さんの姿があった。しかめっ面で不器用そうに頭を下げ、「お願いします」「ありがとうございます」と署名を募っていた。

若い男性が、そんな輝男さんを遠巻きにしばらく見つめ、署名に応じていた。「痛々しい感じのお父さんの姿を見ていると、いてもたってもいられなくなって。私も人の親ですから」。同じように離れた場所から見つめていた女性も、近寄って署名していた。

西山さんの無実を誰よりも信じてきた輝男さん、母令子さん。こうして少しずつ少しずつ、周囲の理解と支援を増やしていった。他人が簡単には言葉で表すことのできない、本当につらく、苦しい十六年だったろうと想像する。

西山さんの再審開始が初めて裁判所に認められた一七年十二月。輝男さんと令子さんは歓喜の輪から離れた大阪高裁の庁舎の一角で、静かに喜びあっていた。そんな二人の姿を見つけた時には、思わず涙がこぼれた。後日、西山さんに「角さん泣いてくれやったそうですね」とからかわれた。

そしてようやく勝ち取った「真っ白な無罪判決」。涙しながら聞く両親の姿を見て、また目頭が熱くなった。大西直樹裁判長は、無罪判決を言い渡した後の西山さんに対するメッセージの中で、両親の苦労にも言及した。本当に心のこもった、血の通った判決だった。

（4月1日朝刊　社会部・角雄記）

【核心】

西山さん再審　無罪判決
捜査の問題点浮き彫り　供述弱者誘導を断罪

呼吸器事件で冤罪《えんざい》を訴えていた元看護助手西山美香さん(40)に三十一日、再審で無罪判決が言い渡された。大津地裁は西山さんの捜査段階での自白について、取調官への恋愛感情や、相手に迎合しがちな傾向を利用し、取調官が供述をコントロールして誘導したと指摘。軽度の知的障害がある「供述弱者」の弱みに付け込み、西山さんを犯罪者に仕立てた捜査の問題点が、改めて浮き彫りとなった。

検事へ「手紙」

「検事さんへ　もしも罪状認否で否認してもそれは本当の私の気持ちではありません」

二〇〇四年、西山さんが殺人罪で起訴され、初公判を三日後に控えた日。滋賀県警の男性刑事が拘置所の西山さんを訪ね、「罪を軽くしてもらえる」と上申書の執筆を促した。

起訴後に捜査官が被告に関与するのは異例だが、訪問は十四回に上った。幼少から難関大卒の兄二人に劣等感を抱き、人間関係も苦手で孤独だった彼女は「むしろ賢い子だ」と言われ、共感する刑事に恋心を持つようになった。西山さんは公判で否認に転じたが、有罪判決の一助となった。

再審判決は「検察官宛ての手紙等を複数作成させた事情は、警察官の被告人に対する影響力を独占し、供述をコントロールしようとする意図」と指摘。自白が「不当・不適切な捜査手法等で誘発された」とする根拠の一つとした。

矛盾満ちた供述

判決は、明確な「誘導」の跡にも切り込んだ。人工呼吸器は管が外れるとアラームが鳴る仕組みだが、消音ボタンを繰り返し押すと回避できた。だが、この詳細な機能を知るのは病院の技師のみ。だが、供述調書で西山さんは「消音ボタンを一回押せば、一分間アラームが消え、そのたびに消音ボタンを押した。頭の中で(六十秒を)数えた」と、複雑な手口を説明。一方で、検察官の調べには消音機能を「知らなかった」とも明かした。あまりに矛盾に満ちた供述内容だ。

一七年の大阪高裁の再審開始決定は「機能をなぜ知り得たかが不可解。(消音機能を知らないなら)一分の経過を計る理由が見当たらない」と指摘。再審判決は「(刑事の)誘導があったと考えるほかない」とまで踏み込んだ。

裁判官の見逃し

西山さんの供述には、無実の人しか語り得ない「無知の暴露」が複数あった。供述調書には、患者が亡くなる様子について「口を大きく開けてハグハグさせた」とあるが、弁護団は患者の大脳が壊死《えし》した状況で「医学的に有り得ない」と主張。再審判決も「医学的知見と矛盾する」と指摘した。

だが、確定審は「秘密の暴露」として逆に有罪の理由にした。自白には目まぐるしい変遷があり、死亡患者の鑑定書にも起訴内容と矛盾する点があったが、再審開始決定の前に関わった二十四人の裁判官は誤りに気付けなかった。

大西直樹裁判長は再審判決の言い渡し後、「今回の事件は日本の刑事司法を変える原動力になる可能性がある」と、警察、検察、裁判官に異例の呼び掛けをした。元判事の井戸謙一弁護団長は閉廷後、この言葉について「司法関係者に大きな課題を与えた。最高裁は冤罪を生まないための検証をすべきだ」と語った。

（4月1日　作山哲平）

〈談話〉冤罪防止の法整備を

元裁判官の水野智幸・法政大法科大学院教授の話　供述の任意性への疑いまで言及し、だいぶ踏み込んだ印象だ。取り調べでの不当性に関する具体的な記述は異例で、説得力がある。取り調べ中の弁護人の立ち会いなど冤罪《えんざい》を防ぐための法整備の必要性はますます強まったと言える。また、ここまで率直に司法、裁判所の問題点を内省し、言及した裁判官は初めてではないか。他の裁判官も自分のこととしてとらえてほしい。現行の再審法は時間がかかりすぎる。裁判所自身が反省を元に改革を進めるべきだ。

〈談話〉取り調べ在り方に影響

大阪大の水谷規男教授（刑事訴訟法）の話　誘導して引き出した自白を「任意性がない」と認めなかった点が最大の特徴で、今後の取り調べの在り方に影響を与える判決だ。取調官が暴行や脅迫などの強要をしたケースでもないのに、恋愛感情に乗じて自白を誘導したことを違法な捜査手続きとしている点もポイントだ。これまでの再審判決では新証拠などによる自白の信用性の否定はあったが、任意性自体の否定は少ない。「従来の取り調べではいけない」という捜査側へのメッセージが込められている。

裁判官の励まし「うれしい」
捜査機関には怒りあらわ　西山さんら会見

東近江市の湖東記念病院で男性患者の呼吸器を外したとして殺人罪に問われた元看護助手西山美香さん(40)＝同県彦根市＝の冤罪《えんざい》が晴れた三十一日の大津地裁の再審判決。白いツーピース姿で臨んだ西山さんは「真っ白な無罪判決」に涙し、ともに闘ってきた両親や支援者らと喜びを分かち合った。閉廷後、西山さんと井戸謙一弁護団長らが大津市内で記者会見した。詳報は次の通り。

【判決を受けた感想】

西山さんは「裁判官が『普通の生活を送って』と涙ながらに言ってくれたのがうれしかった」。また「初め孤立無援だった両親にやっと喜びの涙を流させてあげられた」と、弁護団や支援者への感謝を口にした。井戸氏は「想定以上に内容の豊かな、素晴らしい判決だった。裁判所の真摯《しんし》な姿勢を十分感じた」と評価。「かなり難しい」と考えていた自白の任意性を否定する判断もあり、「刑事司法に大きな問題提起をするボールが裁判所から投げられた。どう打ち返していくのか、気持ちを引き締めている」と述べた。

【振り返って】

西山さんは「再審、しんどいからやめたいって何回も言ってきた」と明かし、そのたびに両親の姿や井戸氏の言葉を糧に乗り越えてきたと話した。井戸氏は「再審事件は、そもそも開始決定されて無罪になることがごくごくわずかで、仮にそうなっても何十年もかかる」と、弁護依頼を受け八年での無罪判決に驚きを示した。

【警察、検察の問題】

井戸氏は判決について「いわゆる典型的な暴行脅迫がない中で任意性が否定された珍しいケース」と指摘した。供述弱者の特性に配慮しない、否認調書を作らない、といった取り調べの問題点を挙げ、「きょう裁判所が言ったように、組織として、今後しっかり検討してほしい」と語気を強めた。西山さんは「後からぽんぽん隠されていた証拠が出てきたし、検事は証拠開示しない。『有罪立証する』と言っていたのを断念して、意味が全然わからない」と、捜査機関への怒りをあらわにし、「証拠は皆のものなので、証拠開示は絶対してほしい」と願った。

【誤審の検証】

井戸氏は、公判の過程で裁判官がうその自白を見破れなかったことについて、「自白は信用できるという思い込みが目を曇らせていたんだと思う」と述べ、「これだけ再審無罪が続いているのだから、日本の刑事司法に構造的な問題がある。最高裁には検証作業を求めたい」と訴えた。

【今後】

井戸氏が、国家賠償の訴訟提起の方針は未定とした上で、「もしやるということになれば、当然(取り調べをした)刑事に法廷で証言台に立ってもらい、尋問することが必須」と話すと、西山さんも「どういう証言をするかは楽しみですよね」と応じた。

今後の生活を問われ、「普通に仕事してるんで、変わったことはないと思うんですけど。これを機に『呼吸器事件の西山さん』でなく、無罪になったよ、と付くのがうれしいことです」と語った。

西山さん　墓前に無罪報告
信じてくれた祖母に「ありがとう」

滋賀県東近江市で二〇〇三年、男性患者が死亡した「呼吸器事件」で、人工呼吸器を外して殺害したとして懲役十二年の判決を受けて服役し、三月三十一日に大津地裁での再審で無罪判決を受けた元看護助手の西山美香さん(40)＝同県彦根市＝が、判決から一夜明けた一日、彦根市内で祖母の墓に報告した。

母方の祖母牧野美恵子さんは、西山さんが服役中も無実を信じて支えたが、満期出所前の一一年に他界した。西山さんは午前十時ごろに墓を訪れ、自宅の庭で切り取った花五輪ほどを手向けて、十秒ほど手を合わせた。「無罪判決がもらえたよ。今までありがとう」と報告したといい、「『よかったね』と言ってくれていると思う」とほほ笑んだ。

西山さんは両親が共働きで、幼少から「おばあちゃん子」。〇四年に逮捕された直後、うちひしがれる両親に、父方と母方の両祖母が「親が信じてやらんと、誰が信じてやるねん」と説いたという。

無罪判決後、滋賀県警が捜査過程について「適切だった」とし、新たな検証をしないと表明したことに、「こっちの気持ちはどう考えているんだと、憤りを感じている」と話した。

（4月1日夕刊）

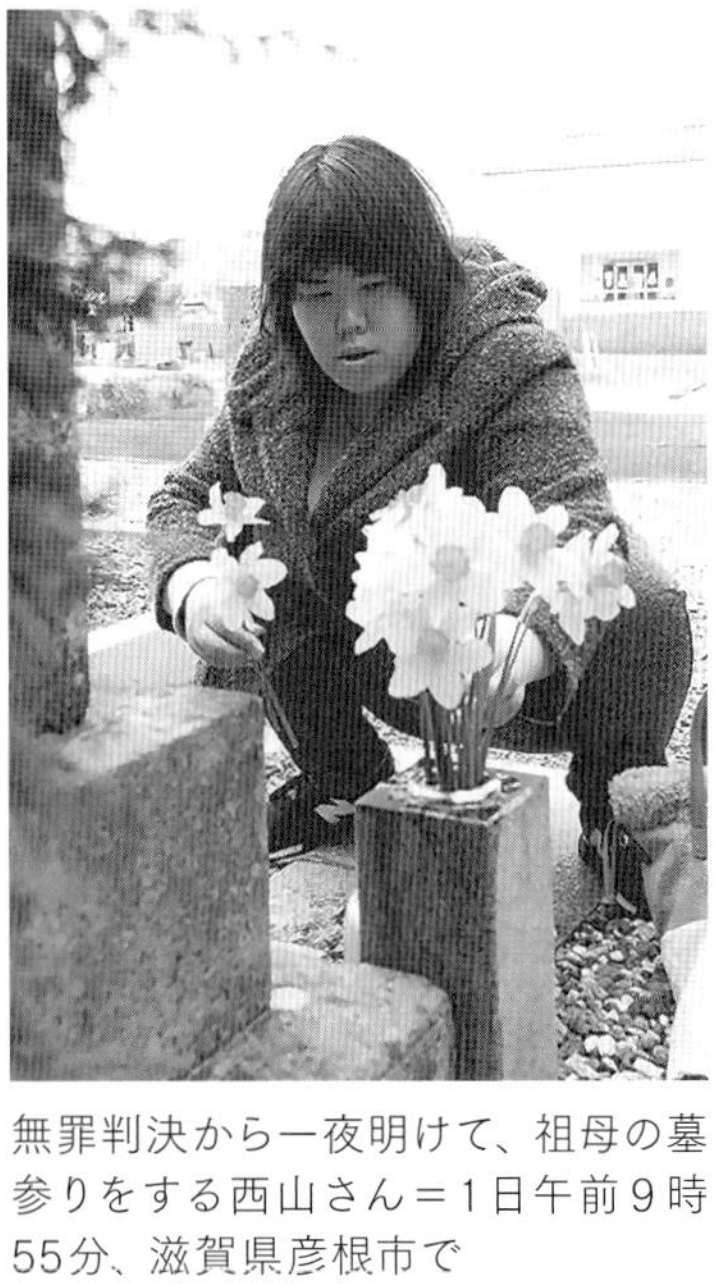

無罪判決から一夜明けて、祖母の墓参りをする西山さん＝1日午前9時55分、滋賀県彦根市で

ハーフタイム　潔白

元看護助手の西山美香さん(四〇)の「潔白」がようやく認められた。前任地で取材班の一人として携わっただけに、素直に喜んだ。

取材を始めた三年前、西山さんの潔白は確信を持てたが、再審が認められ、裁判で無罪判決が出ることなど想像できなかった。

再審は「開かずの扉」と言われるほどハードルが高い。明確な「やっていない証拠」があるにもかかわらず、司法の怠慢で無罪が認められず、苦しんでいる人が他にもいる。

取材した専門家たちは、確定死刑囚の袴田巌さんらを例に、静岡県を「冤罪《えんざい》大国」と評した。県警は、容疑者の認否を明かさないなど、滋賀県警と比べ情報を隠そうとする姿勢を感じる。消極的な情報開示は、冤罪を生む組織風土につながる。

「同じ被害をつくらないようにして」。西山さんの言葉を肝に銘じてほしい。（島田通信局・大橋貴史）

冤罪のない国へ

呼吸器事件　無罪判決を機に

（上）自白の真偽　見極めよ

冤罪のない世界にするため必要なことは何か。呼吸器事件の再審無罪を機に二回の連載で考える。

◇

滋賀県東近江市の湖東記念病院で二〇〇三年、男性患者の人工呼吸器を外し殺害したとして、殺人罪で服役した元看護助手西山美香さん(40)が三月三十一日、大津地裁の再審で無罪判決を受けた。判決は不当な取り調べがあったと指摘し、「呼吸器を外した」という捜査段階の自白の信用性と任意性を否定した。冤罪《えんざい》はうその自白から生まれた。

「起訴される前まで両親に一回も面会できず、刑事が言うままのことを信じていた」。〇四年七月の逮捕後、西山さんは取り調べ刑事から「弁護士を信じるな」「両親は警察を信じている」と言われたという。接見禁止で両親に会えない中、刑事を強く信頼するようになったと振り返る。

結局、両親に会えたのは、逮捕から二十二日過ぎた起訴後。それからは「やってない」と一貫して否認したが、公判では捜査段階の自白が決め手となり、懲役十二年が確定した。

再審判決は、刑事が西山さんの迎合しやすい特性や恋愛感情に乗じて供述をコントロールしようとし、弁護人の不信感をあおる言動や長時間の取り調べで強い影響力を与えたと指摘。自白の供述調書を証拠から排除した。

密室が生む、うその自白。これまでの冤罪事件でも繰り返されてきた。〇九年に裁判員制度が導入され、取り調べの録音・録画(可視化)も徐々に広がり、ガラス張り化が進んだが、捜査員の自白偏重は変わらないよう。

広島市の介護施設で一二年に入所女性が焼死した事件の公判では、殺人罪などに問われた元介護福祉士が自白した場面の録画DVDを検察側が示したが、「自白内容が不自然」と無罪になり、確定した。

浜田寿美男・奈良女子大名誉教授(法心理学)は、密室での取り調べをこう指摘する。「無実の人も捜査官との間柄で生きるほかない。無力感に陥って自白しがちだ」。取り調べの可視化が進んでも、第三者がそれを見られるのは時間がたってから。取調室が、捜査側に有利な環境であることは今も変わらない。

日弁連は、多くの国が認める弁護人の取り調べへの立ち会い導入を求めている。浜田名誉教授はこう語る。「仮に自白があっても、裁判所や捜査機関は、真実なのかを見極める必要がある」

（4月2日朝刊第3社会面）

（下）証拠開示へ　法改正を

「たんの詰まりにより、心臓停止したことも十分考えられる」。呼吸器事件の再審公判を前にした昨年十月末、西山美香さんの弁護団から請求されて検察側が新たに開示した捜査資料の中に、死亡した患者の鑑定医が他殺でない可能性を指摘した捜査報告書があった。

「殺人を否定する証拠を隠した」。弁護団のメンバーは憤った。報告書は確定審はおろか、再審開始決定から一年半余り後の昨年七月まで滋賀県警から大津地検にも送られていなかった。

弁護団は再審開始の前から、初期捜査での供述調書など捜査資料の証拠開示を繰り返し求めてきた。しかし、最終的に開示されたのは、弁護側が請求したうち、わずか三分の一程度。再審判決が「不当」と位置づけた取り調べがどのように行われたのか、全貌は明らかになっていない。

ハードルが高く、「開かずの扉」とも言われる日本の再審制度。その大きな要因が、証拠開示に関する具体的な法規定がないことだ。一方、ドイツでは再審請求審で証拠開示が広く認められ、検察官が有罪立証や抗告ができないことを定めている。

再審制度に詳しい斎藤司・龍谷大法学部教授は「日本の再審は、弁護側が実質的に無罪を立証しないといけないのに、証拠開示という武器もない。あまりにも酷だ」と批判する。

法規定がないため、証拠開示の判断は裁判官の裁量に委ねられ、事件ごとに格差が生まれるのも問題点だ。元裁判官の水野智幸・法政大法科大学院教授は「裁判官が再審に関わるのは、人生で一回か二回。そもそも知識がなく、学ぶプログラムもない」と指摘する。

近年、再審無罪が相次いでいるが、冤罪《えんざい》の検証や法改正への動きは低調なままだ。水野教授は「これだけ冤罪が続くのは、国家的な事故。きちんと調査委員会をつくって、制度の改革を進めることが重要だ」と訴えている。

（4月3日　この連載は、作山哲平、岡屋京佑が担当しました）

【無罪確定】4月2日

大津地検が上訴権放棄

西山さん「ほっとした。うれしかった」

滋賀県東近江市の湖東記念病院で二〇〇三年、男性患者の人工呼吸器を外して殺害したとして殺人罪で懲役十二年が確定し、服役した元看護助手西山美香さん(40)＝同県彦根市＝を再審無罪とした、大津地裁判決について、大津地検は二日、上訴権を放棄した。○四年の逮捕から約十五年九カ月ぶりに、西山さんの無罪が確定した。

西山さんは「ほっとした。うれしかった。（検察の上訴権放棄が判決から二日遅れたことは）ひとの人生を何だと思っているんだと言いたい」と話した。捜査の違法性を追及する国賠訴訟について、井戸謙一弁護団長は取材に「可能性はあるが、まだ何も決まっていない。ゆっくりと本人と相談して決める」と話した。

日弁連が支援する事件で、再審で無罪が確定したのは十八件目。大津地検は「判決の内容を精査した結果、控訴しないと判断した」とコメントを出し、詳しい理由は説明しなかった。

三十一日の判決は、患者の死因は不整脈を含む原因で死亡した可能性が高いとし、「事件性を認める証拠がない」と指摘。西山さんの捜査段階の自白についても「担当刑事が恋愛感情を利用して誘導した可能性がある」と信用性や任意性を否定し、供述調書を証拠から排除。捜査には不当性があったと指摘した。

西山さんは、人工呼吸器を外したと自白したとして、○四年七月に殺人容疑で逮捕された。公判では無罪を主張したが、懲役十二年が確定。一七年に満期出所した。同年の第二次再審請求審で大阪高裁が、新証拠の医師の鑑定書などを基に、不整脈による自然死の可能性や、虚偽の自白の疑いを指摘し、再審開始を決定。一九年、最高裁も支持した。

（4月3日朝刊）

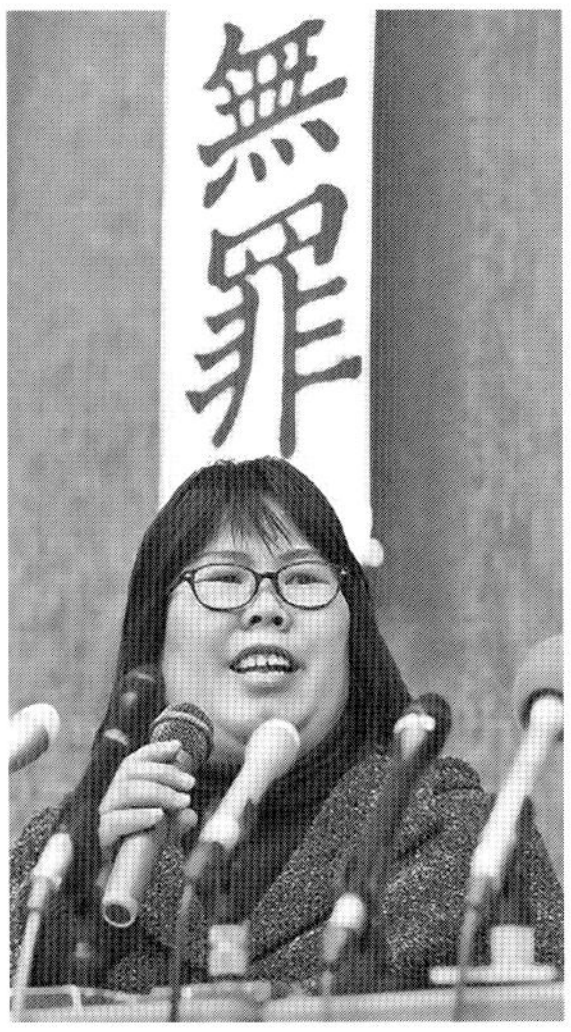

検察の上訴権放棄で無罪が確定し、晴れ晴れとした表情で会見する西山美香さん＝３日、大津市内で

「やっと普通の生活」再審無罪確定の西山さん

滋賀県東近江市の病院で患者を殺害したとして服役後、再審無罪判決を受け確定した元看護助手西山美香さん（40）が3日、大津市内で記者会見し「完全無罪を勝ち取って、やっと普通の生活に戻れる」と喜んだ。

大津地検が2日に上訴権を放棄し、3月31日の無罪判決が確定した。西山さんは「控訴されるかもしれないと不安があった。一区切りついた」としつつ、取り調べでのジュース提供などを県警が認めていないことに「やったことを隠しているのは、ちょっと許せない」と批判。「民事で闘っていかなければならない」と国家賠償訴訟への意欲を示した。

今後は冤罪《えんざい》救済の集会などに出席し仲間を支援するといい「他の事件でも続けて再審開始が決まってほしい」と期待した。井戸謙一弁護団長は「県警は捜査手法の改革に取り組むべきだ」と話した。

（4月4日朝刊）

【特集】供述弱者　冤罪の罠へのプロセス

獄中で精神鑑定 小出医師に聞く

密室　誘導　なすすべなく

24歳の看護助手だった西山美香さん（40）＝滋賀県彦根市＝が無実の罪を着せられ、冤罪《えんざい》が晴れるまで16年。取材で見えてきたのは、密室で筋書き通りの「自白」を誘導し、調書の作文も証拠隠しも辞さない捜査の在り方だった。供述弱者はひとたまりもない。獄中で精神鑑定をした小出将則医師（58）に、西山さんが冤罪の罠《わな》にからめとられたプロセスを精神医学の観点からひもといてもらった。

（聞き手＝編集委員・秦融）

西山さんが取調官に誘導された背景は。

彼女には軽度知的障害と発達障害があるが、取調官の刑事を信じてしまった背景には、愛着障害も影響している。愛着障害は、主に幼少時に親子の関係がうまく築けないことなどから起こりやすい心の障害。親の愛情に満たされないと感じることから自己肯定感が得られない。それほど珍しいことではない。誰にでも愛着障害に似た感情はある。発達障害のある人は、家族や他人との人間関係がうまく築けないことから、愛着障害を合併しやすい。

西山さんの場合は。

優秀なお兄さん二人の存在が大きい。弟妹は兄と比較され、自分はないがしろにされている、と受け止めがち。西山さんも幼少時に近隣の人に、中学校では教師に兄と比較され、傷ついた。そのトラウマを抱えながら大人になった。

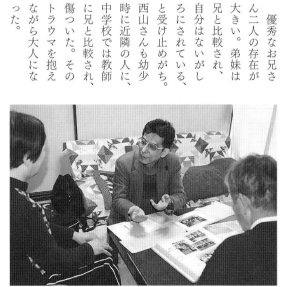

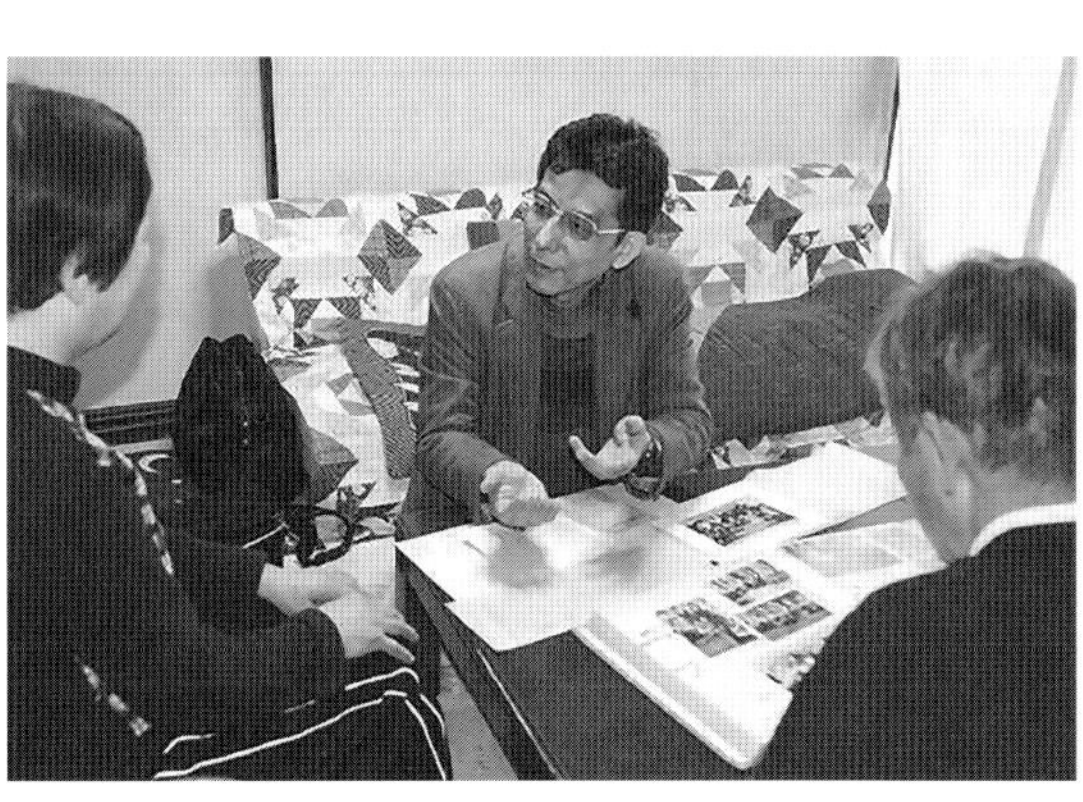
獄中鑑定は周到に行われた。事前に西山さん宅を訪れ、両親の聞き取りをする小出将則医師

刑事の思うつぼ

虚偽供述を誘導されていく経緯との関わりは。

愛着障害は、あくまできっかけ。最初に刑事に「人工呼吸器のアラームは鳴ったはずだ」と脅され、怖くなって「鳴った」と言った。最初は恐怖心。ところが、「鳴った」というその供述を境に、刑事が優しくなった。そして、刑事に「西山さんは、むしろかしこい子だ」と、彼女にとっての殺し文句を言われた。愛情に満たされずに生きてきた西山さんは、その言葉で自尊心が守られ、人生で初めて救われたという気持ちになった。「世の中で自分を認めてくれ、信用できるのは、この人しかいない」とまで思った。だから、言う通りにしていれば大丈夫だ、と。刑事の思うつぼだ。愛着障害があるゆえに、術中に簡単にはまってしまった。

見誤った裁判官

他人から影響を受けやすい性格や迎合性を認めながら、一審判決では、逮捕前に西山さん自ら呼吸器のチューブを「外した」と話したことを根拠に（本人の意思に基づく）任意性がある、と判断した。

精神医学的な知見がない裁判官が、素人判断でそのように結論づけるのは、非常に危険だ。精神医学の専門家から、無知が真実を見誤った、と言われても仕方がない。なぜなら、チューブを「外した」と自白し、それを基に刑事が「殺した」という調書を仕立てた日に、西山さんは病院の精神科で「不安神経症」と診断されているからだ。すでに普通の精神状態ではなかった。発達障害の人が不安神経症になると「うつ状態」になりやすい。「外した」と言ったのは、自暴自棄になった結果だ。精神医学的に検証すれば、正常な思考ができる状態だったとは言い難い。

板挟みで苦しみ

西山さんが「外した」と話したのは、なぜか。

誰にでも、真実は何か、よりも、自分を大切に見てくれる人との人間関係を優先することはある。当時の西山さんは、刑事との関係を最重要視し、依存関係に陥った。だが、「アラームは鳴った」とうそを言ったことで、仲の良い看護師が厳しい取り調べを受けることになり、板挟みになった。何度も警察署に出向いて、証言を撤回しようとしても聞き入れてもらえず、双方との関係を両立するために、すべてを自分のせいにするという選択だ。再審で「当時は逮捕の意味さえわからなかった」と語ったように、社会的にも未熟で、結果を予測できない知的能力に、うつ状態も加わり、自暴自棄になった。

人ごとではない

取り調べ中に自分が犯人に仕立てられていく危険に気づくことは。

密室で被疑者と特殊な信頼関係に持ち込むのが、日本の古典的な捜査手法だとすれば、抜け出すのは普通の人でも難しい。刑事が「あの弁護士はおかしい」と言って、家族とも会わせない。人間関係を寸断され、頼る相手は取調官だけと思い込まされるのだから。誰にとっても人ごとではない。司法の問題は、供述弱者だけでは済まない状況があるが、まずは、供述弱者の人権を守ろうとする感性を育てること。それが、すべての人の人権を守り、冤罪を防ぐことにつながる。

◇

こいで・まさのり　精神科医師。1961年愛知県生まれ。84年、中日新聞社に入社し東京社会部で検察庁や宮内庁を担当。91年に退職し、信州大医学部入学。卒業後、名古屋第二赤十字病院、星ケ丘マタニティ病院勤務などを経て、2014年、一宮むすび心療内科（同県一宮市）を開業。17年に取材班の依頼で受刑中の西山美香さんの精神鑑定を実施。虚偽自白を精神医学的に分析した意見書を再審法廷に提出した。3月まで本紙生活面でコラム「元記者の心身カルテ」を執筆。

交流続く記者たち 等身大の西山さんは

A刑事を「うらみません」
しっかり者と純真さが同居
無邪気で好奇心旺盛

西山美香さんと、あるときは取材で、また別の日にはプライベートで交流を重ねた記者たちは、その人柄からも冤罪を確信した。2017年5月、大津支局から獄中の西山さんと文通し、その後半田支局（愛知県）に異動しても交流が続く高田みのり記者(27)が、女性同士の視点から等身大の西山さんを伝える。

最初の手紙で、刑事のことを聞いた質問の答えが印象的だった。

「Aさん（原文は実名）のことはもうどうも思っていません。両親はゆるせないと言っていますが私はうらみもしませんが怒りをとおりすぎているのです」

20代から30代にかけて、一番楽しい時間を奪われる原因をつくった相手を恨みもしないなんてあり得るだろうか。精神鑑定で知的には子どものような側面があることが判明したことを考え合わせ、ふと美香さんには「恨む」という感情はないのかもしれない、という思いがよぎった。

A刑事に恋してしまったのですか、という率直な質問に「恋愛という気持ちよりも私のことを理解してくれているこの人は信用できる人と思ったのです」「私をたいほしたことで出世したのです」とつづる彼女の心情が、切なくもあった。

丁寧に書かれた文字が並び、7枚の便箋にはそれぞれ通し番号が振られていた。「手紙をくださったのは本当にうれしかったので聞きたいことあればぜんぜんえんりょせず手紙ください」。こちらを気遣う言葉もあり、申し訳なく感じたほど。初対面が待ち遠しかった。

8月下旬、その日が来た。「高田さんですか。想像していた通りの人ですね」。出所した美香さんは、私を満面の笑みで迎えてくれた。以来、彼女の中には、しっかり者の「美香さん」と、子どものように純真な「美香ちゃん」が同居しているように感じている。

好奇心の旺盛さは、「女の子」そのもの。支援者にもらったというメーキャップ用の筆を私の前で取り出して「使い方が分からない」とこぼしたので、教えると、その日の夜には電話で次々と質問を受けた。「化粧の手順はどうするの？ ファンデーションの種類の違いは何？ 化粧水はどこのブランドを使っていますか？」。取材班の記者たちに対しても、興味があることには矢継ぎ早の質問が始まる。「お子さん何歳ですか？」「名前は何ていうんですか？」「やっぱり子どもはかわいいですか？」。

同僚たちも、美香さんの質問攻めにはたじたじとなる。

その一方で繊細な気配りを見せることも。私が風邪気味だと知ると「お体大切にしてくださいね」とメッセージが届く。子どものように「またイライラしてきたよ。こんな自分嫌だ！」と甘えることもあった。

メッセージには必ず絵文字やスタンプが添えられ、女子生徒同士でのやりとりをしているような感覚になる。

無邪気で、好奇心が旺盛。相手を信じて喜怒哀楽を素直に表現し、

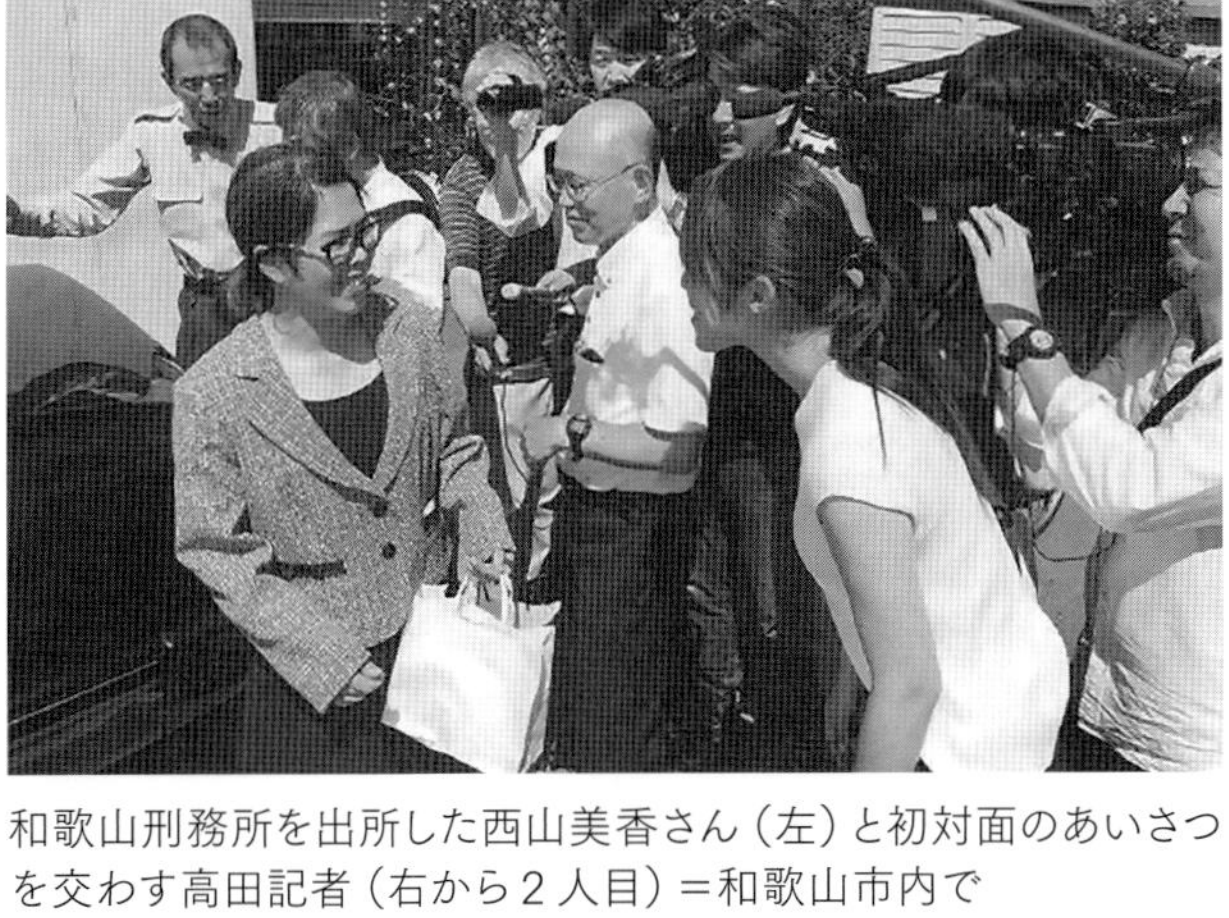

和歌山刑務所を出所した西山美香さん（左）と初対面のあいさつを交わす高田記者（右から２人目）＝和歌山市内で

相手の悪意をわざわざ探すようなこともしなかった。お人よしで、要望にはできるだけ応えようとする一方で、心中をうかがいすぎてしまう少し臆病なところもあった。

刑事を「恨む」という選択肢がないのは、彼女の障害ゆえかもしれない。ただ、それは純粋無垢《むく》な子どもの心を持つ彼女の個性の一つとも思える。きっと、美香さんの心は汚れのない「子ども」なのだ。だからこそ、こんな冤罪事件に巻き込まれてしまったのだろう。人を恨んだり、裏切ったりすることのない美香さんが、その個性を生かして新たな人生を歩めることを、伴走者の一人として願っている。

「問題点あるとは思ってない」 県警が捜査の不当性否定

滋賀県警は三月三十一日、呼吸器事件の再審判決を受けて「無罪判決については真摯《しんし》に受け止め、今後の捜査に生かして参りたい」とコメントし、各社の取材に応じた。判決は捜査の不当性を指摘したが、会見では「問題点がある捜査とは思っていない」と否定。西山さんへの謝罪もせず、内部調査の結果公表や、新たな調査や検証についても「しない」と消極的な姿勢に終始した。報道陣との主なやりとりを詳報する。

【捜査の適切性】

恋愛感情を利用して自白を誘導した捜査は、適切だったと思うか

「判決への評価は控えるが、取り調べではドアを開けて、近くに女性警察官を配置するなど配慮した」

当時、恋愛感情については認識していたか

「当時の捜査官は、確定審の証人尋問で「取調官と被疑者の立場を保持していた」と証言している。西山さんが刑事の手を触った事実や、供述内容は逐一報告を受けていたが、好意は主観の話で、認識していない」

飲食物の提供があった点は

「確認したが、そのような事実はなかった」

起訴後も拘置所を訪ね、検察官宛ての手紙を書かせている

「西山さんの身を案じて話を聞きに行った。問題がある捜査とは思っていない」

【未送致だった証拠】

地検への未送致証拠があった。なぜか

「再審開始決定後、検察から原本がない証拠があると言われ、確認して見つかった。昨年七月、百九点の証拠を地検に送った。未送致となっていた理由は、調査したが判然としなかった」

調査の対象は

「現職のうち、当時の捜査員に聞き取りをした。OBには聞いていない。

当時の決裁権者は既にOB。なぜ聞かないのか

「現職に聞いて内容が充足されるなら、問題はない」

原因が判然としない以上、充足していない

「送致にかかわった者で必要な者は調査した」

【再検証や再発防止策】

今でも西山さんを犯人だと思っているのか

「無罪判決は真摯に受け止める」

再発防止策は

「内部での指示は行うが、内容は公表しない」

判決を受けて、新たに調査や検証はしないのか

「必要な調査はした。判決は司法の話なので、うちがどうこう言うことはない」

西山さんへの言葉は

「無罪判決は重大で、真摯に受け止める。これ以上は差し控える」

知事「県警は冤罪起きない体制を」

西山美香さんの再審公判の無罪判決を受けて、三日月大造知事は一日の定例会見で、「十五年以上、殺人事件の被告人として過ごしてこられた本人やご家族の思いは、想像を絶する」として、県警に対して「冤罪《えんざい》というものが起こらない体制をしっかり構築してもらいたい」と述べた。自白を誘導するなどの捜査のあり方については、「県警として取り調べ技能の向上など、一定の取り組みを進めていると聞いている」としつつ、「県民の方が無実の罪で長期に渡り刑罰を受けたことは、大変遺憾。そうならない対応があったのではないか」と疑問を呈した。

（2020年4月2日滋賀版　芳賀美幸）

残る捜査の闇

呼吸器事件 再審無罪

(上) 供述調書 複雑な表現 「刑事の作文」

東近江市の湖東記念病院で二〇〇三年に男性患者が死亡した「呼吸器事件」で、人工呼吸器を外したとして殺人罪で懲役十二年が確定、服役した後、無実を訴えていた元看護助手西山美香さん(40)＝彦根市＝に、大津地裁は三月末、裁判をやり直す再審で無罪判決を言い渡した。「殺人犯」とされた西山さんの汚名は晴れたが、一日も早く無罪を勝ち取るため、再審はわずか二回の短期で結審。判決が「自白を誘導した」と断じた男性刑事らへの証人尋問などは、行われなかった。明かされないままとなっている、無実の人を殺人犯に仕立てた「捜査の闇」を追った。

（2020年4月10、11日　作山哲平）

勝手に作文？

「呼吸器を外した、とは言ったけど、殺したとは言ってないんです。でも、刑事さんに『殺したと同じやろ』って言われて、

さざなみ　桜のネイル

「ずっとネイルアートがしてみたくて、情報誌で見て行ってみたの」。西山美香さん(三九)がほほ笑んだ。

東近江市の病院で患者男性＝当時(七二)＝の人工呼吸器のチューブを外し殺害したとして有罪となり、服役後、死因に疑問が生じ再審開始が確定した西山さん。二十四歳で逮捕され、三十七歳まで刑務所で過ごした。

周囲から「大切な青春を奪われた」と言われても、「そもそも青春って何か分からない。おしゃれも興味なし」とピンと来なかったという。だが、社会復帰後、アルバイト仲間の高校生の親が、自分と同じ年齢だと知って驚いた。「刑務所にいなかったら、結婚して出産して、両親に孫の顔を見せられていたかも」

再審公判で無罪となっても、奪われた時間は戻らない。それでも西山さんは、徐々に自分の人生を取り戻そうとしている。試用期間だった仕事は本採用が決まり、最近は「おしゃれがしたい」。新しいネイルは春らしく、手先で満開の桜が咲き誇る。新たな人生の門出は、すぐそこに。早く無罪が言い渡されるよう願っている。

（芳賀美幸）

言い返せなかった」。西山さんは刑務所を出た一七年、「自白」の経緯を語った。

逮捕当時の直筆の自供書は「呼吸器のじゃばらの部分をひっぱってはずしました」とあり「殺した」という文字はない。しかし、刑事が書いた供述調書には「チューブを外して殺したのです。私がやったことは人殺しです」とある。この差はどうして生まれたのか。

再審判決は、刑事は「(西山さんの)迎合的な態度や恋愛感情を熟知しつつ、自白を引き出そうと誘導した」と断じ、▽弁護士との信頼関係を壊す言動をした▽抱きつかれたが拒まなかった▽取調室で戸を開けながらも二人きりの状況を作った▽ジュースを与えた、などの点も認めた。

読み聞かせず？

供述調書は西山さんの証言を、刑事の筆で書き取ったもの。真意と異なった供述が書かれることを防ぐため、刑訴法は「被疑者に閲覧させ、又《また》は読み聞かせて、誤りがないかどうかを問(う)」必要があると定めている。

しかし、西山さんは無罪判決の確定後、刑事が読み聞かせなどの内容確認を行ったかについて「(刑事は)ぜんぜんやらなかった。なぜかと聞くと、『僕のこと信頼してるでしょ』『確認に時間を費やすより、話を聞くことが大事』と言われた」と明かした。恋心から強い信頼感を抱いていた西山さんは、説得されて、署名と指印をしたという。

刑事が書いた供述調書にはあまりにも不自然な点が散見される。例えば、男性患者が亡くなる場面では、呼吸器の赤色ランプが「チカチカとせわしなく点滅しているのが判《わか》りました。あれが(患者の)心臓の鼓動を表す最後の灯だったのかも知れません」とある。

弁護団は、複雑な言語表現が苦手な西山さんが「最後の灯」などと比喩表現をすることに違和感を抱き、「刑事の作文だ」と批判。西山さんも「私はそんなこと言っていない。刑事が考えて作ったのでしょう」と話す。西山さんは、身に覚えのない供述内容が含まれた調書が作られたことを、第一回公判の前に当時の弁護士に調書を見せられて気が付き、驚いたという。

否認の機会奪う

西山さんは逮捕後、両親らとの接見を禁止された。当時の弁護士とは「刑事ほどの信頼関係が結べていなかった」が、「本当はやってない」との思いで、弁護士や検事にたびたび否認を打ち明けた。だが、その度に男性刑事の調べが入り、容疑を認める内容の供述調書が書き上げられた。起訴後は拘置所で「否認しても本心ではない」とする検事宛ての手紙まで書かされた。

男性刑事は、相手が無実だと知りながら、法律違反が疑われる捜査を続けたのだろうか。西山さんは二月十日の公判後、会見で「私が犯人だとは思っていなかったと思います。今思うと、私の刑事に対する思いを利用しようとしたはずです」と私見を語った。

県警刑事企画課は九日、西山さんに対する調書の読み聞かせについて、「当然、読み聞かせはしている」と回答。しかし、実際に男性刑事に確認をしたかどうかについては「当然、どの被疑者にも行っている当たり前のことなので、改めて調査はしていない」と答えるにとどまり、「読み聞かせをした」とする根拠を示さなかった。

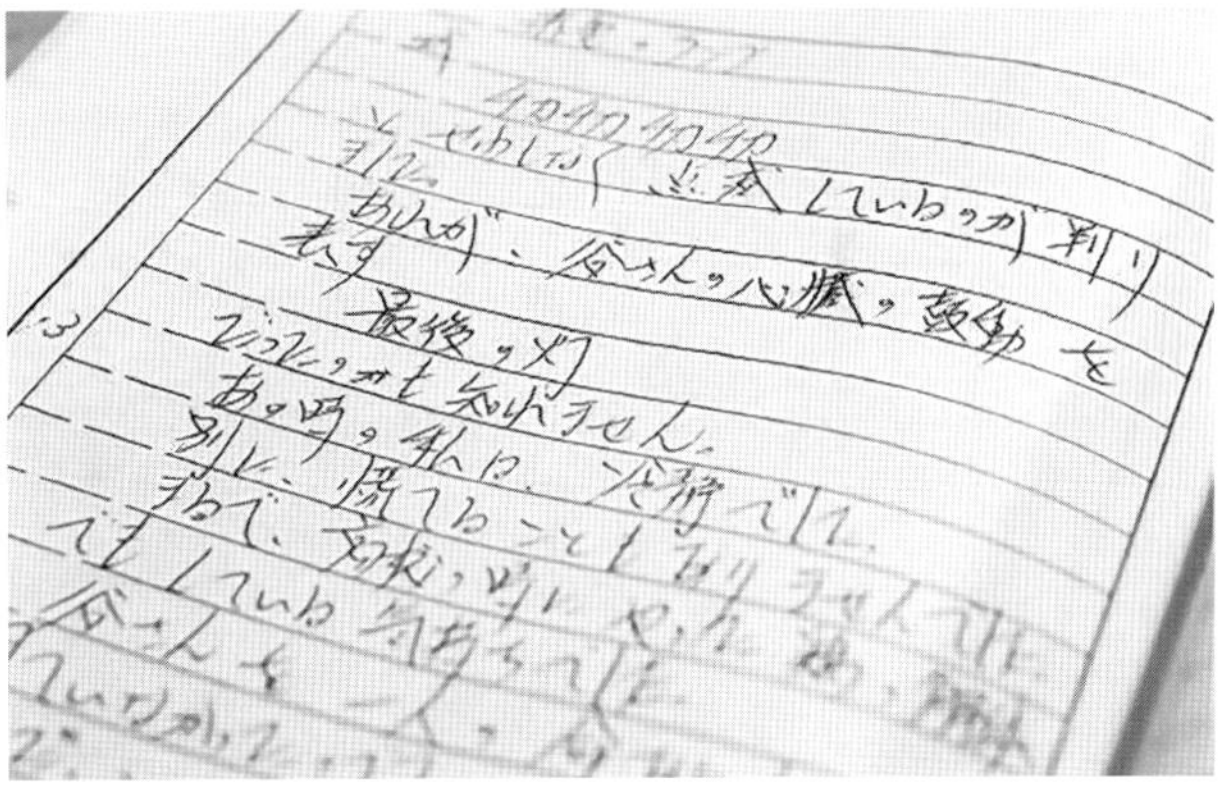

呼吸器のランプが「最後の灯だった」などと小説風に語る西山さんの供述書。男性刑事の筆による

西山さんが逮捕される前後の自白の状況（2004年）

日　時	内　容	容疑、罪状への西山さんの認否
5月～6月下旬	故意に呼吸器を外したなどとは答えず	否認
7月2日	病院で「不安神経症」の診断受ける。刑事に〝殺害〟を自白する	認める
7月6日(逮捕初日)	殺人罪で逮捕。その後、両親らと接見禁止に。	認める
7月7日(2日目)	刑事に「腹が立ち今回の事故を起こそうと思った」と認める	認める
7月8日(3日目)	弁護士に「殺していない」などと、一部否認する。その後、連日、弁護士には否認するが、その都度、刑事の調べで〝自白〟に転じる	否認→認める
7月15日(10日目)	「刑事と弁護士、どちらを信用したら良いか分からない。いろいろと詳しく聞いてくれる刑事を信用する」と供述	?→認める
7月16日(11日目)	検事調べで犯行を否認、その後、刑事に犯行を認める	否認→認める
7月20日(15日目)	「私の書いたもん(供述書)全部返して」と泣き叫ぶ	否認?→認める
7月27日(22日目)	大津地検が殺人罪で起訴。接見禁止が解除される。その後、両親との面会で「私はやってない」と否認する	認める→否認
9月	検事への手紙を書かされる	認める
	大津地裁で初公判。認否を留保	留保
	刑務所内で針金をのみ込み、自殺未遂をする	
10月	第2回公判で否認。以降は一貫して否認	否認

(下) 医師鑑定「疑わしい」死因に固執

〝事件〟の主な発端は、二〇〇三年に湖東記念病院(東近江市)で死亡した男性患者＝当時(72)＝が「窒息死させられた」と、医師に鑑定されたことだった。後に殺人罪で懲役十二年が確定した元看護助手、西山美香さん(40)の再審弁護団は、男性の死因が「自然死だった」と主張。再審の無罪判決は弁護団の主張を認めた上、解剖を担当した男性医師(当時の滋賀医科大法医学部門教授、現名誉教授)による死因の判断は、「真偽が疑わしい事情を前提に導かれた疑いがある」とした。

偽情報つかむ?

男性医師は、死亡した患者の司法解剖を〇三年五月に行った際、警察から「呼吸器の管が外れていた」との情報を伝え聞いたとみられ、鑑定書に「(管が)外れていた」と明記し、窒息死と結論づけた。亡くなった直後、西山さんの同僚の女性看護師が「呼吸器の管が外れていた」と発言していたためだった。

だが、その後、女性看護師は「(管の外れは)はっきりしない」と前言を撤回。起訴状や確定判決が「管は接続していた」と認める中で、「外れた」を前提とする鑑定内容との間に、矛盾が生じていた。

再審弁護団は、男性医師の鑑定が「誤っている」として、複数の医師による鑑定を根拠に患者の「自然死」を主張。再審の開始決定(一七年、大阪高裁)と無罪判決(三月三十一日、大津地裁)は、ともに血中カリウムイオン濃度の異常値などを根拠に、自然死の可能性を認めた。

患者を鑑定した男性医師の主張の矛盾点

	患者に関する男性医師の供述など	矛盾や問題点(弁護団などによる)
呼吸器の管の外れ		
2004年鑑定書	「チューブ外れ」を前提	確定審は「接続していた」と認定
「たん詰まり」問題		
2004年供述	「たん詰まり」の可能性ある	県警が証拠を地検に15年間未送致
確定審証言	「たん詰まりはない」	2004年と矛盾
小脳内の状態について		
確定審証言	「細胞が事件の半年前に壊死」	
2018年供述	「小脳の変化は死亡時の可能性が高い」とし、確定審と矛盾	

たん詰まりも考慮

昨年秋、西山さんを聴取した男性刑事が、〇四年に男性医師に聴取した際の捜査報告書が、県警から検察へ約十五年間送られていなかった問題が発覚。捜査報告書は男性患者について、「たん詰まり」によって亡くなった可能性が十分考えられるとしていた。

再審弁護団によると、確定審の段階では、男性が「たん詰まり」により死亡したか否かが争点の一つだった。当時、男性医師は法廷で「分泌物はあるが、窒息する程度にはみられない」と「たん詰まり死」の可能性を明確に否定。〇四年当時に刑事に話していた内容と、後の証言は矛盾することになった。

不在の場で調書?

死因を「窒息死」とした鑑定書の〝誤り〟は、警察から偽情報をつかまされたことなどが原因とみられるが、男性医師はその後も、かたくなに固執を続けた。

男性医師は、大阪高裁が自然死の可能性を認めて再審開始を決定した後も、検察側の聴取に協力。大阪高検は一八年五月、男性医師が四十七ページにわたり「裁判所は誤っています」などと反駁《はんばく》する調書を作った。

弁護団によると、調書は小脳の状態に関して、確定審段階の証言と自己矛盾する内容を含んでいた。不思議なことに、最終ページには医師の署名、押印入りで「この調書は、私の要望により、私の不在の場で書いてもらったものです」「内容は間違いありませんが、調書各ページへの押印は、辞退します」などと不可解な断り書きを残している。

再審公判で当初予定されていた男性医師の尋問は、検察が有罪立証を断念したため、実現しなかった。同医師は三月三十日、本紙の取材に「お話しすることはありません」と答えるだけだった。

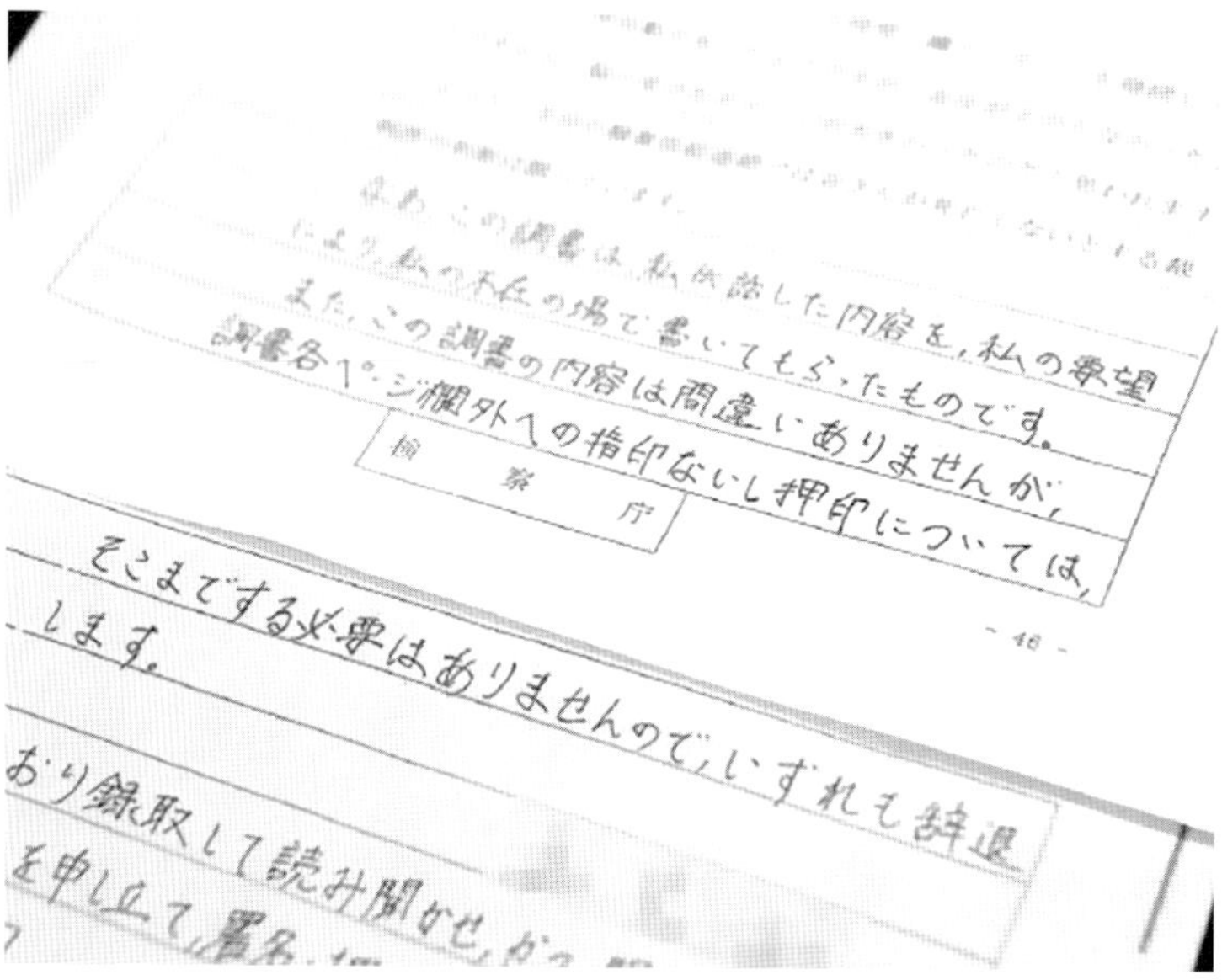

再審開始決定後に、大阪高検が作成した男性医師の供述調書。「押印は辞退します」などと、不可解な断り書きがある

さざなみ

雪冤の春

再審無罪判決が出る二日前、東京では季節外れの雪が、満開の桜に積もった。二〇〇三年に東近江市の病院で患者を殺害したとして服役し、十五年余に渡って潔白を訴えてきた西山美香さん(四〇)の雪冤《せつえん》と、新たな人生の門出を祝福するかのように。

以前に小欄で、十二年の歳月を刑務所で過ごした美香さんが、前向きに人生を取り戻していく日々を紹介した。「関心がなかった」というおしゃれを楽しみ、指先に桜のネイルアートを施して、次の春を待つ美香さんの思いをつづった。

「両親や弁護団、獄友と、うそ偽りのない人間関係を築いた西山さんに、もううそは必要ない。等身大の自分で生きてほしい」。無罪を言い渡した後、語りかける大西直樹裁判長の声は震えていた。美香さんと母の令子さん(六九)が涙を流す姿に、傍聴席の記者も目頭が熱くなった。

この日も、美香さんの指先には桜色のネイルが輝いていた。「満開の桜の中での、無罪判決。花びらが全国に散って、冤罪《えんざい》に苦しむ人の希望となってほしい」という願いを込めて。

(芳賀美幸)

裁判長、異例の訴え

「刑事司法に大きな問題」

判決後、被告に語りかける「説諭」は、日本の刑事司法にも向けられ「大きな問題がある」とまで踏み込む異例の内容になった。弁護団長も「心が震えた」と、衝撃を受けた説諭の全文を、傍聴席で取材した記者が紹介する。

◇

西山さんは、うその自白をしたことを後悔し、気に病んでいるかもしれません。それが有罪とされたきっかけになったかもしれません。しかし、うそをついたことが非難されるべきではなく、うそをついたことで有罪になったというべきでもありません。

西山さんが有罪になったのは、捜査手続きのあり方の問題です。否認、自白を行き来する中で、西山さんの自白は唐突に飛び出した。刑事は、西山さんの迎合的な態度に気づいていたのだから、疑問を差し挟むべきでした。慎重の上にも慎重を重ね、まずは西山さんに自由に供述させるべきだった。しかし、自白を慎重に吟味する姿勢はなく、現実には、捜査資料に沿った供述を求めた。弁護人との信頼関係を破壊する言動もあった。否認しても調書にされず、逆に大量の供述調書が作られ、自筆の自供書も出来上がった。供述調書には確かに西山さんの署名があり、自供書も西山さんの自筆によるものです。それでも、そうした外形的な事実をもって自白を評価はできない。西山さんから真実を引き出そうとする態度がうかがわれない。

鑑定そのものに、不整脈を起こしうるとか、たんが多量にあるとの記載がありながら、慎重な検討は加えられなかった。重大な疑問が生じている。自然死であれば、そもそも起訴されなかった可能性がある。

証拠開示の問題もあります。西山さんが逮捕されてから15年以上たって、今回の公判を前にした協議の段階で、初めて出てきた証拠があった。自白の検討、鑑定の吟味、証拠開示、これらが一つでも適切に行われていれば、西山さんのその後の経過は異なっていたに違いなく、今日まで、被告人ではなかったかもしれません。

西山さんは殺人事件で有罪となり、服役し、今日に至るまで15年以上の月日がたちました。西山さんは今日に至るまで、殺人事件の被告人との立場から逃れられなかった。ご家族もつらく苦しい時間を過ごしたと思う。時間を巻き戻すことはできない。しかし、未来を変えることはできる。

今回の事件は、刑事司法が大きな問題を抱えていることも提起した。日本の刑事裁判は、裁判員制度の導入で大きく変わった。一定の証拠開示も行われるようになった。しかし、刑事司法にはまだまだ改善の余地がある。警察、検察、弁護人、裁判官、すべての関係者が、今回の事件を人ごとに受け流すのではなく、自分のこととしてとらえ、改善に結びつけなければならない。西山さんの15年以上の歳月を無駄にしてはいけない。西山さんの今回の事件が、刑事司法を変える原動力になる可能性を秘めている。

(被害者とされた)Tさんのご家族にも、看護助手に殺されたと認識したことで強い悲しみと、長きにわたって、はかりしれない苦しみを与えた。第二の西山さんを生んではいけないのと同時に、第二のTさん、Tさんのご家族もつくってはいけない。

私自身も、裁判官として非常に考えさせられた。西山さんは最終陳述で「被告人一人一人の声を聞いてほしい」とおっしゃった。私はその言葉に衝撃を受けた。あまりにも当たり前のことなのに。裁判官として、私は当然、被告人の一人一人の声を聞いてきた、と思ってきた。西山さんは「一人一人の声を聞くことが難しい」とも言われた。裁判官として、あらためて、被告人の声を聞く重要性を認識させられた。捜査段階の自白があっても、自白に視界を曇らせることなく、「疑わしきは被告人の利益に」の原則をかみしめた。

再審は最後のとりでです。それでも、再審の訴えを生じさせないこと、再審に至る前に適切な判断がなされることが何より重要です。適切な起訴の判断は必要です。そして特に第一審で適切な判断をすることが重要です。そのことを痛感するとともに、裁判官がそれを怠ってきたとも気づかされた。私も一審を担当する裁判官の一人として、責任の重さをかみしめている。今後も適切な役割を果たしていきたい。

最後にひと言、西山さんに伝えたいことがあります。この15年あまり、西山さんはさぞつらかったろうと思う。でも、その中で、うそ偽りのない関係の、貴重な人間関係を築いたと思います。西山さんにもううそは必要ありません。ご家族、弁護団、支援者、獄友は貴重な財産です。等身大の自分と向き合い、自分自身を大切にして生きていってください。今日がその第一歩になることを願っています。

（２０２０年3月31日　大西直樹裁判長）

目《もく》耳《じ》録《ろく》　裁判長の涙

裁判官が涙ぐむのを見聞きしたのは初めてだった。「呼吸器事件」の冤罪《えんざい》被害者、西山美香さん(40)=滋賀県彦根市=に無罪判決を言い渡した再審公判を傍聴した時のことだ。涙声になるのに気づき、メモを取る手を止めてはっと見上げた。

一時間半にも及んだ判決理由の言い渡しを終え、大西直樹裁判長は「最後に、西山さんに伝えたいことがあります」と切り出し、一つ一つの言葉を丁寧に選ぶように、優しく語りかけた。「今日が新しい人生の第一歩となりますように」

裁判官が身にまとう黒い法服には「何色にも染まらない」との意味があると聞く。そんな裁判官たちは、普段は個人の感情を押し殺して職務に当たっているように見える。

裁判長の脳裏に何が浮かんだのか、分からない。ただ、刑事裁判官としての深い自省の念は、しっかりと伝わってきた。

（２０２０年4月11日　角雄記）

呼吸器事件再審　西山美香さん両親への手紙

「真実」はどこにあるのか―。呼吸器事件で二〇〇四年に逮捕された西山美香さん（３７）は、留置場、拘置所、刑務所から両親へ「無実」を訴える手紙を送り続けた。満期で出所することし八月までの十三年間で、三百五十通余にのぼる。手紙の中では、自分自身でも受け止めきれない悔しさ、つらさ、悲しさを、ときには「獄中からの叫び」のような激しい筆致でつづる。供述調書にはない「真実」が伝わってくる（手紙は抜粋。◆は主な出来事）。

2004（平成16）年

◆7月6日　滋賀県警
殺人容疑で逮捕

「早くさいばんすんで家にかえりたいわ。お母さんの作ってくれるからあげとポテトサラダとカボチャのみそ汁が食べたいわ」

「裁判官に分かってもらえるようになるといいのですが、私は人に話をしてごかいをさしてしまうことがあって不安です」（9月3日）

刑事にだまされてしまいました

(2005.8.4)

05（平成17）年

「Tさん（死亡した患者）のことでこのままずるずるいくのがいやでアラームはなっていたと嘘をついたらどんどんうそになってわけのわからなくなってしまいました。自分はTさんをぜったい殺していないことをしゅちょうしていくつもりです。私がしっかりしていたらよかったのですが…でもA刑事にだまされてしまいました。調書のサインをこばんだ時はお父さん・お母さんは弁護士にだまされているて言われAさんの方を信用してお父さん・お母さんには辛い思いさしてしまってゴメンなさい」（8月4日）

「私は9／30日はTさんを殺していないと主張していくので裁判官も分かってくれると信じてがんばって弁護士さんと協力していきたいと思います。仕事とはいえ刑事というのは冷たいものですね、家族のありがたみがすごくわかりました。私は今回うそをついてこんなに大きなことになってしまい、もう絶対自分をよく見せようと思ってうそは絶対つきません」（8月31日）

「今は気をしっかりし、神様、仏様、お地蔵様、エコッケイ様に祈るだけです」（9月10日）

「早く29日がきてほしいけど無罪をかちとれなかったらと思うと不安になりますが不安になっても仕方ない。大津で無罪をかちとれなかったら大阪に行けばいいと思っています」（11月10日）

「私は絶対Tさんを殺していません。このことはなにがあってもまげません。Tさんを殺していないとどうどうと言うつもりです」（11月21日）

◆11月29日　大津地裁
懲役12年判決

「29日の裁判で無罪を証明できずごめんなさい」（11月30日）

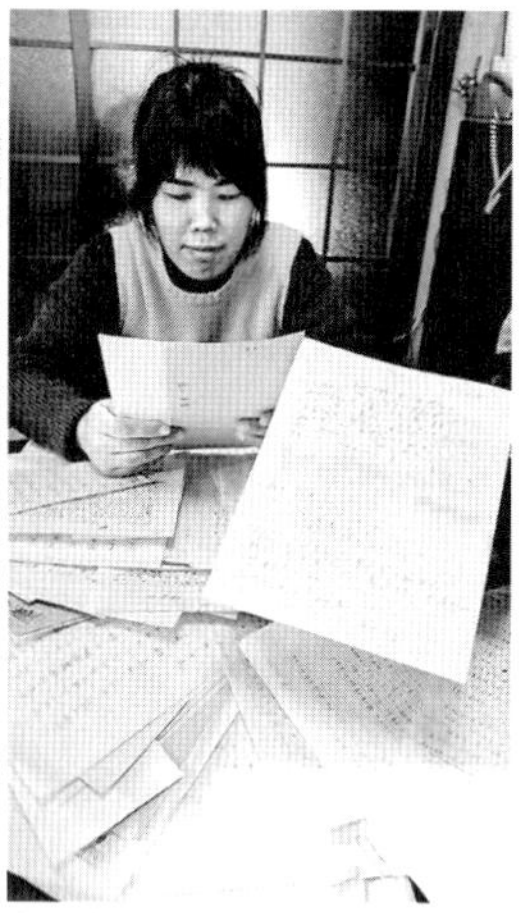

当時の心境を振り返りながら、両親に送り続けた手紙を手に取る西山美香さん＝一部画像処理

「アラーム鳴っていた」と言ったら（刑事さんが）急に優しくなった

有罪判決が出た翌年の2006年には、密室で何があったかを訴える内容が続いた。

06（平成18）年

「Aさん（刑事）の言うとおりにして最悪な結果になってしまって、他人から優しく、あまいさそいにのせられて本当に後悔しています。私の場合、精神的にまいってしまって精神科の病院に行くように言われていったけど、本当はただ私の気持ちを分かってくれて話を聞いてくれるだけでよかったのに」（1月18日）

「弁護士さんの接見後、アドバイスをもらって本当は殺していないと言うと、にげるなとか弁護士さんにだまされたらあかんとも言われた」「ふつう起訴されてから弁護士さんがくるのに起訴前に毎日くる弁護士さんなんか見たことない。そんな弁護士さんを信用するなと言われた」「たいほ状は裁判官が出しているから否認したら裁判官に嘘をついていると分かり、私に対しての心証がよくないようになってしまう（と言われた）」「どうしても（調書に）署名しない時は両親の調書を読み、親をうら切るつもりかと言われた」「今の裁判はシビアだから、否認したら大きい判決くる（と言われた）」「全部Aさんに言っていることを正直に検事さんに言えば分かってもらえるし保釈もきくかもしれないし、殺人でも執行猶予がつく場合があると言われた」「おれがお前の不安をとりのぞいてやると言われ、Aさんを信用して、してもいないこともした、と言ったりした」「拘置所に面会にAさんが来てくれて今まで通り認めていたら大丈夫やから心配しないでいいと言われて、弁護士さんには殺していないと言っている、と言うと、検事さんあてに『私が否認をしてもそれは私の本当の気持ちじゃなく弁護士さんに言われました』と紙に書けと言われ、書いてしまいました」「たいほされるまでに親に相談できなかったのは、Aさんが、お父さん、お母さんと私とで自殺するかもしれないから言ってはいけないと言われて、その時はAさんを信用していたのでその通りお母さん、お父さんに相談できなかった」（2月28日）

「五月（04年）からAさんにかわり、本部からの刑事で、アラーム鳴っていたはずやと言われ、なっていません、と10日の日は言って、11日にアラームは鳴っていた、と嘘をついてしまいました。そしたら急に優しくなって、A刑事のプライベートなこととかいろいろ聞いて、私のことを信用していろんな話も聞いてくれてすごくうれしかったけど嘘をついてるから、つじつまがあわなくなってきて5／22にあった調べで、この雨は（死亡した）Tさんの涙や、Tさんの家族の気持ちを考えたらこんな態度はとれないはずやと言われて、もう今さら鳴っていないと言ってもむだだと思い不安で仕方なくてAさんがおれにまかしておいたら悪い方にはしないと言われたし（看護師の）Bさんにメールを出したら『私はもうだれとも話が出来る状態ではない』と届いて、Bさんを追い詰めてしまったと思い、もう私が殺したことにしよう、と思った」（4月5日）

◆10月5日　大阪高裁
控訴棄却

人との接し方　わからない

(2007.3.？)

07（平成19）年

「私も最後の最後まであきらめずに戦いたいけど、もう上告までいったらこの先戦えることはないと思います。私の出来ることは早くお父さんお母さんのもとへ帰れるようにまじめにつとめることだと思います。親せきの人のことを考えると無罪をしょうめいしたいですがもう無理だと思います。あきらめていると思うけどもうやるすべがないと思います。私は人との接し方がわからないし、自分に自信がありません。すぐに涙がでるし…。お母さん今まで私を育ててくれてありがとう。でも私は産まれてこなかった方がいいと思います」（3月？日）

◆5月21日　最高裁
上告棄却

「お母さん、上告審の結果がでてショックでいっぱいでしたがお父さんが面会にきてくれて少しは元気がでました」（5月26日）

「ここの先生はあきらめて刑を務めるように言われましたが私は自分が無実でなにもやっていないことをまげようとは思っていません」（10月21日）

08（平成20）年

「Tさんを殺していないとわかって欲しいだけです。私は巡回をしていたらなくなっていなかったかもしれないと考えると刑務所に入っても仕方ないと思うようにしています」（4月17日）

09（平成21）年

「こうかいしても時間は戻ってはきてくれません。今私ができることは再審をしてもらえるように自分ががんばることだと思います」（9月27日）

10（平成22）年

「お母さんが痛い右手で手紙いっぱい書いてくれて『しんぼうするんやで』と言っているので、しんぼうします」（9月4日）

◆9月21日　大津地裁
第1次再審請求

「あとは裁判官が再審をしてくれることを祈るばかりです」（9月24日）

「私の無罪が裁判官にわかってもらえるようにがんばるしかありません」（9月25日）

11（平成23）年

◆3月30日　大津地裁
第1次請求棄却

「長くなると思いますがくじけずにがんばっていこうと思っています。お母さんもリハビリがんばって下さい」（4月4日）

「事件の事思い出しながらノートに書いているので心配しないで下さい。でも再審はすぐにはしてもらえません。ここでも13年もかかっている人がいます」（5月18日）

◆5月23日　大阪高裁
即時抗告棄却

「早くお父さんとお母さんと一緒にご飯が食べたいです」（7月21日）

「ごめんね。私さえA（刑事）の言うことを聞かなかったらこんなことにはなってなかったのにね」（8月18日）

◆8月24日　最高裁
特別抗告棄却

「夜になれば1人さびしくて涙がでてきます」（9月1日）

「このごろすごく家が恋しく思って泣けてきます」（10月6日）

自殺はしないけど　くるしんでいます

(2012.7.8)

12（平成24）年

「もうすぐ地しんから一年ですが、まだゆくえ不明の人がたくさんおられる中で生きていられることは幸せだなと思っています」（2月24日）

「今日でたいほされて8年ですね」（7月6日）

「美香は自分の気持ちを相手に落ちついて伝えることが苦手です。だから他の受刑者の人からいやがらせをされたりします。今ニュースで大津の中学生がいじめでじさつしている話が大きくとりあげられています。美香も今いじめられていてその人の気持ちがすごく分かります。イジメで自殺している人はくるしんでいるのです。美香は自殺はしないけどくるしんでいます」（7月8日）

◆9月28日　大津地裁
第2次再審請求

「（弁護士の）池田先生が面会にきてくれる時ノートパソコンをもってきて美香の言ってることをうってくれてる姿を見るとお兄ちゃんとかさなります。迷惑をかけてしまい辛い思いをさしてると思うと妹として申し訳ない気持ちでいっぱいです」（9月30日）

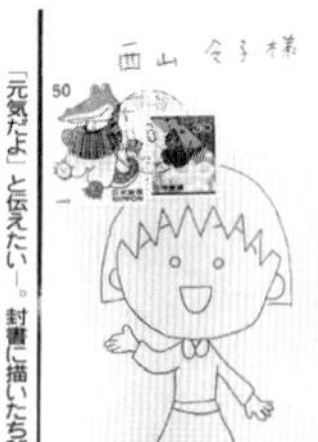

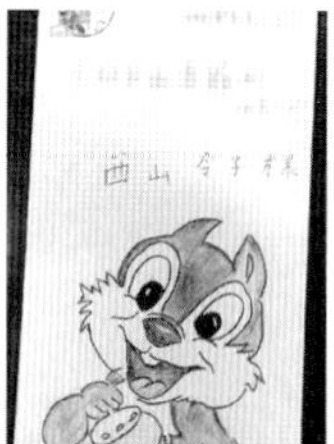

「元気だよ」と伝えたい―。封書に描いたちびまる子ちゃん㊨やリスのイラスト㊧＝一部画像処理

13（平成25）年

「自白してしまったことなどいろいろ考えるとどふりなことばかりです。それでも必死に事件のこと思い出そうとしているのです。自由をうばわれ1人さみしくくらす中で事件のことばかり考えられますか？　強くなって欲しいと願うことは親として当たり前のことだと思います。でもなにも悪いことをしていないのに被害者のことを考えないといけない。強くなれ！といわれてもすぐにはできません」（4月4日）

「あと2日後にTさん（死亡した患者）の命日です。行けたらでいいのでおはかまいりしてあげて下さい」（5月20日）

「もうしんどくてたまりません。私の言ったことなどだれも信用してくれません。死にたくて弁護士さんが（再審のために）法医学の書類を送ってくれた際、どうすればちっそく死するのか、こまかく書かれているやつをじゅくどくしてしまう自分がいます。こんなところに何も悪いことをして（ないのに）入ってなあかん気持ちは、人として生きている意味さえわからなくなってしまいます。お母さん、えんざいですよ！　私の20代、30代、もうかえってこないんよ！　もう自分に自信もないし生きがいもありません。『がんばれ！　がんばれ！　お父さんお母さんがついている』と言われても、もうがんばるのにつかれました。（刑務所で）死んだ人の気持ち痛いほど分かります。自分をきずつけるしか方法がとれなかった人の気持ちすごく分かります。美香が今それをなぜしないのか。それはお父さんお母さんの存在が大きいからです」（7月4日）

「この前の手紙で自殺してしまいたいと書いてしまったこと、あとから後悔しました。伊藤先生（中学時代の恩師）の手紙に『美香がさみしいと思ったらその数百倍も両親はさみしい、美香がくやしくてイライラした時はその分両親は数千倍くやしくてイライラしておられることを忘れないように！』と書いてありました。それをよんで号泣しました。うれしかった。私の家族のこと思ってくれてやる（＝いる）から…」（7月8日）

「私は犯罪者じゃないと思うん。私は人殺しなんかしてない、ってそんなんここで思っても仕方ないのになあ。さみしくてさみしくてたまらんよ。お母さんやお父さんのこと忘れた日なんてないもん」（12月30日）

14（平成26）年

「前みたいにお正月にわいわいできたらいいのにって。でもぜんぶ美香がこわしたんやけど、たったひとことの『私が殺しました』っていう言葉で！　A（刑事）をゆるせへんのとちがって自分をゆるせへん。なんであんなこと言ったんやろうとか…。いっぱい今日は泣いたよ」（1月20日）

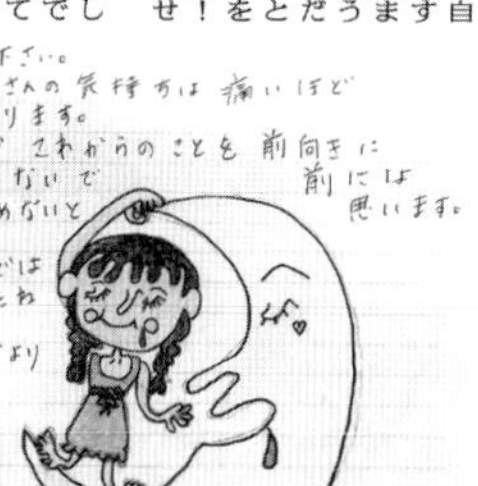

母親への手紙の便箋に描いた絵

「サービス介助士準2級を合格することができました。この資格をとれたのも○○のおばちゃんがお金を入れてくれたので通信教育料がはらうことができました。本当に感謝の心でいっぱいなのでお礼を言っておいて下さい」（1月25日）

「お母さん、今はげんちょう聞こえてくるけど、男の人の声で『死んでしまえ』って。こわくてたまらんようになってしまうから、お母さんが味方でいて下さい」（2月18日）

「だれも刑事のこと好きにならへんのかも知れんけど、あの時はA（刑事）だけが私の味方やと思ってたさかいに…。お父さん、お母さんですら信用できひんぐらいやった。ばちがあたったんや。親のことこけにしてしまって。早く出たいよ。早くお母さんの料理食べたいよ」（3月30日）

「伊藤先生方には感謝しきれません。中学生時代あんだけ迷惑をかけたのに支える会を作ってくれた」（10月2日）

15（平成27）年

「また手がふるえはじめて、精神的にしんどい時は、体までもがふるえます」（1月29日）

「お母さん、だいぶんあたたかくなってきたので足の具合どうですか？　私が心配かけてしまったから病気になってしまって本当にとりかえしのつかないことになったとくやんでいます」（3月2日）

「私はいち早くこんなところから出たいです。それに私はTさんを自分の手で殺していません。でも巡回に行かなかったのはダメなことで、それが原因なら私は殺したことになると思いました」（5月16日）

「さみしくてさみしくてたまりません。また心配かけてしまうけどさみしいです。なぜ人を殺していないのに、と思ってしまいます」（6月17日）

「お父さんやお母さんが外で一生けんめい無罪をうったえてくれているので私もここで一生けんめいがんばります」（6月25日）

「日本人の私でも大変なのに、よくゴビンダさん（※東京電力女性社員殺人事件で再審無罪になったネパール人男性のゴビンダ・プラサド・マイナリさん）はたえやったなあとかんしんします」（7月29日）

◆9月30日　大津地裁
第2次請求棄却

「再審ダメでしたね。少しショックでしたが10月1日に（弁護士の）井戸先生が来て下さり、話をしたら心がやすらぎました」（10月8日）

嘘の自白　人生最大の後悔です

(2016.5.17)

16（平成28）年

「世間の人に私が無実ということを分かってくれなくてもいいのです。しかし私には国民救援会のみなさんが支援してくれています。それだけでどれほど私がはげまされているか。受刑する努力をしていても有罪判決を受け入れた訳ではありません。無実なので絶対に受け入れることができません。私は無実の受刑者として精一杯に努力しています」（5月12日）

「私はTさんを殺していません。これだけは胸をはって言えることです。しかしA刑事を心から信用し嘘の自白をしたことは人生において最大の後悔です」（5月17日）

「いち早く帰ってお母さんのうごかない右足になってあげたいと思います」（6月8日）

「美香は弱くて裁判とここの生活と両立するのがすごくむずかしい。今正直しんどくてたまらなくて〝再審請求〟やめようかなと思い（弁護士の）池田先生には14日に手紙を出します」（6月11日）

「たまにやっぱり私Tさん殺したんかな？とか思ってまう。再審しんどくて…。でも殺人なんかしてへんし…でも刑務所から出れへんし…くやしくてたまらん。青木さん（※大阪女児死亡火災で再審無罪になった母親の青木恵子さん）みたいに精神的に強くなられへん」（6月13日）

「12日に井戸先生来てくれました。1時間の予定でしたが1時間半も私の話を聞いてくれました。泣いて泣いて仕方なかったけどやっぱり再審あきらめないようがんばります」（9月13日）

17（平成29）年

「井戸先生は日本でゆいいつ、原子力発電所をとめなさい、と言った裁判官です。私の事件、大変むずかしいのに弱音もはかず、あきらめもせず、ただしんしに向きあってくれています。その姿をまぢかで見て私は信頼しています」（2月14日）

◆8月24日
満期出所

◆12月20日　大阪高裁
再審決定

2017年12月23日

冤罪をつくるは組織、解くは「個のつながり」にあり

編集委員　秦　融

「ただ一人の者の問題は万人の問題である」

二十世紀初頭のジョルジュ・クレマンソー仏首相が迫害されたユダヤ系の同胞への連帯を表明した言葉だそうです。教えてくれたのは、本紙北陸本社編集局校閲課で哲学を研究する嶋崎史崇君。早稲田ジャーナリズム大賞受賞を知り「思い出した言葉」と年賀状にありました。「ニュースを問う」欄で40回を重ねた連載「西山美香さんの手紙」の起点は、その言葉に尽きるでしょう。

２００４年に逮捕された西山さんは、裁判で無実を訴えました。残念ながら長い間、メディアはその声に耳を傾けることができませんでした。初めて中日新聞が取り上げたのは、２０１０年9月のことです。

「再審請求へ　供述鑑定『自白誘導強まる』」（同年9月17日付中日新聞）

第1次再審弁護団が供述心理の専門家の鑑定書を証拠に再審請求する、という内容を社会面4段見出しの「特ダネ」で報じたのは、当時、大津支局にいた曽布川剛記者です。その前年、支局に届いた父輝男さんの手紙を読んで滋賀県彦根市のご自宅に会いに行き、弁護団に取材して冤罪の可能性に着目し、他に先駆けて記事にしました。その後、曽布川記者は夕刊コラム「目耳録」のコーナーに、「再審請求」というタイトルでこう書いています。

「投書してきた輝男さん(68)＝当時＝に会いに行った。約束の時間に三十分ほど遅れたことをわびると、『六年間ずっと待っている。わざわざ来てくれてありがとう』。娘を刑務所から出してやりたいという思いにあふれていた」

しかし、裁判所は訴えを門前払いし、曽布川記者も担当を離れました。

さらに5年後の２０１５年、大津支局に角雄記記者が着任します。第2次再審請求審の地裁の「決定」が近いと知り、慌てて、弁護団長の井戸謙一弁護士と、両親のもとに走ります。その際、輝男さんに見せてもらったのが「殺ろしていません」と訴え続ける手紙でした。再び大津地裁が訴えをはねつけ、再審決定に備えて用意した記事が日の目を見ることはありませんでした。裁判所の判断と逆行して冤罪を訴える報道は、なかなかできないのです。

翌２０１６年9月、私は角記者と別件の打ち合わせで支局に出向き、彼から「実はこんな話があるんです」と、初めて事件のことを聞かされました。「刑事が好きになって自白した」などの言動から、発達障害があるのではないか、との印象を持ちました。事件がまだ発達障害についてよく知られていなかった時期に起きていることから、虚偽自白の背景に障害があり、その検証が法廷でも不十分だったのなら「再審を検討するべきだ」と主張することは可能だと考えました。

後日、角記者と一緒に滋賀県彦根市のご両親を訪ねました。実直そのもののお父さんとお母さんです。「本当に書いてくれるんか」「何とか助けて下さい」。2人の言葉が、胸に突き刺さりました。「必ず書きます」。そう答えましたが、記事にするまでの高い壁をどう乗り越えるのか、確たる道筋が見えていたわけではありません。7回もの裁判で有罪を宣告されている事件で司法の判断に疑義を差し挟むことは、簡単にはいかないのです。

支局で警察担当をしていた井本拓志記者も加わり、本格的な取材に着手しました。西山さんの中学時代の恩師、捜査関係者らへの再取材。最も重要なのは、西山さんに発達障害の可能性があることを証明することでした。しかし、何人かの専門家にあたっても「発達障害の子はむしろ、うそは言わない」といった話が出るなど、最初の一歩でつまずいてしまいました。途方に暮れていたとき、私は、ふと「彼に聞けば、何か良い知恵を貸してくれるかも知れない」とある友人を思い出し、連絡を取りました。それが、取材班にとっても、西山さんにとっても、救世主となった精神科医の小出将則君です。

小出君、と気安く呼ぶのは、現在、愛知県一宮市で心療内科のクリニックを開業している彼は、実は１９８４年に中日新聞に記者として私と一緒に入社した元記者、同期入社の間柄だからです。7年の記者生活の後、信州大医学部に入り直し、医師の道に転じましたが、その後も付き合いは続いていました。電話をすると、「診療で発達障害の患者をすでに数百人は診ている。すぐに手紙を見たい」とのこと。名古屋の本社で手紙のコピーを何通か見せると「彼女はおそらく発達障害だが、それだけではない。軽度だが知的障害がある」と言いました。私たちが気づかないような誤字からすぐに気づいたのです。例えば「楽」という字の「白」が、西山さんの手紙では「自」となっており、思い込みによるそのような間違い方は障害に起因するものだ、と説明しました。私たち記者は文章を読み書きする専門家として、西山さんの手紙にうそはない、と判断できても、そこから障害を見抜くまでには至りません。専門家らしいその着眼点に脱帽でした。

真っ暗闇だった前途に一筋の光明が見えた気がしました。障害を証明できれば、彼女は紛れもなく「供述弱者」であり、障害に乗じた捜査の不当性、裁判で任意性・信用性が認定された「自白」に対し、逆に報道でその虚偽性を立証できる可能性が開ける、と考えました。

「救い出さないといけない」。小出君は、30数年前の敏腕記者の目に戻っていました。「やろう。何とかしよう」。そう言って、獄中での精神鑑定を引き受けてくれたのです。とは言え、受刑者の獄中鑑定がそう簡単にできるものなのか。不安は、もう一人の救世主が解決してくれました。言うまでもなく弁護団長の井戸弁護士です。原発訴訟でも著名な元裁判官。刑事事件は専門ではないそうですが、途方に暮れていた西山さんの父、輝男さんからの依頼で裁判資料を読み込み、無実を確信し「助け出さないといけない」と手弁当に近い状態で奔走していました。井戸さんの尽力で獄中鑑定が実現。２０１７年4月20日、小出医師は旧知の女性臨床心理士を伴い、万全の体制で和歌山刑務所内での精神鑑定に臨み、結果は予想通りでした。

こうして、無実を訴える３５０通余の手紙、精神鑑定による障害の証明、さらに支局の高田みのり記者が獄中の西山さんに質問した手紙に返事が届いたことで直接取材がかなない、報道上の無実の「立証」に向けて強力な三枚のカードを手元にたぐり寄せることができました。

和歌山刑務所で精神鑑定を終えた帰りの新幹線の車中。小出君から「三位一体《さんみいったい》」という言葉が出ました。キリスト教の言葉から転じ、三つの別々のものが緊密に結びつき、心を合わせて一つになることを意味する言葉を、医療(小出君)、法曹(井戸さん)、ジャーナリズム(取材班)の三者が結束して冤罪に立ち向かう状況になぞらえたのです。この布陣、このアプローチでこの冤罪を解かないわけにはいかない。小出君と私は、そんな思いでした。

5月14日、私がデスクを担当する大型記者コラム「ニュースを問う」の欄で、角記者の署名と顔写真を掲載した最初の原稿「西山美香受刑者の手紙 無実の訴え12年『私は殺ろしていません』」が紙面化されました。取材班は日々の仕事も抱え、事件や選挙で手が付けられない時期もありましたが、何とか、西山さんの出所前に間に合わせることができました。7月からは、決めつけ捜査や事実誤認にもとづく判決の不当性を訴える続報を重ねました。

確定審の判決に異を唱える報道には、社内でも「大丈夫か」との声があがりました。それには「裁判は裁判、報道は報道」と答え、「冤罪」との立場に揺るぎはありませんでした。とはいえ、8回目の裁判になる大阪高裁での第二次再審請求審の結果がどう出るかは、見当がつかず、初報から7カ月後の12月20日、高裁が再審開始決定を出したときは、正直、驚きました。そして、訴訟指揮をした後藤真理子裁判長が、17年前の足利事件では当時の最高裁調査官として冤罪を導いた裁判官の一人だった、という事実があったことに、さらに驚きました。苦い体験と反省を踏まえた後藤裁判官だったからこそ、西山さんを再審に導くことができたのでしょう。最も強力な「救世主」となった25人目の裁判官。その巡り合わせの幸運は、冤罪の苦しみを親子で支え合い、長い年月を耐え忍んできた西山さんご家族に対する〝天の配剤〟とも思えます。

登山に例えると、法曹界の井戸さん、医療界の小出君、そしてジャーナリズムの私たちが組むキャラバンとは、全くの別ルートから裁判長と二人の陪席によるキャラバンが「再審」という山頂に向かい、偶然にも同じタイミングで頂上で巡り合った、そんな出来事でした。このような明白な冤罪に対する、検察という国家権力による、組織を挙げての抵抗、その主張を安易に認めてしまう裁判官たちの存在は、山頂までの踏破を阻む、とんでもない〝悪天候〟のようなものだと言うこともできるでしょう。

奇跡のような偶然が重なったおかげで、私たちはこの調査報道を続けることができました。しかし、忘れてはならないのは、私たちは2004年、警察の発表のままに西山さんを犯人扱いした「加害者」でもあることです。平田浩二編集局長が謝罪し、西山さんに「そこまで言ってくれて、もう十分です」と許して頂きました。その後も「西山美香さんの手紙」というタイトルで報道を続けられたのは、西山さん本人とご両親が私たちを信頼し、託した思いがあってのことだということを肝に銘じなくてはなりません。

冤罪は「組織」がつくりだす側面があります。その一方で、冤罪を解くカギは「個のつながり」にある気がします。裁判官も新聞記者も同じではないでしょうか。組織の歯車という感覚から抜け出せなければ、人として当たり前に感じるはずの目の前の真実に気がつくことはできない。そう自戒します。

最後になりますが、同じ編集委員席で助言してくれた松田士郎さん、小野木昌弘さん、編集委員の皆さん、毎回連載の見出しに頭を悩ませてくれた清水秀明さんら編集局整理部の皆さん、記事中に誤りがないか厳正なチェックを重ねてくれた校閲部の皆さん、大津支局長の中山道雄さん、嶋津栄之さん、池田千晶さん、同支局デスクの広瀬和実さん、新貝憲弘さん、島崎諭生さんら仲間の皆さんにこの場を借りて感謝申し上げます。誰もが「万人の問題」との思いでつながっていたのだ、との思いを強くしています。

(2020年4月30日)

呼吸器事件取材班（所属は当初の取材時）

〈編集委員〉秦融
〈大津支局〉角雄記、井本拓志、成田嵩憲、高田みのり、横田信哉（写真）、芳賀美幸、作山哲平、堀尾法道、柳昂介、岡屋京佑、土井紫
〈彦根支局〉大橋貴史、安江紗那子

私は殺ろしていません

無実の訴え12年 滋賀・呼吸器事件

2020年6月9日 初版第一刷発行

編集 中日新聞編集局

発行 中日新聞社
〒460-8511
名古屋市中区三の丸一丁目6番1号
電話 052-201-8811（大代表）
052-221-1714（出版部直通）

印刷 長苗印刷株式会社

ISBN978-4-8062-0765-8 C0032
乱丁・落丁本はお取り替えいたします。

表紙デザイン＝編集局デザイン課 河内誠